JN194066

よくわかる
食品学各論・
食品加工学

谷口亜樹子 編著

朝倉書店

編　者

谷口亜樹子（たにぐちあきこ）　東京農業大学教授

執 筆 者（執筆順）　　　　　　　　　**執筆分担**

谷口亜樹子	前掲	第1章，第7章，第8章，第9章3
矢内　和博（やないかずひろ）	松本大学准教授	第2章1・5
津久井　学（つくいまなぶ）	関東学院大学准教授	第2章2，第3章1
野口　治子（のぐちはるこ）	東京農業大学教授	第2章3，第5章4
太田　和徳（おおたかずのり）	名古屋経済大学教授	第2章4，第5章1・3
荒木　葉子（あらきようこ）	新渡戸文化短期大学准教授	第2章6，第9章4
岩田　建（いわたけん）	鎌倉女子大学教授	第2章7，第9章5
本間　智寛（ほんまともひろ）	東海大学准教授	第2章8
中村　優（なかむらゆう）	関東学院大学講師	第3章2・3
白尾　美佳（しらおみか）	実践女子大学教授	第3章4
風見真千子（かざみまちこ）	東京農業大学助授	第4章
武藤　信吾（むとうしんご）	鎌倉女子大学講師	第5章2
三星　沙織（みつぼしさおり）	愛国学園短期大学准教授	第6章，第9章1・2
和田　佳苗（わだかなえ）	山梨学院大学講師	第9章3

はじめに

　食品には，栄養機能，嗜好機能，生体調節機能の一次，二次，三次機能があり，食品を学ぶことはとても大切です。ほかに食品の機能には「精神安定機能」がある，といつも学生に講義しています。食品はお腹が満たされるだけでなく心が満たされる，人を幸せにしてくれる，満足感，充足感を与える機能があり，これからの時代に必要な「四次機能」です。

　本書は食品の種類と形態，成分とその変化，利用・貯蔵，機能性を中心に学べるように編集しました。食品の分類から始まり，植物性食品，動物性食品，食用油脂，甘味料・調味料・香辛料・嗜好飲料，調理加工食品，微生物利用食品，と章を組み立て，さらに，食品加工全般についても学べるように，食品加工の分野も組み込みました。

　本書は管理栄養士，栄養士を目指す学生のために，管理栄養士国家試験出題基準（ガイドライン）「食べ物と健康」の食品学各論の分野をわかりやすく，理解しやすいように解説しました。また，栄養士課程にこだわらず，家政学部，農学部，工学部などの食品学を勉強する学生にも使えるようにしました。図表を多く取り入れ，視覚からも覚えやすいように工夫し，また，食品加工学の教科書としても使えるようにしました。さらに，演習問題を各章節末に入れ，問題集としても使えるように工夫しました。「食品学総論」の教科書をセットで使用すると食品学全般を学ぶことができます。演習問題を解きながら，楽しく食品学を学んでほしいと思います。

　本書の前身である『食べ物と健康　食品学各論・食品加工学』の初版は 2017 年に出版されました。皆様の好評を得て 2022 年には「日本食品標準成分表 2020 年版（八訂）」に準拠した改訂を行い，「第 2 版」として刊行しました。

　この教科書を使用する学生は次の目標をもって学んでほしいと思います。①食品の種類と形態を知り，食品成分について理解し，食品の特性について考える応用力を身につけること，②食品の成分間のかかわり，機能について考える力をつけること，③食品の利用・貯蔵法を知り，原理について考えることができることです。多くの学生に本書を活用していただき，食品に対する興味および学ぶことの楽しさを知ってほしいと思います。食品学を通じて物の見方，考え方を学び，柔軟な思考を備えることができれば理想的です。

　　2024 年 8 月

谷口亜樹子

目　　次

食品の分類

1-1 ▌ 生産様式による分類

　食品は一次生産様式により，農産物，畜産物，林産物，水産物に分類される（**表1−1**）。農産物は，穀類，いも類，豆類，種実・種子類，野菜類，果実類があり，畜産物は，食肉，牛乳・乳製品，卵類に分類される。林産物はきのこ類があげられ，水産物は魚介類，藻類に分類される。二次生産様式の食品も**表1−1**に示す。また，ほかにこれらの食材を組み合わせた食品である調理加工食品も多く存在する。

1-2 ▌ 原料による分類

　食品は，原料により植物性食品，動物性食品，鉱物性食品の３つに分類される。きのこ類と藻類は，植物由来の食品に分類される。また鉱物性食品は，ここでは無機物からなる食品をいう。食塩，重曹（炭酸水素ナトリウム）のほか，ガムベースのタルク（主成分はケイ酸マグネシウム）や製造用剤の生石灰（主成分は酸化カルシウム）やケイソウ土（主成分は二酸化ケイ素）などがある。微生物による発酵で製造されるものについては，微生物利用食品（微生物由来の食品）として新たに分類する方法もある。これらを**表1−2**にまとめた。これとは別に，日本食品標準成分表のように，植物性食品，動物性食品，加工食品の３つに分類する方法もある。

1-3 ▌ 食品成分による分類

　食品中に多量に含まれる成分により分類したもので，でんぷん食品，たんぱく質食品，油脂食品がある（**表1−3**）。

表1-1　生産様式による食品の分類

	分　類			主要品
一次生産	農産物	農作物	米	水稲，陸稲
			麦　類	小麦，二条大麦，六条大麦，はだか麦，大麦，えん麦
			いも・雑穀・豆	大豆，小豆，いんげん，らっかせい，そば，かんしょ（さつまいも）
			工芸農作物	茶，子実用の菜種，てん菜（砂糖だいこん），砂糖きび，こんにゃくいも
			野　菜	だいこん，にんじん，ばれいしょ（じゃがいも），さといも，はくさい，キャベツ，ほうれんそう，レタス，ねぎ，たまねぎ，きゅうり，なす，トマト，ピーマン
			果　実（国産果実）	みかん，オレンジ，あまなつみかん，いよかん，はっさく，その他の雑かん，りんご，なし（日本・西洋），かき，びわ，もも，すもも，おうとう（さくらんぼ），うめ，ぶどう，くり，いちご，メロン，すいか，キウイフルーツ
			果　実（輸入果実）	バナナ，パインアップル，レモン，グレープフルーツ，オレンジ，おうとう（さくらんぼ），キウイフルーツ，メロン
	畜産物	酪　農		牛乳・乳製品，チーズ
		肉用牛経営		食肉
		養　豚		食肉
		養　鶏		食鳥，鶏卵
	林産物	特用林産物		しいたけ，なめこ，えのきたけ，ひらたけ，ぶなしめじ，まいたけ，エリンギ，きくらげ類（乾燥・生），まつたけ，くり，くるみ，ぎんなん，たけのこ，わさび
	水産物	海面漁業	魚　類	まぐろ類（くろまぐろ，みなみまぐろ，びんなが，めばち，きはだ），かじき類（まかじき，めかじき，くろかじき類），かつお類（かつお，そうだがつお），さめ類，さけ類，ます類，このしろ，にしん，いわし類（まいわし，うるめいわし，かたくちいわし，しらす），あじ類（まあじ，むろあじ類），さば類，さんま，ぶり類，ひらめ，かれい類，たら類（まだら，すけとうだら），ほっけ，きちじ，はたはた，にぎす類，あなご類，たちうお，たい類（まだい，ちだい，きだい，くろだい，へだい），いさき，さわら類，すずき類，いかなご，あまだい類，ふぐ類
			えび類	いせえび，くるまえび
			かに類	ずわいがに，べにずわいがに，がざみ類
			おきあみ類	おきあみ類
			貝　類	あわび類，さざえ，あさり類，ほたてがい
			いか類	するめいか，あかいか，こういか類
			たこ類	たこ類
			うに類	うに類
			藻　類	こんぶ類，その他の藻類（わかめ類，ひじき，てんぐさ類）
			その他	なまこ類，くじら類
		海面養殖業	魚　類	ぎんざけ，ぶり類，まあじ，しまあじ，まだい，ひらめ，ふぐ類，くろまぐろ
			貝　類	ほたてがい，かき類
			くるまえび	くるまえび
			ほや類	ほや類
			藻　類	こんぶ類，わかめ類，のり類，もずく類
		内水面漁業	魚　類	さけ・ます類（さく河性のさけ類，からふとます，さくらます，陸封性のひめます，にじます，やまめ），わかさぎ，あゆ，しらうお，こい，ふな，うぐい，おいかわ，うなぎ，はぜ類，どじょう
			貝　類	しじみ
		内水面養殖業		にじます，あゆ，こい，うなぎ
二次生産	油脂関連			食品油脂
	調味料関連			甘味料，調味料，香辛料
	飲料関連			嗜好飲料
	醸造物			微生物利用食品
	調理加工食品			調理加工食品

資料：農林水産省大臣官房政策課食料安全保障室「食料需給表（平成27年度）」より抜粋して作成

表1-2　原料による食品の分類

分　類	範　疇	食品の例
動物性食品	畜産物，魚介類	食肉，鶏卵，牛乳・乳製品，魚類，貝類，えび・かに類，いか・たこ類など
植物性食品	農作物，特用林産物，藻類	米，麦類，いも，豆，工芸農作物，野菜，果樹，きのこ，藻類など
鉱物性食品	精製された食品	食塩（塩化ナトリウム），重曹（炭酸水素ナトリウム）など
微生物利用食品	微生物の発酵による食品	みそ，しょうゆ，納豆，パン，ヨーグルト，チーズなど

表1-3　成分による食品の分類

分　類	食品の例
でんぷん食品	穀類，いも類，豆類（大豆を除く）
たんぱく質食品	肉類，魚介類，大豆，卵類，乳類
油脂食品	油脂類（バター，マーガリン，植物油など）

1-4 ▌ 主要栄養素による分類

　食品に含まれている5大栄養素とは，炭水化物，脂質，たんぱく質，無機質，ビタミンの5つである。食事により，これらの栄養素の均衡をとるため，いくつかの食品の分類が考えられている。

　代表的な分類は，3色食品群，6つの基礎食品，4群点数法などがあげられる。6つの基礎食品は3色食品群を細かく分けたものであるが，4群点数法での分類は少し異なっている。それぞれを表1-4にまとめて示す。

1-5 ▌ 食習慣による分類

　厚生労働省と農林水産省が共同で策定した食事バランスガイド（2005年に策定，2010年に一部変更）では，料理の組み合わせから栄養バランスを見直すことができるようになっている。これによると，食品は主食，副菜，主菜，牛乳・乳製品，果物に分類され，これらの5分類に菓子・嗜好飲料と水・お茶と運動が加わっている（表1-5）。

表1-4　主要栄養素による食品の分類

3色食品群			6つの基礎食品			4群点数法[※2・3]		
赤	体をつくるもとになる	肉，魚，卵，牛乳・乳製品，豆など	第1類	たんぱく質の給源	魚，肉，卵，大豆	第2群	肉や血をつくる	魚介,肉,豆・豆製品
			第2類	カルシウムの給源	牛乳,乳製品,骨ごと食べられる魚	第1群	栄養を完全にする	乳・乳製品,卵
緑	体の調子を整えるもとになる	野菜，果物，きのこ類など	第3類	カロテンの給源	緑黄色野菜[※1]	第3群	体の調子をよくする	野菜，いも，果物
			第4類	ビタミンの給源	その他の野菜,果物			
黄	エネルギーのもとになる	米，パン，めん類，いも類油，砂糖など	第5類	糖質性エネルギー源	米，パン，めん，いも	第4群	体温を保ち，からだを動かすために必要なエネルギー源	穀類，油脂，砂糖
			第6類	脂肪性エネルギー源	油脂			

※1　原則として可食部100 g当たりのカロテン含量が600 μg以上の野菜（600 μg以下でもトマト，ピーマンなど一部の野菜も含まれる）。
※2　80 kcalを1点として，1日20点（1,600 kcal：1～3群を各3点，計9点，4群を11点）を基本パターンとする。
※3　6つの基礎食品に対し，骨ごと食べられる魚，卵，いもの分類が異なり，3色食品群に対しては，いも類の分類が異なっている（表中下線部）。
資料：文部科学省，食生活学習教材（中学生用）『食生活を考えよう―体も心も元気な毎日のために―』2009，香川綾著「四群点数法の基本」『栄養と料理』49（1），pp.168-171，2009より抜粋して作成

表1-5　食習慣による食品の分類

主　食	炭水化物などの供給源	ごはん，パン，麺・パスタなどを主材料とする料理
副　菜	ビタミン・ミネラル・食物繊維などの供給源	野菜，いも，豆類（大豆を除く），きのこ，海藻などを主材料とする料理
主　菜	たんぱく質などの供給源	肉，魚，卵，大豆および大豆製品などを主材料とする料理
牛乳・乳製品	カルシウムなどの供給源	牛乳，ヨーグルト，チーズなど
果　物	ビタミンC・カリウムなどの供給源	りんご，みかん，すいか，いちごなど
菓子・嗜好飲料	食生活の中での楽しみ	チョコレート，ケーキ，せんべい，アルコールなど

1-6　その他の分類

❶ 日本食品標準成分表による食品の分類（表 1 ― 6 ）

　文部科学省による「日本食品標準成分表2020年版（八訂）」（食品成分表と略記されることが多い）では，穀類，いも及びでん粉類，砂糖及び甘味類，豆類，種実類，野

表1-6　3つの調査・研究による食品の分類

日本食品標準成分表 2020年版（八訂）文部科学省 18群	国民健康・栄養調査 令和元年* 厚生労働省 17群	食料需給表 令和2年度 農林水産省 16群
穀類	穀類	穀類
いも及びでん粉類	いも類	いも類
		でんぷん
砂糖及び甘味類	砂糖・甘味料類	砂糖類
豆類	豆類	豆類
野菜類	野菜類	野菜
果実類	果実類	果実
魚介類	魚介類	魚介類
藻類	藻類	海藻類
肉類	肉類	肉類
卵類	卵類	鶏卵
乳類	乳類	牛乳・乳製品
油脂類	油脂類	油脂類
調味料及び香辛料類	調味料・香辛料類	みそ
		しょうゆ
種実類	種実類	その他食料
きのこ類	きのこ類	
菓子類	菓子類	
し好飲料類	嗜好飲料類	
調理済み流通食品類	－	

注：比較のため一部で掲載されている順番を変更した。
＊令和2年以降，新型コロナウイルス感染症の影響により調査中止（令和4年現在）

菜類，果実類，きのこ類，藻類，魚介類，肉類，卵類，乳類，油脂類，菓子類，し好飲料類，調味料及び香辛料類，調理済み流通食品類の18群に分類されている。

② 国民健康・栄養調査による食品の分類（表 1 — 6 ）

　厚生労働省による「国民健康・栄養調査」（令和元年）の食品群別摂取量の分類では，穀類，いも類，砂糖・甘味料類，豆類，種実類，野菜類，果実類，きのこ類，藻類，魚介類，肉類，卵類，乳類，油脂類，菓子類，嗜好飲料類，調味料・香辛料類の17群に分類されている。食品成分表から最後の調理加工食品類が省かれた形になっている。

③ 食料需給表による食品の分類（表 1 — 6 ）

　農林水産省による「食料需給表」（令和2年度）では，穀類，いも類，でんぷん，豆

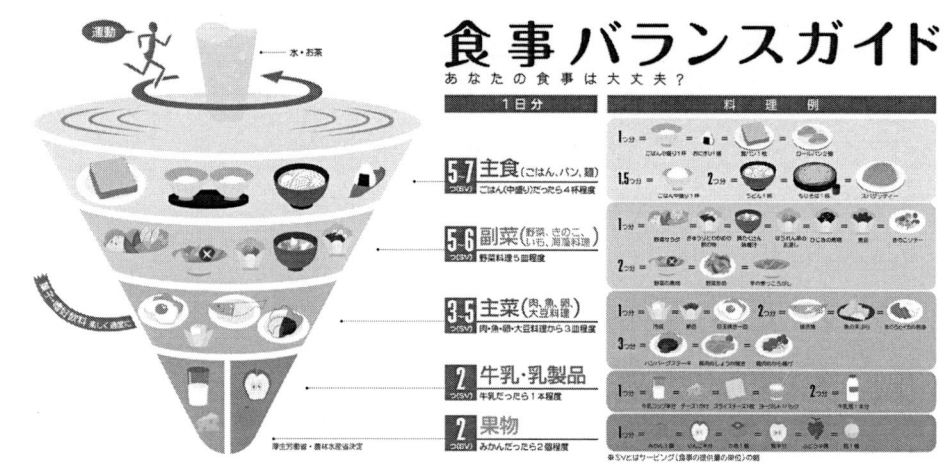

図1-1　食事バランスガイド

類，野菜，果実，肉類，鶏卵，牛乳・乳製品，魚介類，海藻類，砂糖類，油脂類，みそ，しょうゆ，その他食料の16群に分類されている。

❹ 食事バランスガイド（図 1 ― 1 ）

　食生活の指針として2005（平成17）年に厚生労働省と農林水産省の共同により策定され，食事の望ましい組み合わせとおおよその量をイラストにした。

演習問題

1．食品の分類法に関する記述である。正しいのはどれか。1つ選べ。
　(1)　原料による分類では，食品はすべて生物由来であることを前提としている。
　(2)　生産様式による分類において，海藻類は農産物に分類される。
　(3)　6つの基礎食品において，野菜類はそのビタミンC含量により，2つのグループに分けられる。
　(4)　食事バランスガイドにおいて，野菜といもは同じグループに属している。
　(5)　6つの基礎食品と日本食品標準成分表とは，同じ分類法が用いられている。

植物性食品

2-1 ┃ 穀類

　穀類は主にイネ科植物であり，米，小麦，とうもろこしは三大穀物で，主食として利用される。そのほかそば（タデ科），大麦，ライ麦，あわ，ひえ，きび，アマランサス（ヒユ科）などがあり，ミネラルや食物繊維などを多く含む。日本で五穀とは稲，麦，小豆，大豆，粟をさす（古事記）。世界の穀類の生産量は，2020年，国際連合食糧農業機関（FAO）によると1位は中国で約6億2千万トン，2位は米国で約4億3千万トン，3位はインドで約3億4千万トンである。一方，日本は37位で約0.1億トンである。世界の穀物の需給動向は生産量・消費量とも27億トン（米国農務省2020）

1　こめ（米：Rice, *Oryza sativa L.*）

　米は日本人の主食として，また祝い事には欠かせない酒や餅の原料として用いられる。

（1）米の種類と性状

①　栽培法による分類

　日本で栽培される稲の大部分は，水田で栽培される水稲[*1]であり，畑で栽培される陸稲は約2％にすぎない。

②　粒形による分類[*2]

　日本で栽培される米（ジャポニカ米：*Oryza sativa* var. japonica）は胴が短い短粒種で，東南アジアを中心に栽培されている米は胴が長い長粒種（インディカ米：*Oryza sativa* var. indica）である。それらの米は，形状のほか主成分であるでんぷんの組成や香りなどに違いがある。ジャポニカ米のアミロース含量は約20％で，やわらかく粘りの

[*1]　**水稲**：水稲と陸稲では水稲のほうがたんぱく質が少なく，炭水化物含量が多い。
[*2]　**日本型**：ジャポニカ米，短粒種，**インド型**：インディカ米，長粒種，その中間としてジャワ型：ジャバニカ米，中粒種がある。

強い飯の傾向にあるのに対し，インディカ米はアミロース含量が22〜30%で粘りが弱くパサパサした飯となる。

③ 胚乳でんぷん組成による分類

一般的に飯として食べられている米は，うるち米（粳米）といい，アミロースが20〜30%，残りはアミロペクチンで，でんぷんの結晶が緻密で規則正しい構造をとるため，その粒は半透明でガラス状である。餅の材料として使用される米はもち米（糯米）といい，ほぼアミロペクチンからなり，粒は白濁した乳白色を示す。もち米はうるち米に比べ粘りが強い。これはでんぷんの組成の違いによるものである。でんぷんの構造を推定するヨウ素でんぷん反応では，アミロース含量が多いとその指標である青色度が高くなるが，うるち米はもち米より青色度が高い。

④ かたさによる分類

硬質米は水分含量が15%以下で，主に西日本で栽培されており，飯にするとかたく弾力があり，米の貯蔵性はよい。軟質米は水分含量が15%以上で，北陸，東北，北海道で栽培されており，飯はやわらかく，粘り気があり食味がよい。

（2）米の構造と搗精

① 米の構造

米は種子であり，貯蔵性が高く性状を保つ構造となっている（図2-1）。米の最外層はもみがらで米を守るかたい皮である。これを取り除いて玄米とする。玄米の断面構造は大きく分けて果皮，種皮，胚乳，胚芽に分けられる。通常，精白米といわれるのは，胚芽を含む糊粉層よりも外側の層を取り除いたものであり，玄米全体の約10%を取り除いたことになる[*3]。

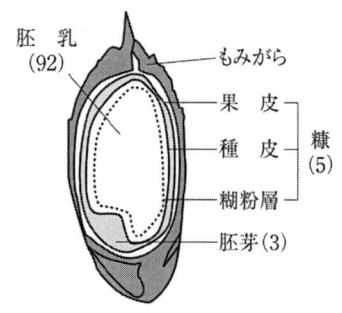

図2-1 もみ米の断面図（重量比）

② 搗 精

玄米から糠（ぬか）を取り除き，残った割合を搗精歩留り（とうせいぶどまり）という（図2-2）。また，精米の度合いによって搗精歩留りが95%の五分つき米（半搗米），93%の七分つき米（七分つき米）に分けられる。すなわち，五分つきは糠層を50%残したもの，七分つきは

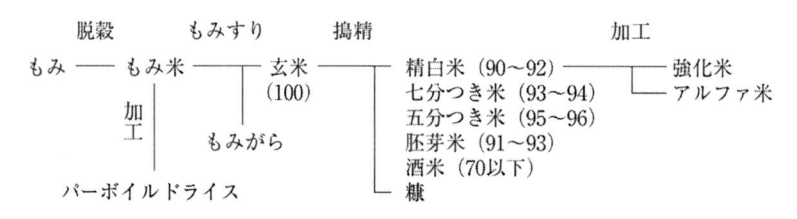

図2-2 米の搗精（搗精度，搗精歩留り）

---

*3 米1俵（60 kg）を精白米にすると，60 kg×0.9＝54 kgとなる。

糠層を 30% 残したものである。さらに詳細な分類として，搗精歩留りが 92% が白米，90% を上白米とよぶ。

精米歩合いが高い（搗精歩留りが少ない）ほど，飯の外観は白くつややかであるが，糠層に多く含まれる脂質，ビタミン，食物繊維は消失することとなる。糠層は，米の発芽時のエネルギーとなるでんぷんを保護する被膜であり，吸湿を防ぎ，また糠層に多く分布する脂質がバリアとなり，胚乳部位の酸化による劣化を抑制している。よって，糠層は，保存期間が長くなるほど脂質の酸化が進み，いわゆる糠臭さが増大する。本来，もみを付けたまま低温貯蔵することが品質上，望ましい。

（3）米の成分

① 米の一般成分

米の成分の特徴を**表2-1**，米をはじめ穀物の一般成分について**表2-2**に示す。

② 米の化学的成分

a. 炭水化物　主要成分はでんぷんである。食品成分表で炭水化物に含まれる食物繊維は，玄米に 3%，精白米に 0.5% 含まれている。でんぷんは，アミロースとアミロペクチンの 2 種が存在する。アミロースはブドウ糖が α-1,4 結合した直鎖状の構造をとる。一方，アミロペクチンはアミロースにブドウ糖の α 1 位と 6 位が結合して枝分かれするという構造をとる。

b. たんぱく質　玄米，精白米のたんぱく質含量は約 7% である。非たんぱく態窒素とは，たんぱく質やアミノ酸の構造をとらない窒素化合物をさす。また，直径 1〜3 µm のプロテインボディーとして細胞と細胞の間に存在する。たんぱく質はアルカリ可溶のオリゼニンが 80% と大半を占め，ほかに水に可溶のアルブミン，塩化ナトリウム可溶のグロブリンが合計 15%，さらにアルコール可溶のプロラミンが 5% 含まれる。また，米のアミノ酸価は玄米で 100，精白米で 93，第一制限アミノ酸はリシンである。

c. 脂質　米の脂質は，玄米 2.7%，七分つき米 1.5%，精白米 0.9%，胚芽米 2.0%，糠 19.6% と糠や胚芽に多く含まれる傾向にある。玄米脂質の脂肪酸組成は，多い順にオレイン酸，リノール酸，パルミチン酸となっている。また，脂質中に含まれる γ-オ

表2-1　米の成分の特徴

①	精白米 100 g のエネルギー量は 342 kcal
②	たんぱく質は中心に比べ外側に多い
③	脂質は精米歩合いが高くなるにつれて減少する（糠層に多く存在）
④	カルシウムは非常に少なく，鉄は糠層に多く存在する
⑤	ビタミン A および C はほとんど含まれない
⑥	ビタミン B 群は，B_1，B_2，ナイアシン，葉酸，パントテン酸を含む。脂質と同様の分布傾向を示す
⑦	食物繊維は糠層に多く存在する

表2-2 主な穀物の一般成分 （玄穀100g当たり，ほかは可食部100g当たりの量）

食品名	エネルギー (kcal)	水分 (g)	たんぱく質 (g)	脂質 (g)	炭水化物 (g)	灰分 (g)	無機質 ナトリウム (mg)	カリウム (mg)	カルシウム (mg)	リン (mg)	鉄 (mg)	ビタミン B₁ (mg)	B₂ (mg)	ナイアシン (mg)	食物繊維総量 (g)
米（玄米）	346	14.9	6.8	2.7	74.3	1.2	1.0	230	9.0	290	2.1	0.41	0.04	6.3	3.0
米（精白米）	342	14.9	6.1	0.9	77.6	0.4	1.0	89	5.0	95	0.8	0.08	0.02	1.2	0.5
小麦（玄穀, 国産普通）	329	12.5	10.8	3.1	72.1	1.6	2.0	470	26.0	350	3.2	0.41	0.09	6.3	10.8
小麦粉（薄力粉）1等	349	14.0	8.3	1.5	75.8	0.4	Tr	110	20.0	60	0.5	0.11	0.03	0.6	2.5
小麦粉（中力粉）1等	337	14.0	9.0	1.6	75.1	0.4	1.0	100	17.0	64	0.5	0.10	0.03	0.6	2.8
小麦粉（強力粉）1等	337	14.5	11.8	1.5	71.7	0.4	Tr	89	17.0	64	0.9	0.09	0.04	0.8	2.7
大麦（七分つき押麦）	343	14.0	10.9	2.1	72.1	0.9	2.0	220	23.0	180	1.3	0.22	0.07	3.2	10.3
大麦（押麦）	329	12.7	6.7	1.5	78.3	0.7	2.0	170	17.0	110	1.0	0.06	0.04	1.6	9.6

注：本表に掲げた食品のレチノール当量，ビタミンC含量はゼロ。

資料：「日本食品標準成分表2020年版（八訂）」

リザノールは，日本では，高脂血症や自律神経失調症の医薬品として使用されている。

d. 無機質　玄米，白米ともにリンが多く，カルシウムは少ない。また，フィチン酸という植物の主要なリンを貯蔵する構造をもち，キレート作用が強いため，金属と結合してフィチン態となって存在する。これは水に不溶性のため，米中のカルシウムやマグネシウムは利用されにくい。

e. ビタミン　ビタミンB群が主であり，糠層，胚芽に多く分布する。よって，玄米を食べることが栄養学的には有意であるが，飯としての食味は劣るため，別途B群が摂取できるように献立を作成することも重要である[*4]。

③　米加工品

米は，生産量の90%以上が主食の飯として消費される。そのほか，主な加工品を表2-3に示す。

❷ こむぎ （小麦：Wheat, *Triticum L.*）

小麦はパンとして，またパスタをはじめとする麺料理の原料として世界的に広く栽培される。日本においても，治水事業とのかかわりが深く，米をつくりづらかった土

[*4] 江戸時代，江戸病といわれた病気（脚気）が庶民に広まった。銀シャリにあこがれた江戸庶民が，こぞって白米食に転化したが主菜等は変わらなかったため，貴重なビタミンB群の供給源が断たれ，脚気が流行した。現在では米粒を核にビタミンB群，ミネラルなどをコーティングしたビタミン強化米が市販されている。

表2-3 主な米の加工品

① 上新粉：うるち玄米を精白し，そのまま製粉した目の細かい米粉。もち菓子の原料*。
② 白玉粉：もち玄米を精白，水洗，浸漬後，水を加えながら磨砕，ふるい分け後，圧縮および熱風乾燥を行ったもの。だんごや求肥（ぎゅうひ）の原料。
③ 寒梅粉：もち玄米を精白，水洗，浸漬後に蒸してからもちに仕立て，焦がさないように焼き上げ，粉砕したもの。落雁（らくがん）や押し菓子，豆菓子の原料となる。粒子の粗いものをみじん粉という。
④ 道明寺粉：もち玄米を精白，水洗，浸漬後に蒸し，このまま乾燥後，2～3つに割ったもの。桜もちなどの原料。
⑤ 上南粉：道明寺粉を粉砕し，200℃前後で焦がさないよう焙煎したもの。打ち菓子やおぐらもちなどの原料。
⑥ ビーフン：うるち白米を水に浸漬，水挽き，糊化したものを多孔の押し出し口から押し出した後に加熱乾燥した麺状食品。アミロース含量の高いインディカ米を使用。
⑦ α化米：炊飯した米を熱風乾燥したもので，お湯をかけるだけで手軽に食べられるもの。非常食や登山用として利用。
⑧ パーボイルドライス：もみ米を水に浸漬し，糠層や胚芽に含まれるビタミンを胚乳部に移行し，蒸して乾燥させたもの。
⑨ 無洗米：洗米を必要とせず，省力と汚水が発生しないため環境保全によいとされている。
⑩ 強化米：精白米に欠けるビタミンB_1，B_2などの栄養を強化した米。
⑪ 米粉パン：小麦粉の代用として米粉を使用したパン。活性グルテンを添加し，生地の膨化を促進する。

*せんべいはうるち米粉，あられはもち米粉を用いる。

地では小麦が盛んに栽培され，香川県や埼玉県のうどんや長野県のおやきをはじめとする小麦を使った食文化が古くから残っている。

（1）小麦の種類と特徴

小麦は，粉にしてから食品に加工することが米との大きな違いである。

① 播種時期による分類

小麦は栽培される季節により，冬小麦と春小麦に分けられる。日本は冬小麦が多いが，これは秋に播種し翌年の夏頃に収穫する[5]。春小麦は寒冷地方，冬小麦は温暖な地方で栽培される。

② 粒質による分類

小麦は硬質，軟質および中間質小麦に分類される。硬質小麦は粒の断面が半透明なガラス質で，粒がかたく，たんぱく質含量が約12％で，パンの原料に適している。軟質小麦は粒の断面が半透明で，粒がやわらかく，たんぱく質含量が8％前後で，天ぷら衣や製菓材料に用いられる。中間小麦は，日本では製麺に用いられる。

③ 外皮の色による分類

赤小麦は外皮の色が赤褐色で，白小麦は淡黄色である。日本の小麦は赤小麦が多い。

④ 栽培種・品種および用途による分類

普通系には，主に製パンに用いられるパン小麦（*Triticum aestivum*）と製菓用に用

---

[5] 小麦は冬の寒さという刺激により花芽（抽苔という）を形成し，実を結ぶ。日本では農地を有効利用するために，小麦収穫後の畑には大豆が蒔かれ，晩秋に収穫後，翌年稲作を行う。これを輪作という。米の収穫後に再度小麦を蒔くというサイクルが実施される。

いられるクラブ小麦（*Triticum compactum*）がある。ほかにパスタに用いられるデュラム小麦（*Triticum durum*）がある。パン小麦とデュラム小麦はたんぱく質含量が多く，クラブ小麦はたんぱく質含量が少ない。

（2）小麦の構造と製粉

① 小麦の構造

小麦の表面を覆う外皮をふすまといい，この外皮が胚乳の中心に向かって陥入する構造となり，断面がハート形である（**図2-3**）。米と異なり，外皮を取り除くことが不可能で胚乳が砕けやすいため，小麦は粉に加工する。小麦の製粉は，玄小麦を破砕し，外皮や胚芽が混入しないようにふるいにかける。

② 小麦粉の種類

一般の小麦粉の粒径は約 150 μm 以下である。また，これより粗いものはセモリナとよばれる。パスタに用いられるデュラムセモリナとは，硬質小麦であるデュラム小麦の粗挽き粉という意味である。市販の小麦粉は，その用途により，強力粉，準強力粉，中力粉および薄力粉に分類されるが，たんぱく質の含量によって分類される。また，それらは灰分の含量によって等級分けされる。

③ 化学成分（表2-4）

小麦の水分は約12% である。主成分である炭水化物は約70% で（**表2-2**参照），その大半がでんぷんであり，アミロースを約25%，アミロペクチンを75% 含有する。

小麦粉を分類する指標であるたんぱく質は8〜12% で，エタノール可溶性でプロラミンに属するグリアジンとアルカリ可溶性のグルテリン属のグルテニンがそれぞれ約40% ずつ含まれる。グリアジンは，吸水により粘着力を増し，食塩によりそれがさらに増大する。また，グルテニンは生地の弾力に関与する。これらが複合たんぱく質であるグルテン*6 を形成する。すなわち，たんぱく質含量の多いほど生地の粘弾性

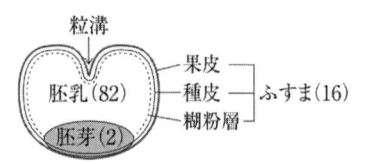

図2-3 小麦の断面（重量比）

表2-4 小麦粉の成分 （可食部100 g 当たり）

	水 分	たんぱく質	脂 質	炭水化物	灰 分
薄力粉 1 等	14.0	8.3	1.5	75.8	0.4
2 等	14.0	9.3	1.9	74.3	0.5
中力粉 1 等	14.0	9.0	1.6	75.1	0.4
2 等	14.0	9.7	1.8	74.0	0.5
強力粉 1 等	14.5	11.8	1.5	71.7	0.4
2 等	14.5	12.6	1.7	70.6	0.5

注：1 等粉は 2 等粉より色がきれいで，小麦粒の中心部に近い部分の粉を集めたもの。

資料：「日本食品標準成分表 2020 年版（八訂）」

＊6 グルテン：パンの膨化や麺のコシに関係する。ビルにたとえると骨組みであり，たんぱく質含量が多いほど強固となる。でんぷんは吸水と加熱により糊となり，骨組みの強度を支える役割をもつ。

が大きく，パンではより膨化し，麺ではコシが強くなる。

　また，小麦粉の等級は，灰分が少ないほうが高い。すなわち，灰分が少ないほうが生地の色がより白く，物性（グルテン形成力）も良好となる。よって，等級の高い小麦粉でつくったパンは白くてやわらかいパンとなる。麺についても同様となる。小麦は脂質を約 3 ％含有し，その半分はふすまと胚芽に，残りは胚乳に存在する。無機質は，灰分として約 1.6 %，製粉後に約 0.5 % となる。カリウムとリンで約 90 % を占める。ビタミンは B 群の含有が多く，胚乳を取り囲む糊粉層や胚芽付近に多く存在する。

　小麦には多くの酵素が存在する。米は粒のまま炊飯するのに対し，小麦粉は製粉後に加水・混練・静置の操作を行うため，生地内での酵素反応が起こり，生地物性に大きく影響する。すなわち，小麦加工上重要となるアミラーゼは，でんぷんを糖に分解するため，でんぷんの糊化が阻害される。よって，製菓，製麺等にとってアミラーゼ活性は低いほうがよい。一方，β-アミラーゼは，でんぷんを麦芽糖に分解し，パン発酵時に酵母に糖を供給する重要な役割がある。また，プロテアーゼは麺生地のグルテンを分解するため，コシを生み出す構造が破壊され，生地がだれてしまう。うどん生地が捏ねと静置を繰り返すのは，分解したグルテンを再構築するためである。

④　小麦加工品

　小麦加工品は，グルテンの構造を柱とした食品である。小麦粉に水を加えて十分に捏ねた生地を水の中でよくもみ洗いすると，水が白濁し，白い沈殿がみられる。これは浮粉という純粋な小麦でんぷんであり，中国では高級食材である。また，水の白濁がなくなるまで生地をもみ，残った生地がグルテン（生麩）である。これに，小麦粉や米粉を加えて焼成したものが麩として市販される。中華麺は，準強力粉を用い，かん水で生地をつくる。かん水のアルカリ性により，小麦のフラボノイドが黄色く変色し，中華麺特有の臭いを発する。

❸ おおむぎ（大麦：Barley, *Hordeum vulgare L.*）

　ビールや麦茶の原料で，小麦に比べて水溶性食物繊維の含量が多く，米と混ぜて炊く麦飯は食物繊維を多く摂取できる。

（1）大麦の種類と性状

　大麦には，粒が 6 列並ぶ六条大麦と 2 列並ぶ二条大麦がある。また，皮が実に密着して取れにくい有皮大麦と，皮が取れやすい裸麦がある[7]。

---

*7　大麦の種類

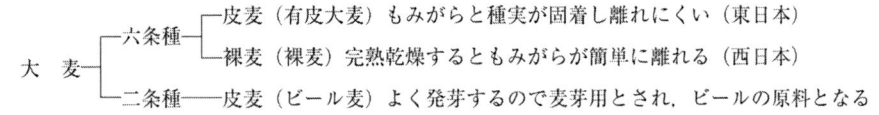

（2）大麦の一般成分

でんぷんを主成分とし，アミロースとアミロペクチンの比率は 25：75 である。また，主要たんぱく質はプロラミン属のホルデイン 40%，グルテリン属のたんぱく質が 40% であり，グルテンを形成できず，製粉して利用されることはほとんどない。アミノ酸価は押し麦で 91，制限アミノ酸はリシンである。

（3）大麦加工品

玄麦を焙煎・粉砕したものを麦こがし（香煎）といい，麦落雁などに用いられる。また，ビールや麦焼酎の原料（二条大麦），麦茶（六条大麦），麦みその原料として利用される。

❹ とうもろこし（Corn, Maize, *Zea mays L.*）

夏を代表する作物で，日本には 16 世紀後半に伝播されている。

（1）とうもろこしの種類と性状

とうもろこしは，デント（馬歯）種，フリント（硬粒）種，ソフト（軟粒）種，スイート（甘味）種，ワキシー（糯）種，ポップ（爆裂）種などがある（図2−4）。

一般的に食されているのは，スイート種の未成熟種子である。また，デント種やフリント種は飼料・加工用に利用される。ポップ種はポップコーンの材料として利用される。ポップ種は，200℃ 前後に加熱すると粒内の水分が気化し体積が大きくなるが，皮がかたいため粒の内圧が大きくなり，やがて爆発とともに胚乳部が膨化しパフ状になる。この原理は，エクストルーダーを利用した膨化菓子と同じ製造原理である。ワキシー種は，でんぷんがアミロペクチン 100% であり，食用として餅に加工される。

（2）とうもろこしの一般成分

主成分は炭水化物のでんぷんである。アミロースとアミロペクチンの比は 25：75で，小麦や大麦とほぼ同等である。また，主要たんぱく質は，プロラミン属のツェインが 45% 含まれる。アミノ酸価はコーングリッツで 44，コーンフレークで 22 と低く，制限アミノ酸はリシンである。一方，胚の割合が大きいため，脂質含量が約 36%と多く，食用油の原料となっている。脂肪酸組成は，リノール酸 55%，オレイン酸 30%，パルミチン酸 12% となっている。

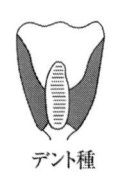 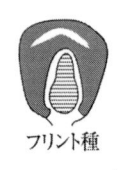 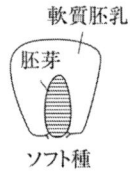 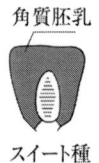 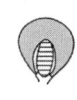

デント種　フリント種　ソフト種　スイート種　ワキシー種　ポップ種

図2−4　とうもろこしの形状と構造

（3）とうもろこし加工品

コーングリッツは，シリアル，コーンブレット，ビールやバーボンウィスキーの原料に使われる。コーンフラワー，コーンスターチは，胚乳部を微粉砕したものである。これらの中間としてコーンミールがある。

5 そば（Buckwheat, *Fagopyrum esculentum Moench*）

穀類では唯一のタデ科植物で，播種後 60 日前後で収穫できる。また，春に蒔き夏に収穫する夏そばと，夏に蒔き秋に収穫する秋そばがある。

（1）そばの性状と製粉

そばの実は三菱形[8]で，果皮を取り（丸抜き）製粉して最初に取れる粉を一番粉（内層粉）といい，純粋な胚乳部位を製粉[9]したもので，白い更科そばの材料に用いられる。また，丸抜きの実をすべて粉にしたものを挽ぐるみ（全層粉）といい，風味の強い粉である。なお，製粉歩留りは約 70% である。

（2）そばの一般成分

主成分はでんぷんで，アミロースとアミロペクチンの比率は 25：75 である。たんぱく質はグロブリンが大半を占め，次いでグルテリンが多いがグルテンを形成しないため，麺への加工が非常に難しい。アミノ酸価は全層粉で 100 と穀類で最も高く，制限アミノ酸は麺ではリシンとなっている。また，機能性成分として，ルチン[10] が含まれる。ルチンは毛細血管を健全化する作用によって生活習慣病予防に効果があるといわれる。

（3）そば加工品

麺として食するのが一般的だが，グルテンを形成しないので，そば粉だけで打つ10 割そばは容易に加工できない。そのため，そば粉以外につなぎといわれる材料を用いる。一般的には小麦粉（主に中力粉）が使われる。そのほか，ふのり（へぎそば），山芋大豆粉（津軽そば）などがある。二八そばは，そば粉 8：小麦粉 2 の割合でつくったそばであり，全体の 2 割をつなぎにした場合（内二）と，そば粉の 2 割をつなぎとして添加した場合（外二）と 2 種類ある。

---

*8　そばの実の横断面

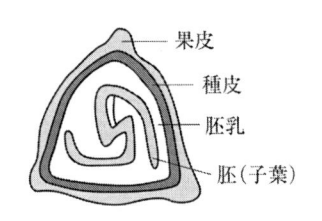

果皮
種皮
胚乳
胚（子葉）

*9　**そばの製粉**：一般的に麺に使用されるそば粉は，表層粉に相当する実の表面部分を廃棄して製粉される。表層部はたんぱく質や灰分が多いため，風味は強いものの，製麺特性を低下させる要因ともなる。すなわち，麺の食感を低下させる「歯ぬかり」という粘着性の強い麺となってしまう。よって，多くの場合，表層部は麺に使用されない。

*10　**ルチン**：植物に含まれるフラボノイド色素の一種。

表2-5 その他雑穀

---

① あわ（粟）：五穀米の1品目。粟餅，おこしの副原料。その他，飼料用。

② ひえ（稗）：五穀米の1品目。その他，飼料用。

③ きび（黍）：きびだんごの主原料。その他，炊飯米に添加，飼料用。

④ もろこし（蜀黍）：別名ソルガム，こうりゃん（高粱），たかきび。ひき肉に似た特性をもつため，ハンバーグの副原料として，また中国の蒸留酒である白酒（パイチュウ）の原料。

⑤ えんばく（燕麦）：オートミール，その他，飼料用。

⑥ ライ麦：製粉してライ麦パン（黒いパン）の原料に使用。乳酸発酵を利用している。

⑦ はとむぎ：製粉してパンやはとむぎ茶の原料用など。

⑧ テフ：エチオピアの主穀類（インジェラ）。

⑨ トリティカレ（ライ小麦）：小麦にライ麦の遺伝子を導入した品種。小麦のリシン不足を補充する。

⑩ アマランサス：スーパーグレインとよばれる高たんぱくでミネラル豊富な穀物。観賞用としても利用される。ヒユ科。

⑪ キノア：アマランサスと並び，栄養価の高い穀物。スープやリゾットの具材，酒などの原料として利用される。

---

6 その他雑穀

一般に米・小麦・大麦を除く穀類および擬似穀類を雑穀とする（**表2-5**）。穀類に属するも，主食としてはほとんど利用されない。しかし，近年の雑穀ブームにより，ミネラルや食物繊維の供給源としての需要が高まっている。

主な穀類の分類および栄養成分の特性をまとめたものを**表2-6**(pp. 18-19) に示す。

演習問題

1．米とその加工品に関する記述である。正しいのはどれか。1つ選べ。

　(1)　うるち米は，アミロペクチンよりアミロースを多く含む。

　(2)　ビタミン B_1 含量は，五分つき米に比べ七分つき米のほうが多い。

　(3)　うるち米ともち米の炭水化物含量は，ほとんど変わらない。

　(4)　精白米のアミノ酸価は，そば粉（全層粉）よりも高い。

　(5)　ビーフンの原料は，もち米である。

2．米とその加工品に関する記述である。正しいのはどれか。1つ選べ。

　(1)　インディカ米のでんぷんは，ほぼ100％がアミロースである。

　(2)　無洗米には，米糠が多く含まれている。

　(3)　精白米は，必須アミノ酸のリシンが不足している。

　(4)　パーボイルドライスは，搗精によるビタミン B_1 の損失が大きい。

　(5)　道明寺粉の原料は，うるち米である。

3．穀類に関する記述である。正しいのはどれか。1つ選べ。

(1) 米の主要たんぱく質であるオリゼニンは，アルブミンの一種である。

(2) とうもろこしは，必須アミノ酸のグルタミン酸が不足している。

(3) 小麦粉に特有の成分であるグリアジンとグルテニンは，混ぜて捏ねることによりグルテンを形成し，粘性や粘弾性が低下する。

(4) そばのアミノ酸スコアは，ほかの穀類に比べて必須アミノ酸のリシンが多く，栄養的価値が高い。

(5) とうもろこしに含まれるたんぱく質のツェインは，グロブリンの一つである。

4．穀類に関する記述である。正しいのはどれか。1つ選べ。

(1) 精白米と玄米では，ビタミン B_1 含量は精白米のほうが多い。

(2) 白玉粉はうるち米から，上新粉はもち米から，それぞれつくられる。

(3) 小麦粉は，脂質含量により，薄力粉，中力粉，強力粉などに分類される。

(4) そばのルチンは，カロテノイド系の色素である。

(5) とうもろこしの胚芽中には，脂質が多く含まれており，製油の原料として使用されている。

5．穀類の加工に関する記述である。正しいのはどれか。1つ選べ。

(1) 缶詰のスイートコーンには，完熟種子が用いられる。

(2) ビーフンは，小麦粉を麺状に加工したものである。

(3) うどんやそばには強力粉が使用される。

(4) 中華麺には，アルカリ性のかん水を使う。

(5) α化米はα-アミラーゼで処理した加工米である。

6．穀類に関する記述である。正しいのはどれか。1つ選べ。

(1) 七分つき米は，五分つき米に比べ精白歩留りが高い。

(2) もち米の粘りは，アミロースによる。

(3) とうもろこしの第一制限アミノ酸は，トリプトファンである。

(4) そば粉は，高いグルテン形成能をもつ。

(5) 小麦のアミノ酸スコアは，米よりも低い。

表2-6　主な穀類の分類および栄養成分の特性

			米 (rice)【学名：*Oryza sativa L.*】		小麦 (wheat)【学名：*Triticum L.*】	
科　名			イネ科		イネ科	
原産地			インド東部～中国南部地域		アフガニスタンからカスピ海南岸地域［パン小麦］	
主な産地			アジアでの生産が世界の90％を占める		世界各地で生産されている	
栽培に適する気候			高温多湿		冷涼少雨	
分　類	でんぷん組成	粳 (うるち) 米	アミロース　20～30％，残りはアミロペクチン 米粒はガラス質で半透明 日本で生産される米の95％	栽培種	パン小麦＝普通小麦 (*Triticum aestivum L.*)	最も広く栽培されている (アメリカ，カナダ，オーストラリアでの生産が中心) パン，めん，菓子原料として利用
		糯 (もち) 米	アミロペクチンのみ (100％) 米粒は白色 炊くと粘り気が強く，つくともちになる		クラブ小麦 (*Triticum compactum Host.*)	粒が大きく軟質 菓子原料として適性が高い
	粒形	日本型 (*Oryza sativa var. japonica*)	円粒 (短粒) 種 (長さ/幅の比：1.7～1.8) 炊飯米は粘りがあり軟らかい ○アミロース含量約20％ 日本，韓国，中国，アメリカで栽培		デュラム小麦 (*Triticum durum Desf.*)	たんぱく質含量が多いが，パン製造には不適 パスタ類の原料 (マカロニ小麦)
		インド型 (*Oryza sativa var. indica*)	長粒種 (長さ/幅の比：2.4～2.5) 炊飯米は粘りがなく，パサパサ ○アミロース含量22～30％ インド，タイ，カンボジアなどの東南アジア，中国南部で栽培	播種時期	冬小麦	秋に種播き⇒ (冬) ⇒翌年の初夏に収穫
			○粳米での粘りの違いは，アミロース含量の差による		春小麦	春に種播き⇒ (夏) ⇒秋に収穫
	栽培形態	水稲 (すいとう)	水田で栽培される稲 日本型 (ジャポニカ) が多い 日本で生産される米の大部分	粒質 (硬さ) の違い	硬質小麦 (ガラス質小麦)	穀粒が硬い 胚乳部のたんぱく質含量が多く (約12％)，でんぷん粒子の隙間を埋め尽くしている 組織の切断面は半透明のガラス状 寒冷・乾燥地帯に多い　⇒ 強力粉・デュラム粉
		陸稲 (りくとう)	畑で栽培される稲 インド型 (インディカ) が多い 水稲と比べてたんぱく質含量が多いが，食味は劣る		中間小麦	軟質小麦で比較的硬いもの 硬質小麦と軟質小麦の中間的な性状 たんぱく質含量 (約11％)　⇒ 中力粉
	水分含量	軟質米	水分含量：15％以上 北海道，東北，北陸，山陰など日本海側で栽培 食味がよい 硬質米に比べ貯蔵性が低い		軟質小麦 (粉状質小麦)	穀粒が軟らかい 胚乳部のたんぱく質含量が少ない (約8％) 組織の切断面は白色不透明の粉状質　⇒ 薄力粉
		硬質米	水分含量：15％以下 関東以西の太平洋側で栽培 貯蔵性がよい			
栄養成分と特性	炭水化物	含量：約75％	大部分はでんぷん		薄力粉：約75％ 強力粉：約70％	大部分はでんぷん
		でんぷん以外の糖質	デキストリン，ペントザン等が少量		でんぷん組成	アミロース　25％，アミロペクチン　75％
		食物繊維	精白米0.5％，胚芽米1.3％，玄米3.0％ (種皮，果皮に多い)		でんぷん以外の糖質	胚芽：スクロース，ラフィノースが2～3％
					食物繊維	［ふすま］：不溶性食物繊維が多い→便秘改善・大腸がん予防
	たんぱく質	含量：7～10％ ●食味のよい米 (コシヒカリ，ササニシキなど) はたんぱく質含量が少ない傾向			含量：8～12％ (全粒) ●たんぱく質含量は穀粒の硬さ，小麦粉の特徴 (製パン・製めんへの適性) と関係	
		主要たんぱく質　グルテリン属	オリゼニン (全たんぱく質に占める割合：80％)	主要たんぱく質　グルテリン属	グルテニン	} 全たんぱく質の約80％　グルテンの形成
		プロラミン属	他の穀物に比べて少ない→穀類の中では良質	プロラミン属	グリアジン	
		その他	［糖］：アルブミンとグロブリン	その他	アルブミン，グロブリンなど	
		アミノ酸価* (第一制限アミノ酸)	精白米：93 (Lys) 玄米：100 (Lys)	アミノ酸価* (第一制限アミノ酸)	小麦粉 (強力粉)：49 (Lys) 小麦粉 (薄力粉)：56 (Lys)	
	脂質	含量：約1％	胚芽や糊粉層に多い (玄米2.7％，精白米0.9％) 糠部には20％前後含有→米糠油の原料		含量：約1～3％	グルテンの網目構造形成に関与 胚芽には約12％含有→小麦胚芽油
		構成脂肪酸	オレイン酸，リノール酸，パルミチン酸		構成脂肪酸	リノール酸が多い (約58％)，オレイン酸，パルミチン酸
		●脂質の自動酸化により生じる物質 (ヘキサナールなど) は，古米臭の原因となる				
	ミネラル	含量：約2％	外皮 (糠部) に多く，胚乳に少ない		［ふすま］：リン，カリウムが多い。鉄，銅，マグネシウム，亜鉛を含む	
		リン，カリウムが多く，カルシウムが少ない リンの大部分はフィチン態として存在するため利用率は低い			●小麦粉の等級は，灰分含量を指標とする (灰分は外皮に由来) 1等粉，2等粉，3等粉，末粉の順に外皮 (ふすま) の混入量が増加	
	ビタミン	ビタミンB群 (B₁, B₂) ナイアシンなど) が多い 外皮や胚芽部に偏在する (胚乳に少ない) →精白により著しく減少 洗米炊飯の過程でも損失			［ふすま・胚芽］：ビタミンB群 (B₁, B₂, ナイアシンなど) が多い ［胚芽］：ビタミンEを含む (胚芽油の酸化を抑制)	
	その他	［糖］：γ-オリザノール：抗酸化作用 リパーゼ，オキシダーゼなどの酵素：油脂の分解，変敗に関与		機能性	小麦アルブミン：アミラーゼ活性を抑える→食後の血糖上昇を抑制	
				色素	キサントフィル (カロテノイド系) トリシン (フラボノイド系)：製造時に，かん水を用いるため，中華麺は黄色を呈する	
利用・加工品	粳米	●大部分 (約90％) は主食用として飯に利用 (粒のまま使用) 生でんぷん (β-でんぷん) は消化されにくいため，炊飯しα化する		グルテンの形成	加水して捏ねる→グリアジン (粘着性，伸展性) とグルテニン (弾力性) からグルテンが形成→粘弾性の強いドウ (生地) ●グルテンの性質は，小麦粉のたんぱく質含量が多いほど強い	
		清酒，焼酎，酢，みそ，穀粉 (新粉・上新粉)，ビーフン，α化米，包装米飯 (レトルト米)，強化米など		適性	強力粉はパン。中力粉はめん類。薄力粉はケーキやクッキーなどの菓子類	
	糯米	みりん，穀粉 (白玉粉・道明寺粉など)，包装餅など		その他	○小麦たんぱく質 (起泡性・乳化性・ゲル形成能などの性質) ○小麦たんぱく質分解物：アミノ酸系調味料 (グルタミン酸を多含)	
	穀粉の用途	製造：生米または加熱糊化米を乾燥・製粉 主に和菓子の原料：米菓 (せんべい・あられ)，団子など 製パン・製麺の原料				

*アミノ酸価は，1985年　FAO/WHO/UNU　パターン (2～5歳) による

資料：大石祐一・服部一夫編著『食べ物と健康—食品学』光生館，2013，pp.89-90 (数値を変更)

表2-6（続）　主な穀類の分類および栄養成分の特性

		大麦（barley）【学名：*Hordeum vulgare L.*】		とうもろこし（maize）【学名：*Zea mays L.*】		そば（buckwheat）【学名：*Fagopyrum esculentum Moench.*】	
科　名		イネ科		イネ科		タデ科	
原産地		六条大麦：西アジア　　二条大麦：西南アジア		アメリカ大陸		中央アジア（北モンゴル，バイカル湖地域）	
主な産地		ロシア，カナダ，ドイツ等で多く栽培されている		アメリカでの生産量が多い（国内生産量はわずか）		ロシア，東ヨーロッパ，中央アジアなど	
栽培に適する気候		多照寡雨（小麦と比較して耐湿性・耐寒性が弱い）		気候に対する適応性が高い		冷涼な気候，荒れ地でも生育可能	
分類		皮麦（有皮大麦）	種実と穀皮（穎：えい）が密着しているためとれにくい（子房壁の分泌物による）○耐寒性がある（東海・関東以北で栽培）「六条大麦」とよぶ	主な品種（胚乳のでんぷん組織の分布状態による）	デント種（*dent corn*）	側面は硬質でんぷん，頂部だけは軟質でんぷん。成熟にともない頂部がくぼみ，種子が乾燥すると馬歯状になる。●飼料・でんぷん・油などの工業用原料		★明瞭な品種区分はない
		裸麦	穀皮が種実からとれやすい（子房壁からの分泌物がほとんどない）「裸麦」とよぶ		フリント種（*flint corn*）	外側はすべて硬質でんぷん。軟質でんぷんは内部にわずかに存在。早生の特徴を生かし，作期の短い高緯度や高冷地で栽培。●飼料・工業用原料	普通そば	
	穂のつき方	六条大麦（*Hordeum vul gare L.*）	穂軸に6つの粒列を形成する（穀実が6列に並ぶ）★六条皮麦を「六条大麦」，六条裸麦を「裸麦」とよぶ		ポップ種（*pop corn*）	大部分が硬質でんぷん，中心部の胚の両側部に軟質部があり，水分を含む。加熱すると水分が水蒸気となり圧力を増す→軟質部が急に膨張し，種子全体が爆ぜる。粒色は黄・白・赤褐色など●ポップコーン用	だったんそば（*F. tartaricum L. Gaertn*）	苦味成分を含む→「苦そば」そば粉や小麦粉に混ぜて利用する普通そばよりも寒冷地・高地で栽培されている（北アジア，シベリア，中国など）
					スイート種（*sweet corn*）	代表的な食用品種。未熟な種子を食用とする。胚乳に糖を多く含み甘い。茎葉も糖分が多いので飼料（サイレージ）に利用●青果・缶詰用	収穫時期（習慣上）	夏そば	春に種播き⇒夏に収穫
					ソフト種（*soft corn*）	軟質でんぷんのみ（成熟しても粒にはくぼみはできない）●食用・缶詰用・でんぷん製造用		秋そば	夏に種播き⇒秋に収穫○新そば
		二条大麦（*Hordeum distchun L.*）	穂軸に2つの粒列を形成する（穀実が2列に並ぶ）○穂の形→「ヤバネ麦」○ビール原料→「ビール麦」★栽培品種の大部分が皮麦。皮麦と裸麦を区別しないで「二条大麦」とよぶ		ワキシー種（*waxy corn*）	胚乳のでんぷんはアミロペクチンのみを含む（糯性）●もちとして食用・ワキシースターチ（製菓，製パン，プレミックスなどに利用）製造用			
					軟・甘種（*starchy-sweet corn*）	スイート種とソフト種の中間型。粒の上部はスイート種に似て透明角質，下部は軟質でんぷんの組織			
栄養成分と特性	炭水化物	含量：70～80%　大部分はでんぷん		含量70%　大部分はでんぷん		含量：約70%　大部分はでんぷん	
		でんぷん組成	アミロース　20～25%　アミロペクチン　75～80%	でんぷん組成	アミロース　25%，アミロペクチン　75%	でんぷん組成	アミロース　25%，アミロペクチン　75%
		でんぷん以外の糖質	デキストリン，ペントザン，遊離糖が少量			食物繊維	全層粉：4.3 g/可食部100 g
		食物繊維	糠（ふ）に多い				
	たんぱく質	含量：約10%		含量：約8～9%		含量：12～13%　○他の穀類より多い	
		主要たんぱく質	グルテリン属：ホルデニン　｜それぞれ全たんぱく質の40%程度　プロラミン属：ホルデイン	主要たんぱく質	プロラミン属：ツェイン（全たんぱく質に占める割合：約45%）●構成アミノ酸にLysとTrpが少ない	主要たんぱく質	グルテリン属：全たんぱく質に対して30～40%　プロラミン属：少ない→グルテン形成しない
		その他	グロブリン，アルブミン	その他	グルテリン（約35%），グロブリン	その他	グロブリン（水溶性）が多い（40～50%）
		アミノ酸価＊（第一制限アミノ酸）	押し麦：91（Lys）	アミノ酸価＊（第一制限アミノ酸）	コーングリッツ：44（Lys）｜第二制限アミノ酸Trp 55｜コーンフレーク：22（Lys）	アミノ酸価＊（第一制限アミノ酸）	そば（全層粉）：100　そば（生）：84（Lys）
		●グルテンを形成しない（製パン・製めんには不適）		●たんぱく質の栄養価は穀類のなかで最も低い		●グルテン形成能なし→製めんにはつなぎが必要	
	脂質	含量：約2%		含量：約5%	胚芽に多い（約35%含有）→コーン油の原料●穀粒のなかでは胚の割合が大きい	含量：2～3%	
		構成脂肪酸（押し麦）	リノール酸（約50%），オレイン酸（約10%）	構成脂肪酸（とうもろこし油）	リノール酸（約55%），オレイン酸（約30%），パルミチン酸（約12%）	構成脂肪酸	オレイン酸（約37%），リノール酸（約35%），パルミチン酸（約16%）
	ミネラル	含量：約2%　リン，カリウムが多い		含量：1～2%　リン，カリウムが多い		含量：1～3%　カリウム，リンが多い	
		○ミネラル組成は，小麦とほぼ同様				マグネシウム，カルシウム，亜鉛を比較的多く含む	
	ビタミン			ビタミンEを含む（コーン油の酸化を抑制）［種子が黄色］：カロテノイド色素を含む→ビタミンA効力		ビタミンB群が多い	
	その他	機能性成分	β-グルカン｜米や小麦と比較して含量が多い｜ポリフェノール化合物	色素	［種子が黄色］：カロテノイド系色素のキサントフィル類を含むゼアキサンチンクリプトキサンチン	機能性成分	ルチン：ケルセチン配糖体（フラボノイド系色素）○種子の表層に分布●毛細の抵抗性を強化，血圧安定などの効果
利用・加工品		●主な用途は，飼料用（約54%）と加工品（43%）		★品種別の用途は表中の分類欄を参照		一番粉（内層粉），二番粉（中層粉），三番粉（表層粉）などの種類がある。●そばきり，そばがき，そばまんじゅう，そばボーロなどの菓子類，そば焼酎の原料	
	六条種	○麦飯：米に1～2割混ぜて炊飯；丸麦（精白），押し麦（蒸した後ロールで圧平），引き割り麦（縦に二分）		コーンスターチ（でんぷん）	製紙，製麺など工業原料発酵⇒糖やエタノールへ転化	そば粉	
		○麦こがし（はったい粉）：焙煎して粉にしたもの○麦飯		胚乳部を破砕したものは粒度により分類大：コーングリッツ……ビール・ウィスキー，みそ，コーンフレークの原料中：コーンミール……菓子，コーンフレークの原料小：コーンフラワー……ドーナツ・ケーキの材料，かまぼこなどの結着剤		そばきり・そばがき	たんぱく質の粘着性が弱い→つなぎを配合○つなぎ：小麦粉，やまのいも，卵白，ふのりなど
	二条種	○麦芽：α-アミラーゼ活性が強い→ビール，水あめの製造（でんぷんの糖化）○麦みそ，金山寺みそ，麦焼酎の原料					

＊アミノ酸価は，1985年　FAO/WHO/UNU　パターン（2～5歳）による

2-2 いも類

　いも類は食用作物では根菜類として分類されているが，種々の科に属する多年生植物の地下茎や根の一部が肥大した部位にでんぷんなど多量の炭水化物を貯えた作物の総称である。地下茎が肥大したものを塊茎といい，根が肥大したものを塊根という（表2-7）。いも類は多くがでんぷんを主成分とするが，こんにゃくいもではグルコマンナン，きくいもではイヌリンを主成分とする。

　いも類の世界総生産量は増加しており，8.4億万トン（2020年，FAOSTAT[*11]）に達し，このうち，じゃがいもおよびキャッサバが多くを占める。国別では中国，ナイジェリア，インドなどが多い。わが国の生産量は400万トン弱（2019年，農林水産省統計情報）で減少傾向にあり，じゃがいも239.9万トン，さつまいも74.9万トン，やまのいも17.2万トン，さといも14.0万トンの順に多い。いも類の国内消費仕向量は430.6万トンであり，自給率は70%強である。

　いも類は古くから主に主食として栽培利用されてきた。穀類に比べ気候や土壌に左右されにくく，病害虫にも強く，比較的生産が容易なものが多い。しかし，穀類や豆類に比べ水分が60〜90%と多く，貯蔵性に劣る。なお，じゃがいもやさつまいもはビタミンCや無機質に加え，食物繊維も多い。水溶性の食物繊維量は，いも類を蒸すあるいはゆでるなどの加熱操作によって，生いもに比べ9〜41%も増加する。

❶ いも類の種類と性状

（1）じゃがいも（馬鈴薯<ruby>馬鈴薯<rt>ばれいしょ</rt></ruby>，Potatoes）

　ナス科の多年草。南米アンデス山脈原産とされ，ペルーやチリの高原地帯で古くから栽培されていたが，16世紀末にアイルランドに伝えられ，その後，ヨーロッパに広まった。わが国へは，ジャワの港町ジャガタラ（現ジャカルタ）からオランダ人が長崎に導入し，じゃがいもの名が付いた。本格的な栽培は，1908年，川田竜吉男爵

表2-7　いも類の植物学的分類

部　位	い　　も
塊茎（地下茎）	じゃがいも，さといも，こんにゃくいも，チョロギ，はすいも，きくいも　など
塊根	さつまいも，キャッサバ　など
担根体*	やまのいも　など

＊担根体：根と茎の境目で，中間的性質をもつ部位

＊11　FAOSTAT：国際連合食糧農業機関（Food and Agriculture Organization, FAO）のデータベース。

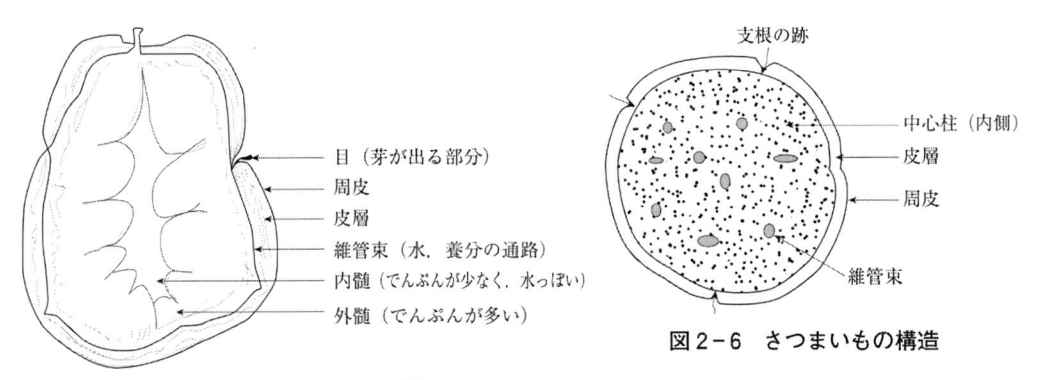

図2-5　じゃがいもの構造

図2-6　さつまいもの構造

資料：高野克己編著『新訂食品学各論』樹村房，2008，p.19

が北海道にアイルランド産の原種アイリッシュコブラを導入・改良し，「男爵いも」として広く普及した。

　図2-5のように，いもの表面に数個の目があり，各目に発芽する。周皮は白色，淡紅色，淡紫色をし，その内側に皮層があり，内外二層の髄を包んでいる。寒さに強く低温で貯蔵できる。冷暗所（温度0〜8℃，湿度80〜90%）で貯蔵する。年中収穫されるが，旬は春の5〜6月と，秋から冬の9〜12月である。

　じゃがいもの品種は2,000種以上あり，わが国でも主要品種だけで約50品種ある。これら品種は，食用，加工用，でんぷん原料用に大別される。特に栽培量の多い品種に男爵イモ（食用），コナフブキ（でんぷん用），トヨシロ（加工用：チップ），メークイン（食用），キタアカリ（食用）がある。近年，用途に応じ多数の品種が出回り，赤色系色素を含むいもの利用などが期待されている。

　ペクチンの状態（水溶性，不溶性）や含量により粉質系と粘質系に分かれ，前者は水溶性ペクチン含量が少ない(でんぷん含量16%以上)品種で，蒸煮によって「粉ふきいも」となり，ホクホクしている。粘質系のいもは蒸煮しても煮くずれしにくい。

（2）さつまいも（甘藷，Sweet potatoes）

　ヒルガオ科の多年草。熱帯では四季栽培できるが，温帯では冬季に地上部が枯死する。原産地は中央アメリカのメキシコ南部で，根菜文化の中央アンデスで作物として発達し，その後ポリネシアに伝わり，フィリピン，福建省を経て1597年に沖縄の宮古島に伝来し，江戸時代に救荒作物として関東一円に広まった。

　さつまいもの構造（**図2-6**）は，中央の大部分（中心柱）はでんぷんに富む大型の柔細胞からなり，中に維管束群（木質細胞）が散在している。いもを蒸かした際，外側の剝がれる部分が周皮，皮層である。周皮はコルク層で，品種により各種の色素を含む。

　貯蔵は温度12〜15℃，湿度80〜95%が適当である。しかし，傷口のあるいもは，

表2-8 さといもの種類

子いも用品種	どだれ（土垂），石川旱生など
親いも用品種	たけのこいも（京いも），頭芋・殿芋など
親子兼用品種	えびいも，やつがしら，セレベス（あかめいも）など
葉柄用品種	はすいも（いも部は未発達で，葉柄（芋茎）を食べる）

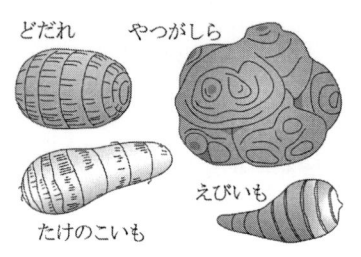

どだれ やつがしら たけのこいも えびいも

キュアリング*12 により貯蔵性が向上する。旬は9〜11月である。

さつまいもの主要品種は約50品種あり，食（青果）用，加工用，原料用，飼料用に大別される。栽培量が多いのはベニアヅマ（食用），コガネセンガン（万能種：主に焼酎醸造用），高系14号（食用），シロユタカ（でんぷん用）などである。

（3）さといも（里芋，Taros）

サトイモ科の多年草。インドとその隣接する中国南部原産である。高温多湿な熱帯・亜熱帯に広く栽培され，トンガ，パプアニューギニアなどの国では常食する。草丈は1〜1.5 m，葉柄（ずいき）は緑色，赤紫色，赤色があり，赤紫色（赤柄）はエグ味が少ない。乾燥したものを「いもがら」といい，酢の物，煮物，みそ汁，和え物などにする。旬は10〜11月。品種は種々あるが，**表2-8** に分類される。

（4）やまのいも（山芋，Yams）

ヤマノイモ科の多年草。大部分が熱帯・亜熱帯に分布し，中南米・西インド諸島や赤道アフリカに多く，特にケニアやタンザニアにはヤムベルトとよばれる産地が分布し，ここで世界の約2/3を生産する。温帯では日本，中国，韓国に多く，チャイニーズヤムとよばれる。10〜4月にかけて収穫されるが，ながいも，つくねいもは11〜12月，いちょういもは12〜1月が旬。

日本の栽培種は同一品種であるが，形状や粘性が異なるため，ながいも（長形種，低粘性），いちょういも（扁平形，高粘性），つくねいも（塊形種，高粘性）に分けられる。また，野生種のじねんじょ（自然薯，高粘性）が山野に自生するほか，栽培化されている。

やまのいもはとろろ汁，酢の物などに利用されるほか，軽羹などの和菓子，はんぺんおよび麺類などの品質改良材としても利用されている。

（5）こんにゃくいも（蒟蒻芋，Konjac, Elephant's foot）

インドシナ半島原産のサトイモ科の多年草で，通常3〜4年で収穫する。日本の主産地は群馬県で，約90%を占める。主成分はグルコマンナン（マンノース残基：グルコース残基＝1.6：1）という難消化性多糖類である。

---

*12 キュアリング（curing）：いもを32〜33℃，湿度90%以上で4〜6日間おくと，傷口に癒傷組織が発達コルク化し，貯蔵性が向上する。

（6）キャッサバ（木薯，Cassava）

ブラジル原産の草丈2〜3mになるトウダイグサ科の多年草。地下に約5〜10個の塊根がつき，でんぷんが蓄積される。

種類は苦味種，甘味種に分けられる。苦味種は青酸配糖体リナマリンが含まれる。生いも100g中の青酸含量は50〜370mgと多く，毒性が強いので，でんぷん（タピオカ）製造の原料にされる。甘味種はその含量が100g中4〜15mgと少なく，外皮に含まれることから，剥皮後，蒸すか焼いて食べるほか，乾燥粉末にして食される。

（7）きくいも（菊芋，Jerusalem artichoke）

カナダ東部またはアメリカ北東部の原産で，草丈2〜3mに達するキク科の多年草。塊茎を食用にする。明治初年に家畜の飼料用としてアメリカから導入されたが，普及しなかった。主成分はイヌリン*13という難消化性多糖類が13〜20%含まれる。アスペルギルス属の麹菌に存在するイヌラーゼで果糖に分解され甘くなる。梅酢漬，ぬかみそ漬，しょうゆ漬，かす漬などのほか，果糖の原料にされる。

❷ いも類の化学成分（表2−9）

（1）じゃがいも

糖質が主で，12〜22%のでんぷんを含む。このでんぷんのアミロースとアミロペクチンの組成比は約2：8である。たんぱく質は約2%で，ビタミンCが35mg/100gと，ほかのいも類に比べ多く含む。

じゃがいもを剥皮や切断すると切り口が褐変するが，これはポリフェノール成分であるチロシンがチロシナーゼにより酸化され，褐色のメラニンに変化するためである。なお，じゃがいもの青い新芽部分や塊茎の緑色部分には，有毒なアルカロイド配糖体であるソラニンやチャコニンが含まれるが，調理・加工中にある程度除かれる。

（2）さつまいも

主成分は糖質で，17〜24%のでんぷんを含む。でんぷん中のアミロースとアミロペクチンの比は品種により異なり，アミロペクチンの多い品種ほど蒸煮により粘性が高くなる。そのほか，デキストリン，スクロース，グルコースを含んでいる。全食物繊維含量は生鮮物で1.7%，そのうち不溶性食物繊維が1.2%である。でんぷん含量と食物繊維含量は負の相関が認められ，還元糖・ショ糖と食物繊維含量との間には正の相関関係が認められる。また，さつまいもはビタミンCが29mg/100g含まれ，いも類ではじゃがいもに次いで多い。強力なβ-アミラーゼなどが含まれ，蒸煮および

---

*13　イヌリン：2〜140残基の果糖がβ-グリコシド結合し，重合した炭水化物。水溶性食物繊維の一種で，整腸作用，血糖値抑制効果などが期待されている。

表2-9　いも類の栄養成分と特性

栄養成分と特性	炭水化物	じゃがいも	でんぷんが主成分（75%） 単糖類・二糖類は少ない→甘味が少ない		
		さつまいも	ほとんどがでんぷん（90%） スクロース，グルコース，フルクトースなどの糖類を含有→甘みがある β-アミラーゼの活性が高い→加熱など調理中，でんぷんが加水分解されマルトースが生成し，甘味が増す 食物繊維が多い		
		さといも	でんぷんが主成分 ガラクタン（粘物質）を含む		
		やまのいも	でんぷんが主成分		
		こんにゃくいも	大部分はグルコマンナン（グルコースとマンノースの重合物；食物繊維）		
		きくいも	イヌリン（果糖が重合したフラクタン；食物繊維）が多い　→　果糖の原料		
		キャッサバ	炭水化物が多い（35%）＝水分が少ない（62%） でんぷんが主成分→タピオカでんぷんの原料		
	ミネラル・ビタミン		カルシウム	カリウム	ビタミンC
			可食部100g当たりの含量（mg）		
		じゃがいも	3	410	35
		さつまいも	36	480	29
		さといも	10	640	6
		やまのいも	12	590	7
	酵素	さつまいも	β-アミラーゼ	でんぷんをマルトースに加水分解	
		じゃがいも さつまいも	○チロシナーゼ ○ポリフェノールオキシダーゼ	［剥皮・切断時］ いもに含まれるチロシンやポリフェノール化合物が酵素作用により重合→メラニン（褐変物質）生成	
	その他	じゃがいも	有毒成分	ソラニン（アルカロイド配糖体）	発芽部・緑色部に存在
		キャッサバ		リナマリン（青酸配糖体）	
		さといも	エグ味	シュウ酸カルシウム（針状結晶）	かゆみの原因
				ホモゲンチジン酸	
		さといも	粘性物質	ガラクタン（多糖類）	
		やまのいも		マンナン，糖たんぱく質	
		さつまいも	白色粘液	ヤラピン（樹脂配糖体）	便通促進作用
貯蔵		さつまいも	低温貯蔵すると腐敗しやすい	10℃以下で低温障害を起こす 温度12～15℃，湿度80～95%で貯蔵	
		じゃがいも	低温貯蔵可能	温度0～8℃，湿度80～90%の冷暗所で貯蔵	

（ビタミンCは加熱後の残存率が高い）

資料：表2-6と同じ，p.99

貯蔵により麦芽糖が生成し甘みが増す。いもやツルを切断すると白い乳液が浸出するが，これはヤラピン（糖脂質の一種）とよばれ，便秘に効果があるとされる。

（3）さといも

　主成分のでんぷんは，加熱により容易に糊化し消化・吸収がよい。たんぱく質は，ほかのいも類に比べ富む。エグ味成分はホモゲンチジン酸やシュウ酸塩などで，粘性は少量のガラクタンによる。

（4）やまのいも

　主成分はでんぷんだが，ほかのいも類に比べアミラーゼが多い，でんぷんが分解さ

れやすいなど，生食してもでんぷんがよく消化されるといわれる。粘質物はマンナンと糖たんぱく質から構成されるが，種類によって若干構造が異なる。高粘性の品種ほど水分が少なく，粘質物量が多い。皮膚についた際のかゆみは，さといも（親芋用品種）やこんにゃくいも同様，シュウ酸カルシウムの針状結晶の刺激による。

❸ いも類の利用

（1）じゃがいも

でんぷんは，水あめやブドウ糖，加工でんぷん原料のほか，片栗粉の代替として利用される。加工品には，ポテトチップやフレンチフライポテトのほか，剥皮した塊茎をブランチング後，脱水処理した薄片状のフレーク，顆粒状のグラニュールおよび粉状のフラワーがあり，温水で速やかにマッシュポテトになる。

（2）さつまいも

用途は，市場販売用(加工食品含む)，でんぷん用，飼料用が主で，そのほかアルコール，はるさめなどの原料に使用される。加工品には，いもを蒸し剥皮後7〜8 mm厚にスライスし，天日乾燥後冷暗所に放置した蒸し切干がある。製品表面の白色粉末はマルトース（麦芽糖）による。

（3）こんにゃくいも

食用こんにゃくは，普通，精粉（せいこ）（洗浄した生いもを薄い輪切りにしてから乾燥して粉にし，比重差によりでんぷんの夾雑物（きょうざつぶつ）を除去したもの）に水を加え膨潤・糊化させ，これにアルカリ（消石灰：水酸化カルシウム）を加え，抱水したままゲル化する性質を利用し加熱凝固させたものである（図2-7）。三二酸化鉄(ベンガラ)で着色した赤こんにゃく，板状に成型した板(刺身)こんにゃく，こんにゃくを冷凍後乾燥した凍りこんにゃく，アルカリ添加後に細い穴から押し出すしらたき(糸こんにゃく)などがある。

こんにゃくいも ⟶ 洗浄 ⟶ 薄切 ⟶ 乾燥 ⟶ 荒粉 ⟶ 製粉 ⟶ 精粉 ―
⟶ 精粉 ⟶ 水添加 ⟶ 膨潤 ⟶ 混捏 ⟶ 副材料・アルカリ添加 ⟶ 混捏 ⟶ 加熱凝固

図2-7　一般的なこんにゃくの製造工程

（4）加工でんぷん

でんぷんを物理的，化学的および酵素的処理によって，機能を付加させたもの。代表的なものにでんぷんを糊化後，すみやかに乾燥させたα化でんぷん，でんぷんを酸加水分解や次亜塩素酸処理した可溶性でんぷん，でんぷんを加熱，酸，酵素によって加水分解したデキストリンなどがある。

（5）はるさめ

じゃがいも，さつまいもなどのいもや緑豆などのでんぷんを原料に製造した麺。製

造法には一部でんぷんを糊化，混捏，押し出し凝固後，凍結，解凍，乾燥する冷凍法と，でんぷんを糊化後，熟成，裁断，乾燥させる非冷凍法がある。

演習問題

1．いも類に関する記述である。正しいのはどれか。1つ選べ。
(1) キャッサバに含まれる有害物質は，ソラニンである。
(2) きくいもの主成分は，イヌリンである。
(3) こんにゃくいもの主成分は，ペクチンである。
(4) さつまいものでんぷんは，リポキシゲナーゼで糖化される。
(5) じゃがいもは，ヒルガオ科で塊根の部分を食用とする。

2．いも類に関する記述である。誤っているのはどれか。1つ選べ。
(1) さつまいもで肉質の黄色あるいは橙色のものは，カロテン含量が多い。
(2) じゃがいもは 20〜25℃ に長期貯蔵すると，でんぷんが糖化して還元糖が多くなる。
(3) さつまいもの貯蔵適温は 12〜15℃ で，それ以下の温度では低温障害を生ずる。
(4) こんにゃくいもがカルシウムにより凝固するのは，主成分の炭水化物であるグルコマンナンによる。
(5) さといものエグ味は，微量のシュウ酸カルシウムやホモゲンチジン酸による。

3．いも類に関する記述である。誤っているのはどれか。1つ選べ。
(1) じゃがいもにはシュウ酸カルシウムが含まれており，皮をむくとかゆみを与える。
(2) じゃがいもは塊茎を食用とする。そのでんぷんは片栗粉の代替としても利用される。
(3) やまのいもをすりおろすと，ポリフェノールの作用で酸化されメラニンとなり，黒色を示す。
(4) こんにゃくの主成分のグルコマンナンはカルシウムを架橋しているが，こんにゃくいものカルシウムはそれほど多くない。
(5) キャッサバでんぷんは，タピオカパールや菓子などに利用される。

2-3 豆類

　豆類はマメ科（*Leguminosae*）に属し，大豆，小豆，らっかせい，ささげ，いんげんまめ，えんどう，そらまめなどがある。豆類は植物の種子を食用としており，たんぱく質含量に富む成分組成になっている。また，豆類は脂質が多く炭水化物の少ない大豆やらっかせいと，炭水化物が多く脂質が少ない小豆，ささげ，いんげんまめ，えんどう，そらまめなどに大別される。

❶ 豆類の種類

（1）大豆（だいず）

中国で4000年前から栽培の歴史がある大豆は，中国や日本などの限られた地域で栽培されていたが，その後，品種改良が進み，1950年頃から米国で大規模に栽培されるようになった。大豆は貯蔵性に優れ，輸送が容易なので世界中で広く利用されている。大豆は特にたんぱく質含量が豊富であり，わが国の伝統的な食品である豆腐や納豆に加工され，重要なたんぱく質源となる。また，食用油の原料にもなる。国内で主に生産されているものは種皮の色が黄色（黄白色）の黄大豆であり，そのほかに緑色の青大豆，黒色の黒大豆などがある。

（2）小豆（あずき）

ササゲ属の一年草で，3～8世紀に中国から日本に伝わったといわれており，「古事記」に五穀の一つとして記述されている。小豆は赤粒木（あかつぶき）の略称と考えられている。種皮の赤（あずき色）はカテキノピラノシアニジンによるものであり，色素を含まない白小豆もある。国内の主産地は北海道で，小豆のうち小粒から中粒は普通小豆，大粒な品種は大納言とよばれている。

（3）らっかせい（落花生）

ラッカセイ属の一年本で，名称は花が受粉したのち子房柄が伸び地中にもぐり結実することに由来する。ピーナッツともよばれる。脂質を多く含み，油糧作物でもある。大粒種のバージニアと小粒種のスパニッシュ，バレンシアに大別される。国内の主要産地は千葉県で，主にバージニア種の千葉半立やナカテユタカなどが生産されている。

（4）いんげんまめ

インゲンマメ属の一年草，メキシコが原産地で，コロンブスによるアメリカ大陸発見の際には，食肉の摂取が少ない先住民のたんぱく質源であった。日本には，1654年に中国から僧侶の隠元が伝えたとされており，それがいんげんまめの名前の由来となっている。明治以降に多数の実用品種が欧米から導入された。品種には種皮が白色系の手亡豆（てぼうまめ）や大福豆（おおふくまめ），着色系の単色には金時豆，斑紋入りにはうずらまめや虎豆などがある。

（5）緑豆（りょくとう）

ササゲ属の一年草，ヤエナリの種子である。種実の形態は小豆によく似ており，小豆の変種に分類されることもある。日本では，ほぼ全量を中国やタイなどから輸入している。種皮の色は緑色のもののほかに黄色，黒褐色をしたものもある。

（6）えんどう

地中海沿岸が原産のエンドウ属の一年生草で，硬莢種（こうきょうしゅ）と軟莢種（なんきょうしゅ）があり，わが国では野菜用の軟莢種が食用として利用されている。種実が未熟なうちに収穫するさやえ

んどうと，完熟前の軟らかい豆を収穫するグリンピース，グリンピース大まで育った豆をさやごと食べるスナップエンドウがある。硬莢種は完熟種子を乾燥豆として利用し，種皮の緑色の青えんどうと赤褐色の赤えんどうがある。えんどうはメンデルの遺伝の実験（1865年）で材料として用いられたことでも有名である。

（7）そらまめ

ソラマメ属の草本で原産地は西南アジアとされている。莢が空の方向に向かってつくことから，空豆の名がある。地方により名称が異なり，フユマメ（関東），サツキマメ（東海），ヤマトマメ（近畿）などの呼び名がある。国内産のものは完熟前の未熟種子を野菜として利用しており，乾燥豆は輸入されている。

（8）ささげ

ササゲ属の草本で原産地は熱帯アフリカとされている。国内の主な栽培種には，ササゲとジュウロクササゲの2種類がある。つる性で莢が長くなるのが特徴で，莢に含まれる豆を食用とする。小豆に似た外観だが，種子の臍の周りに黒い縁どりがあり，煮崩れしにくく赤飯にも用いられる。

❷ 豆類の性状と化学成分

（1）大　豆

栽培特性からは夏大豆型・中間型・秋大豆型に分けられる。また，種皮色から，黄色・緑色・褐色・黒色・斑色に，子実の形からは楕円形・球形・扁平に大別され，莢の形からは扁平莢種・豊円莢種に分けられる。

成分（黄大豆）はたんぱく質と脂質に富む組成であり，豆類のなかではたんぱく質含量が最も多い（図2-8・上）。たんぱく質の大部分は貯蔵たんぱく質であり，主にグロブリンである。グロブリンは沈降定数から分子量の小さい順に2S，7S，11S，15Sに分けられ，7Sに含まれるβ-コングリシニンと11Sのグリシニンで約70%を占める。非貯蔵たんぱく質にはトリプシンインヒビターやレクチン（ヘマグルチニン）などがあり，これらは生理活性を有する（表2-10）。大豆たんぱく質のアミノ酸組成はリシンが多く，含硫アミノ酸が少ないが，2007年のFAO/WHO/UNU[14]による評点パターンでは，大豆のアミノ酸価は100となっている。

脂質はリノール酸，オレイン酸などの不飽和脂肪酸に富んでおり，半乾性油である。また，リン脂質であるレシチン（1.5%）が含まれており，乳化剤として利用されている。炭水化物のうち大部分は食物繊維であり，でんぷんはほとんど含まれない。そ

---

*14 **FAO**（Food and Agriculture Organization：国際連合食糧農業機関），**WHO**（World Health Organization：世界保健機関），**UNU**（United Nations University：国連大学）

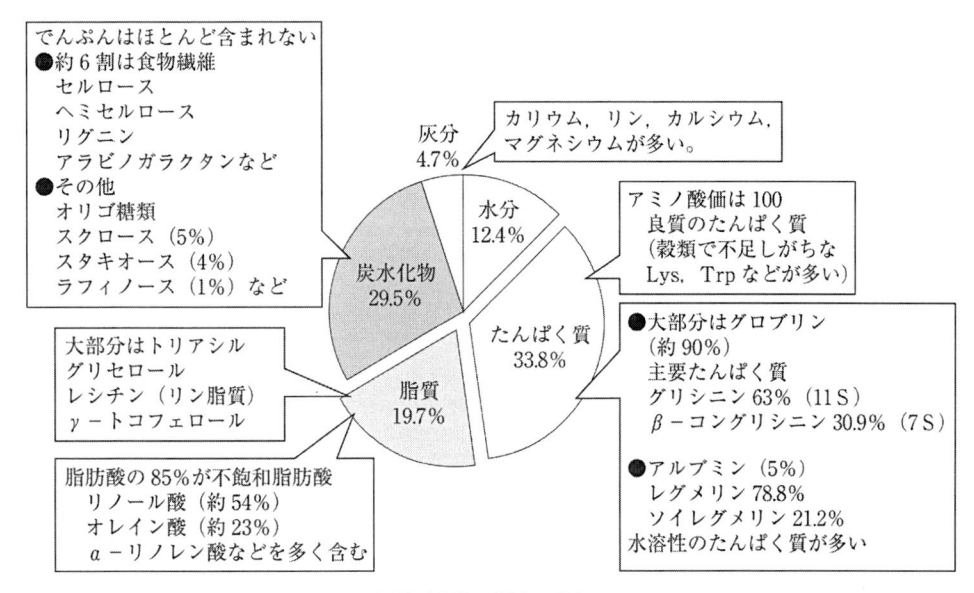

でんぷんはほとんど含まれない
●約6割は食物繊維
　セルロース
　ヘミセルロース
　リグニン
　アラビノガラクタンなど
●その他
　オリゴ糖類
　スクロース（5%）
　スタキオース（4%）
　ラフィノース（1%）など

灰分 4.7%

カリウム，リン，カルシウム，マグネシウムが多い。

水分 12.4%

アミノ酸価は100
良質のたんぱく質
（穀類で不足しがちな
Lys，Trpなどが多い）

炭水化物 29.5%

大部分はトリアシルグリセロール
レシチン（リン脂質）
γ-トコフェロール

たんぱく質 33.8%

●大部分はグロブリン（約90%）
　主要たんぱく質
　グリシニン 63%（11S）
　β-コングリシニン 30.9%（7S）

●アルブミン（5%）
　レグメリン 78.8%
　ソイレグメリン 21.2%
　水溶性のたんぱく質が多い

脂質 19.7%

脂肪酸の85%が不飽和脂肪酸
リノール酸（約54%）
オレイン酸（約23%）
α-リノレン酸などを多く含む

大豆（全粒・国産・乾）
他の豆類，穀類に比較してたんぱく質および脂質含量が高い

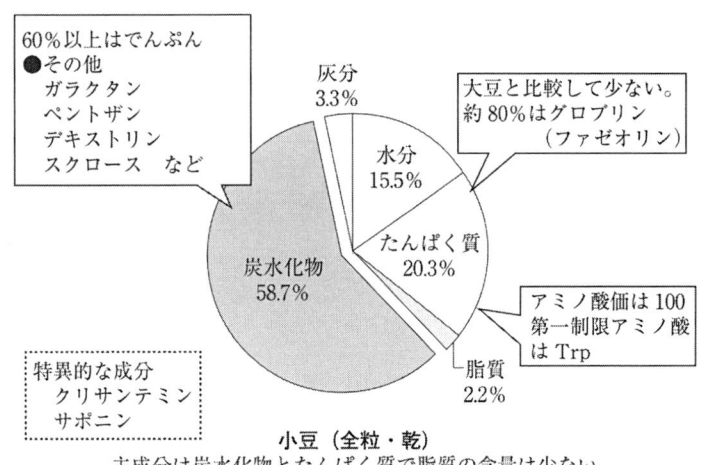

60%以上はでんぷん
●その他
　ガラクタン
　ペントザン
　デキストリン
　スクロース　など

灰分 3.3%

大豆と比較して少ない。
約80%はグロブリン
（ファゼオリン）

水分 15.5%

炭水化物 58.7%

たんぱく質 20.3%

アミノ酸価は100
第一制限アミノ酸は Trp

特異的な成分
クリサンテミン
サポニン

脂質 2.2%

小豆（全粒・乾）
主成分は炭水化物とたんぱく質で脂質の含量は少ない

図2-8　大豆・小豆の栄養成分

資料：表2-6と同じ．p. 104．p. 107

のほか，スクロース，スタキオース，ラフィノースといったオリゴ糖が含まれている。このような大豆オリゴ糖は整腸作用が期待できる。灰分は特にカリウムやリンが多く，鉄や亜鉛，抗酸化作用のあるセレンも含まれている。リンの大部分はフィチン酸として存在している。また，大豆に含まれるポリフェノール成分であるダイゼインやゲニステインなどのイソフラボン（0.2%～0.3%）は，骨粗鬆症予防に効果があると期待されている。大豆の他の生理活性物質を**表2-10**に示す。

表2-10　大豆に含まれる生理活性物質

成　分		特徴・作用	熱安定性
レクチン (ヘマグルチニン)	糖たんぱく質	血液凝集作用がある。	加熱により 失活
トリプシン インヒビター	たんぱく質	たんぱく質分解酵素であるトリプシンの作用を阻害する成分。膵臓肥大作用がある。	加熱により 失活
イソフラボン	ポリフェノール	0.2～0.3% 含まれている。 水に溶けにくい。抗酸化作用がある。 構造が女性ホルモンと類似しており，体内でエストロゲン様作用を示す。骨粗鬆症，虚血性心疾患などの予防効果が期待。	加熱しても 安定
サポニン	トリテルペノイド類	0.5% 程度含まれる（主にホエー中）。 渋味や苦味などの不快味の原因物質。 ゆでると水に溶け，起泡性が強い。 抗酸化作用を有し，体内の過酸化脂質の生成を防ぎ，病気や老化を予防する。便通促進効果がある。 血清コレステロールや中性脂肪の低下効果などの生理効果。	加熱しても 安定
レシチン (ホスファチジルコリン)	リン脂質	両親媒の性質をもつ。 乳化剤としてマヨネーズ，マーガリン，チョコレートなどの製造に利用。	
クリサンテミン	アントシアン系色素	黒豆，小豆の果皮に含まれる。抗酸化作用がある。 鉄原子とキレート結合すると色調が安定する。	

資料：表2-6と同じ，p.105

（2）小　豆

　小豆（乾物）は炭水化物とたんぱく質に富み，炭水化物の約6割がでんぷんであるが，食物繊維も100g当たり24.8g含まれている（**図2-8・下**）。でんぷん粒子が直径18～60μmと大きく，周囲がたんぱく質で包まれているため，煮熟してもでんぷん粒子は崩壊しないので糊状にならず，さらさらしている。小豆は吸水しにくく，大豆のように水に浸漬してふやけることがない。小豆にはサポニン類が含まれているため，ゆでると起泡性を示す。

（3）らっかせい（落花生）

　らっかせい（大粒，乾）はたんぱく質（25.2%）と脂質（47.0%）に富み，豆類のなかで脂質を最も多く含む。構成脂肪酸はオレイン酸やリノール酸などの不飽和脂肪酸が多い。たんぱく質のアミノ酸価は93で，制限アミノ酸はリシンである。炭水化物（19.4%）は豆類のなかでは少なく，でんぷんは100g当たり4.3g，スクロースは5.7g，食物繊維は8.5g含まれる。

（4）その他の豆類

　いんげんまめ，えんどう，そらまめ，ささげ，緑豆は小豆と同様に，炭水化物が主成分であり，でんぷん含量が多い。いんげんまめ（全粒，乾）は炭水化物56.4%，たんぱく質22.1%，脂質2.0%。えんどう（全粒，青えんどう，乾）は炭水化物60.4%，たんぱく質21.7%，脂質2.3%。ビタミンCはさやえんどう（生60mg/100g），グリ

ンピース（生 19 mg/100 g）などに多いが，乾物にはほとんど含まれない。そらまめ（全粒，乾）は炭水化物 55.9%，たんぱく質 26.0%，脂質 2.0%。ささげは炭水化物 55.0%，たんぱく質 23.9%，脂質 2.0%。緑豆は炭水化物 59.1%，たんぱく質 25.1%で，炭水化物はでんぷん以外にキシロース，アラビノース，ガラクトースなどを約 3%含んでいる。豆類はポリフェノールやサポニン類の給源でもある。

③ 豆類の利用

（1）大　豆（図 2-9，表 2-11）

①　えだまめ，きな粉，もやし

大豆を未熟期に莢とともにゆで，その種子がえだまめとして食される。大豆（黄大豆，乾）にはビタミン C がほとんど含まれないが，えだまめには 100 g 中 27 mg 含まれる。大豆を炒り，皮を除いて粉に挽いたものがきな粉である。また，大豆を温水に浸して吸水し，約 30℃ に保つと発芽し，もやしになる。

②　豆腐およびその関連製品

浸漬により吸水した大豆をすり潰したものを呉とよぶ[*15]。呉を加熱後，布で漉して粕であるおからを除去したものが豆乳である。凝固剤であるにがり（塩化マグネシ

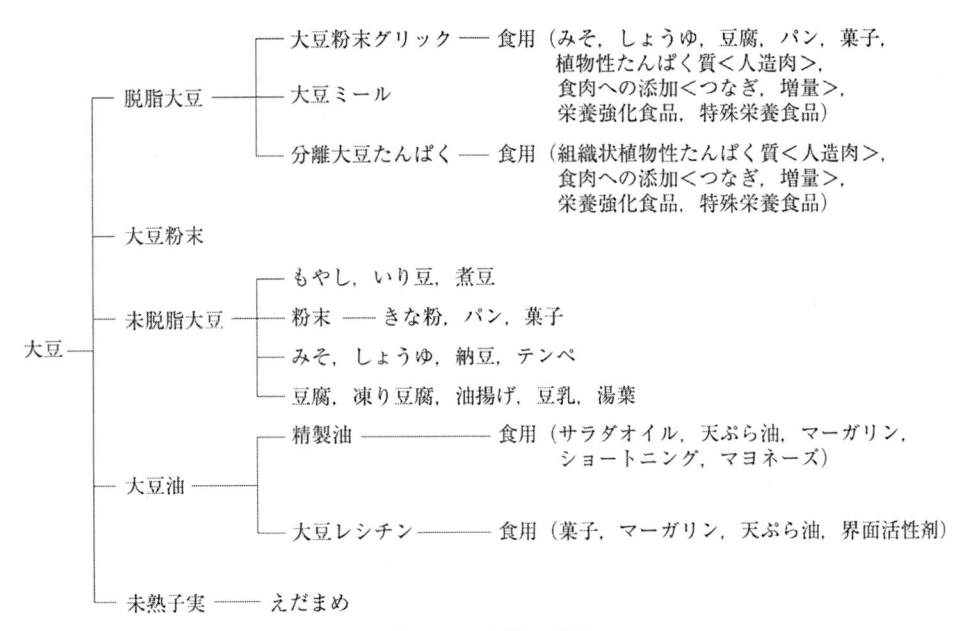

図 2-9　大豆の利用

表2-11 大豆たんぱくの機能的性質と食品への利用

機能的性質	食品への応用例
保水性	パンの保水, マカロニ缶詰の吸水防止
吸油および乳化性	ソーセージの肉汁分離防止, ドーナッツの吸油防止
弾力性	ちくわの粘弾性, めんのコシの強化
結着性	ハム, ハンバーグなどのつなぎ, ソーセージの結着
起泡性	ホイップトッピングの発泡, はんぺんの起泡
組織形成性	スープの増粘, ゲル・積層および繊維形成を利用したたんぱく質食品素材
被膜形成性	油揚げ, 湯葉
色の改良	パンの漂白, パンの表面の褐変化

ウム) やさらし粉 (硫酸カルシウム), あるいはグルコノ-δ-ラクトンで豆乳を凝固させたものが豆腐である。なお, 豆乳を静かに煮沸し, 表面の皮膜をすくい取って乾かしたものが湯葉である。

また, 豆腐を凍結, 乾燥を繰り返してスポンジ状にしたものを凍り豆腐 (高野豆腐) という。かための豆腐を薄く切り, 脱水後110℃～120℃ の低温の油で揚げ, さらに180℃～200℃ の高温の油で二度揚げ (もしくは三度揚げ) したものが油揚げである。厚めの豆腐を高温の油で揚げたものを厚揚げ (生揚げ), 豆腐を布袋で脱水し, ながいもなどを加え捏ねた後, にんじん, こんぶ, 海藻類などを加え, 混合, 成型後, 油揚げと同様に二度揚げしたものをがんもどきという。

③ 納 豆

日本の伝統的な大豆発酵食品として, みそ, しょうゆ, および納豆がある。

納豆には糸引き納豆と寺納豆 (塩辛納豆) の2種類あり, 形状, 風味などはまったく異なる。糸引き納豆は納豆菌 (*Bacillus subtilis*, natto) が発酵微生物として用いられ, 煮豆に散布して短時間発酵させたもので, 粘質物と独特の匂いを特徴とする。一方, 寺納豆は豆麹に食塩水を加えて熟成させたもので, 京都の大徳寺納豆や浜松の浜納豆などがある (みそ, しょうゆに関しては, 第7章第2節「発酵調味料」を参照)。

④ 大豆たんぱく質の利用

大豆を搾油した後に得られる脱脂大豆は, 脱脂加工大豆としてしょうゆの原料となるほか, 大豆たんぱく質を分離した濃縮大豆たんぱく質や分離大豆たんぱく質が製造される。これらは, 水練り製品やレトルト食品などの加工食品に添加され, 高い栄養価や, 乳化性, 粘稠性, 保水性などの物理的性質を与えることができる。大豆たんぱく質は良質の植物性たんぱく質で低脂質・低エネルギーであることから, 植物肉 (プラントベースミート) の原料として用いられており, 大豆たんぱく質を原料としたものは大豆ミートとよばれている。

(2) その他の豆類

小豆, ささげ, いんげんまめなどはあん, 赤飯, 菓子原料などに広く利用される。豆を煮てから漉したものがこしあん (生あん), こしあんをよく水洗いしアク抜きを

して沈殿させたものをさらしあんという。甘納豆は，豆を砂糖水で十分に煮てから白砂糖をまぶしたものである。緑豆はヘミセルロースを含み粘性を呈するので，主に中国においてコシの強いはるさめの原料となっている。

演習問題

1．豆類に関する記述である。正しいのはどれか。1つ選べ。
   (1) らっかせいに含まれるサポニンには，便通促進効果がある。
   (2) 小豆には，トリプシンインヒビターが多量に含まれている。
   (3) 大豆のアミノ酸スコアは，60である。
   (4) 大豆（全粒，乾）の炭水化物含量は，えんどう（全量，乾）よりも多い。
   (5) 大豆に含まれるフィチン酸は，ミネラルの吸収を高める効果がある。

2．豆類とその加工品に関する記述である。正しいのはどれか。1つ選べ。
   (1) 大豆の青臭さは，プロテアーゼの作用により生成したアルデヒドによる。
   (2) 小豆の炭水化物量は，大豆に比べて多い。
   (3) いんげんまめは，生で食べることができる。
   (4) 大豆に含まれるビタミンEは，α-トコフェロールが多い。
   (5) きな粉のビタミンC含量は，大豆もやしに比べて高い。

3．大豆およびその加工品に関する記述である。正しいのはどれか。1つ選べ。
   (1) 大豆（全粒，乾）の炭水化物含量は，えんどう（全粒，乾）よりも多い。
   (2) 豆腐の凝固剤として「にがり」を用いると，カルシウム含量の高い豆腐ができる。
   (3) 豆腐，納豆などの大豆加工食品は，大豆の消化性を高める効果がある。
   (4) 大豆の主なたんぱく質は，グルテニンである。
   (5) 大豆に含まれるレクチンは，乳化剤として利用される。

4．豆類の加工品に関する記述である。正しいのはどれか。1つ選べ。
   (1) 糸引き納豆は，こうじカビ，酵母，細菌の3種を用いて製造される。
   (2) 凝固剤にすまし粉を用いると，カルシウム含量の高い豆腐ができる。
   (3) そらまめは，はるさめをつくるのに用いられる。
   (4) いんげんまめには，イソフラボンが多く含まれる。
   (5) あんの原料には，脂質含量が多く炭水化物含量の少ない豆類が適する。

5．豆類とその加工品に関する記述である。正しいのはどれか。1つ選べ。
   (1) 大豆に含まれる主要たんぱく質は，グリシニンである。
   (2) ささげは，日本食品標準成分表では，野菜類に分類されている。

(3) 大豆には，リシンは含まれていない。

(4) グリンピースは，いんげんまめである。

(5) 寺納豆（塩辛納豆）は，酵母を用いて製造する。

2-4 ▎種実・種子類

❶ 種実・種子類の種類

植物の果実の外果皮に包まれた種子の仁（胚乳，胚）を食用とする堅果類<ruby>堅果<rt>けんか</rt></ruby>類と，種子そのものを食用とする種子類がある。一般的に，外国種を中心に脂質含量が高いものが多く，一部は製油の原料としても利用される。

❷ 主な種実の性状と成分

種実は成分を比較すると，でんぷん（炭水化物）が主成分であるもの，脂質を主成分としてたんぱく質も含むもの，たんぱく質が少ないものに分類される（表2-12）。

（1）くり（Chestnuts）

ブナ科の落葉樹で，わが国で流通している生のものは野生種を品種改良した日本ぐりが多い。イガ（果托）とよばれる外皮の中に数個の堅果を有する。茶色の外殻と渋皮を除去し，煮たり焼いたりして食用にする。炭水化物の割合が高く，その甘味を利用した加工品も多い。

（2）ぎんなん（Ginkgo nuts）

イチョウの果実で，通常は熟して黄色に変色した果皮を取り除き，外殻を割った内側にある仁を食用にする。可食部はやわらかな楕円形で，焼いたり煮たりして食用にする。炭水化物（でんぷん）が多く，脂質は少ない。喘息などの症状に対する鎮咳除痰作用などの薬理作用があるが，多量に摂取すると皮膚炎，けいれんなどを引き起こすことがある。

（3）ヘーゼルナッツ（Hazel nuts）

西洋ハシバミの種実。主にトルコを中心とする地中海沿岸地域や米国などで生産される。外殻に包まれた形状はややドングリに類似している。独特の香気から，クッキーやチョコレート菓子，アイスクリームなどの着香に利用されることが多い。

（4）くるみ（Walnuts）

クルミ科の果実内の仁を食用にする。米国産の輸入が多いが，国内でも栽培される。国産種は鬼ぐるみと姫ぐるみがあり，一部は自生している。また，山林で落果したも

表2-12 種実・種子類の成分 （可食部100g当たり）

含有栄養素の特徴	食品名	エネルギー (kcal)	水分 (g)	たんぱく質 (g)	脂質 (総重量) (g)	多価不飽和脂肪酸 (g)	炭水化物 (g)	カルシウム (mg)	リン (mg)	鉄 (mg)	亜鉛 (mg)	ビタミンE(α-トコフェロール) (mg)	ナイアシン (mg)	葉酸 (µg)
炭水化物（主にでんぷん）を多く含む	くり（日本ぐり・生）	147	58.8	2.8	0.5	0.25*	36.9	23	70	0.8	0.5	0	1	74
	ぎんなん（生）	168	57.4	4.7	1.6	0.6	34.8	5	120	1	0.4	2.5	1.2	45
脂質・たんぱく質を多く含む	ヘーゼルナッツ（フライ・味付け）	701	1	13.6	69.3	5.31	13.9	130	320	3	2	18.0	1	54
	くるみ（いり）	713	3.1	14.6	68.8	50.28	11.7	85	280	2.6	2.6	1.2	1	91
	ピスタチオ（いり・味付け）	617	2.2	17.4	56.1	16.42	20.9	120	440	3	2.5	1.4	1	59
	ごま（乾）	604	4.7	19.8	53.8	23.26	18.4	1,200	540	9.6	5.5	0.1	5.1	93
	アーモンド（乾）	609	4.7	19.6	51.8	12.12	20.9	250	460	3.6	3.6	30.0	3.6	65
	カシューナッツ（フライ・味付け）	591	3.2	19.8	47.6	8.08	26.7	38	490	4.8	5.4	0.6	0.9	63
	えごま（乾）	523	5.6	17.7	43.4	28.83	29.4	390	550	16.0	3.8	1.3	7.6	59
たんぱく質が少ない	ココナッツ（ココナッツパウダー）	676	2.5	6.1	65.8	1.01*	23.7	15	140	2.8	1.4		1	10

＊推計値

資料：「日本食品標準成分表2020年版（八訂）」

のが河川を経て海へと流れ，潮流で砂浜に打ち上げられたものを目にすることもある。脂質，たんぱく質に富み，特に抗酸化作用を有するリノール酸含量が高く，利用価値が大きい。

（5）ピスタチオ（Pistachio nuts）

地中海沿岸原産のウルシ科植物。外皮を乾燥・焙煎後，仁を食用とする。外殻に覆われ，塩味が付けられた状態で流通していることが多い。可食部は鮮やかな緑色を呈し，製菓などに利用される。

（6）ごま（Sesame seeds）

ゴマ科の一年草の種子。栽培の歴史は極めて古く，紀元前3000年頃にはその技術が存在していたとされる。日本国内でも栽培されているが，現在は流通量のほとんどが外国産である。主に製油原料や調理用食材として利用される。

成分としては，脂質に富み，リノール酸やオレイン酸などの不飽和脂肪酸を多く含んでいるだけではなく，カルシウムやリンなどの無機質や，ビタミンE，葉酸など幅広く含んでおり，栄養価の高い食品として認知されている。

また近年は，ごまが含む微量成分ゴマリグナンによる抗酸化作用ならびに肝機能改善効果が注目されており，サプリメントなどの製品に活用されている。

（7）アーモンド（Almonds）

バラ科の植物で果実の仁を食用とする。主にわが国では米国カリフォルニア産のものが多く流通している。通常は乾燥・焙煎を行い，場合によって味付けをしたものもあり，製菓などに利用される。アーモンドのもつ独特の香気はベンズアルデヒドによるもので，古くから香料として用いられてきた。ビタミンEが豊富で，近年はその抗酸化作用が注目されている。スイート種とビター種があり，スイート種が主に食用である。

（8）カシューナッツ（Cashew nuts）

南米原産のウルシ科植物カシューの果実（カシューアップル）の先端に付随する，まがたま状の核内にある仁を食用とする。焙煎したものは酒のつまみや製菓材料，炒め物などに用いられる。ほかの種実類と比べ，たんぱく質と炭水化物を多く含む。

（9）えごま（Perilla）

シソ科の一年草で東南アジア原産。脂質の割合が約40%と高く，古くは「荏の油」とよび，工業用油や照明用の灯油として用いられてきた。フラン化合物由来の独特の臭気をもつものの，圧搾法によって採取されたものはえごま油として食用にされる。

ヨウ素価が約200と高く，なかでもα-リノレン酸の含量はほかの植物油に比べ極めて高く，血中コレステロールの抑制効果や高血圧予防効果が期待されている。

（10）ココナッツ（Coconuts）

ヤシ科に属するココヤシの果実であり，繊維状の果皮を取り除いた内側の白色の果肉を食用とする。果肉は脂質が豊富であるため，油脂の原料としても利用され，乾燥させたものは細切りや粉末にして製菓材料にも使用する。

種実類の栄養成分と特徴について表2-13に示す。

演習問題

1. 種実類に関する記述である。正しいのはどれか。1つ選べ。
   (1) ごま油の脂肪酸は，α-リノレン酸が50%以上含まれている。
   (2) くりの可食部は半分が脂質であり，また，食物繊維も多い。
   (3) ぎんなんは喘息などの症状に対する鎮咳除痰作用などの薬理作用があるが，多量摂取により皮膚炎，けいれんなどを引き起こすことがある。
   (4) えごま油は飽和脂肪酸が多く，必須脂肪酸のリノール酸が約60%含まれている。
   (5) ごま油はアントシアニンを含むので，酸化されにくく，腐敗しにくい。

表2-13 種実類の栄養成分と特徴

含有栄養素の特徴	種実類の例	科	特徴（●利用・加工品）	成 分	組織（可食部100g当たり）
炭水化物（主にでんぷん）を多く含む	くり chestnuts	ブナ科植物の木の実	日本栗，中国栗，ヨーロッパ栗，アメリカ栗がある。大粒種，中粒種，小粒種。 食用部：種の中の胚。ショ糖を約10%含むため甘い。 ●食用（ゆで，焙煎），甘露煮。 ●中国栗：天津甘栗（日本栗は渋皮が取れにくい） ●ヨーロッパ栗，アメリカ栗：マロングラッセ	[生] 水分　　59% 炭水化物　37%	（円グラフ）日本ぐり（ゆで） 灰分 0.8 炭水化物 36.7 水分 58.4 脂質 0.6 たんぱく質 3.5
	ぎんなん ginkgo nuts	イチョウ科植物の木の実	かたい殻を割り，内部の仁を加熱調理し食用とする。外種皮は異臭がある。 ●食用（いり）。 ●特有の風味→日本料理の材料（がんもどき，田楽，茶碗蒸しなど）。	[ゆで] 水分　　57% 炭水化物　36%	
	はすの実 lotus nuts	ハスの種子	緑色のやわらかい未熟種子を食用。果皮がかたい完熟種子は加熱（ゆで，いり）して食用とする。 中国料理，菓子に利用。	[生] 水分　　78% 炭水化物　15%	
脂質およびたんぱく質を多く含む 油脂原料	ヘーゼルナッツ hazel nuts	カバノキ科植物の木の実（西洋ハシバミ）	主産地は中央アジア．輸入品の95%はトルコ産。 日本原産のハシバミ，ツノハシバミは近縁種。食用部は仁。 ●食用（いり），製菓材料。 ○オレイン酸（82%）が多い。	[フライ，味付け] 脂質　　69% たんぱく質 　　　　14%	（円グラフ）ごま（いり） 灰分 5.4　水分 1.6 たんぱく質 20.3 炭水化物 18.5 脂質 54.2
	くるみ walnuts	クルミ科植物の木の実	大粒で栽培種の西洋種と小粒で自生の鬼ぐるみなどがある。 食用部分は仁（子葉）。 ●食用，菓子類，クルミ油（ビタミンE）。 ○リノール酸が多い（71%）	[いり] 脂質　　69% たんぱく質 　　　　15%	
	ごま sesame seeds	ゴマ科一年草の種子	種子の色により，黒，白，黄（金），茶などの種類がある。中華料理や日本料理に広く利用。 ●ごま油（芳香がある）：天ぷら，炒め物に利用。 ○リノール酸（46%），オレイン酸（38%）が多い。 ○抗酸化成分：リグナン類（セサミン→セサミノール，セサモリン→セサモール）	[いり] 脂質　　54% たんぱく質 　　　　20%	
	アーモンド sweet almond	バラ科植物の木の実	もも，あんず，うめなどの仲間。食用部は，核の仁（種子）。 仁の風味により，スイート（甘味）種とビター（苦味）種に分けられる。 ●スイート種は，主に食用。 ●ビター種はアーモンド特有の香りがあり，リキュールや洋菓子の香りつけに使用。 ○オレイン酸（67%），リノール酸（24%）が多い。	[乾] 脂質　　52% たんぱく質 　　　　21%	

表2-13（続） 種実類の栄養成分と特徴

含有栄養素の特徴	種実類の例	科	特徴（●利用・加工品）	成 分	組織（可食部100g当たり）
	カシューナッツ cashew nuts	ウルシ科植物の木の実	カシューの果柄が肥大したカシューアップルの先端に灰褐色の殻に覆われたカシューナッツができる。ナッツの殻の内部のまがたま型の仁を食用とする。●食用（焙煎），菓子，チョコレートに利用。○オレイン酸（60%）が多い。	[フライ，味付け] 脂質　48% たんぱく質　20%	
脂質は多いがたんぱく質は少ない 油脂原料	ココナッツ coconuts	ヤシ科単子葉植物ココヤシの果実（椰子の実）	果実は繊維質の厚い殻に包まれ，その中に堅い殻に包まれた大きな種実（胚乳）がある。種実の内部は，周辺部の固形胚乳と中心部の液状胚乳に分かれる。●コプラ：ココヤシの果実部内の種実（胚乳）を乾燥させ，細かくしたもの。●洋菓子材料，搾油し，食用。○ラウリン酸（47%），ミリスチン酸（17%）などの飽和脂肪酸が多い［やし油］。	[ココナッツパウダー] 脂質　66%	灰分 1.9　水分 2.5　たんぱく質 6.1　炭水化物 23.7　脂質 65.8 ココナッツパウダー
	マカダミアナッツ macadamianuts	ヤマモガシ科植物の木の実	主産地はハワイ。ブラジル原産で，すべて輸入に頼っている。●食用（いり，味付け）○オレイン酸（58%）とパルミトレイン酸（21%）が多い。	[いり，味付け] 脂質　77%	

資料：大石祐一・服部一夫編著『食べ物と健康―食品学』光生館，2013，pp.110-111

2．種実類に関する記述である。正しいのはどれか。1つ選べ。

(1) アーモンドはももやうめの近縁の植物であり，仁を食する。

(2) ココナッツは不飽和脂肪酸が多いやし油が得られ，完熟果はココナッツミルクがとれる。

(3) ごまに含まれるリグナン類は，油脂を酸化する作用がある。

(4) えごま油はごま油と同じ含有成分で似ていることから，ごま油と同様に使われる。

(5) くるみは脂質が少なく，たんぱく質，ビタミンB_1，ビタミンCが多い。

2-5 ▍野菜類

　野菜は，日本の季節感を表し，食卓に彩りと栄養をもたらす必要不可欠な食品である。一つの種類の野菜が一年中流通しているのは，輸入によるところも非常に大きいが，日本の地理的環境や気候風土によるものである。つまり，南北に長く高冷地の多い地理，火山による土壌，豊富な水資源などである。たとえばたまねぎは，北海道の生産量が1位であるが，大生産地としては九州の佐賀県，兵庫県淡路島，北海道と収

穫時期が北上してくる。日本の気候風土を利用し，市場動向を考慮しながらの生産体制をしいている。

ハウス栽培であれば，一年中の生産が可能であるが，寒冷地でのハウス栽培は暖房費が膨大になるため，市場性からかけ離れた価格となってしまう。そこで，野菜が栽培できない冬の時期に，いかに野菜を食べるかという工夫として，雪室での貯蔵，佃煮，漬け物，干し野菜などの形で，今も食文化として根付いている。また，寒い地域ほど塩分摂取量が多く，生活習慣病による死因が多かったが，近年の減塩活動によって疾病構造が変化した。

このように，野菜は日本の気候風土のなかでその季節に溶け込み，料理に季節感を与え，人びとの健康の維持増進を支えた食品である。野菜の本質を理解し，単なる食材としてではなく科学の目で捉えて調理することで，野菜の特性を最大限に生かすことが可能であると考える[16]。

① 野菜の種類

野菜は，食用とする部位により，葉菜類（葉），茎菜類（茎），根菜類（根），果菜類（果実），花菜類（花蕾），マメ科に属するが野菜として扱われる莢実類に分類される（**表2-14**）。また，緑黄色野菜とは，原則として可食部100 g当たりのカロテン含量が600 μg以上のものをいうが，それを下回る果菜類のトマト（540 μg）や青ピーマン（400 μg）など一部の野菜については，摂取量およびその頻度などから緑黄色野菜として取り上げられている。

② 野菜類の性状と化学成分

（1）野菜の生理と特徴

野菜は水分が多く，生きた状態で流通される。その多くは組織がやわらかく傷つきやすいことから，丁寧な扱いが必要である。収穫後は，野菜の甘みや旨味などが野菜の呼吸により消費され，味や栄養価の面で劣化していく。これが，野菜類の品質低下である。また，野菜は植物の葉，茎，根，花を食すが，その部位により，味や栄養素の種類や量が異なるので，調理や栄養学的に有効に利用することが重要となる。

---

*16 **野菜の活用のポイント**：野菜には旬があり，地産地消の代表的な食品である。野菜は，太陽の光をたくさん浴びて光合成をし（同化），栄養を蓄えながら生長する。そして動物とは違い，収穫した後も生命活動は維持される。しかし，収穫後は蓄えた栄養を消費しながら（異化）生きながらえているため，早く食べないと栄養のロスが大きくなる。野菜は，保存や調理の工夫で無限の可能性を見出すことができる。野菜の本質を理解し，理にかなった調理をすること，そして旬を楽しむ演出が食卓を豊かにし，健康増進につながる。

表2-14 野菜類の分類

分類	食用部分	野菜名 [β-カロテン当量 (μg/可食部100 g)]		特徴など
		緑黄色野菜	その他の野菜	
葉菜類	葉	あさつき [750], あしたば [5300], エンダイブ [1700], おかひじき [3300], からしな [2800], きょうな [1800], クレソン [2700], こまつな [3100], しそ (葉) [11000], しゅんぎく [4500], せり [1900], チンゲンサイ [2000], つるな [2700], 葉ねぎ [1500], にら [3500], のざわな [1200], パセリ [7400], ほうれんそう [4200], 糸みつば [3200], モロヘイヤ [10000], わけぎ [2700]	キャベツ [50], レタス [240], はくさい [99]	アブラナ科植物が多い。ほかに, アカザ科, キク科, セリ科など。緑黄色野菜のほとんど。
茎菜類	茎	グリーンアスパラガス (若茎) [380]	うど [0], コールラビ [12], セロリ [44], たけのこ類 [11], つわぶき [60], ふき [49]	ユリ科植物が多い。ほかにウコギ科, イネ科, キク科など。
	地中の鱗茎・葉鞘		エシャロット [18], たまねぎ [1], らっきょう [(0)], にんにく [2]	
根菜類	肥大した根	にんじん [8600]	かぶ(根) [0], コールラビ [12], ごぼう [1], だいこん [0], 食用ビート [(0)], れんこん [3]	アブラナ科, キク科, セリ科植物など。
	肥大した地下茎		くわい [0], しょうが [5], わさび [7]	
	地中の鱗葉		ゆり根類 [(0)]	
果菜類	完熟果実	西洋かぼちゃ [4000], 日本かぼちゃ [730], トマト [540], とうがらし (果実, 生) [7700]	なす [100]	ウリ科, ナス科植物が多い。内部に種子を含むため, 低温障害を受けやすい。
	未熟果実	オクラ [670], 赤ピーマン [1100], 青ピーマン [400]	きゅうり [330], とうがん [(0)], しろうり [70], ズッキーニ [320], にがうり [210], はやとうり [(0)]	
花菜類	つぼみ, 花弁, 花托など	ブロッコリー [900], なばな [2200～2600]	アーティチョーク [6], カリフラワー [18], 食用ぎく [67], みょうが [31]	収穫期が短い。
莢実類	未熟種子あるいは莢	さやいんげん (若ざや) [590], さやえんどう (若ざや) [560]	えだまめ [260], グリーンピース [420], アルファルファもやし [56]	マメ科に属し, 未熟種子あるいは未熟種子を含むやわらかい莢をそのまま食用とする。

資料:「日本食品標準成分表2020年版 (八訂)」

　一般的に，野菜は水分が多く，ビタミンやミネラル類，また食物繊維の供給源として重要で，1日350 g*17 もの野菜を摂取することを推奨される。通常のレタスが約2個分の重量である。それだけ多くの野菜を摂るためには，野菜の鮮度のみならず，おいしく食べる工夫が必要である。

（2）野菜の化学成分と栄養特性

　野菜の最も多い成分は水分で，野菜類全体で約90%である。たんぱく質は2%前

---

*17　厚生労働省「健康日本21（栄養・生活）」の中で目標とされている。

後と低いが，非たんぱく態窒素である遊離アミノ酸，ヌクレオチド類などが多く，旨味に関与する。また，アミノ酸スコアは，全体平均で約50％と高くはない。脂質は非常に少なく，野菜全体で約0.4％である。

炭水化物は平均約7％であるが，スクロース，グルコース，フルクトースなどの単糖類や少糖類が主で，甘みに関与する。また，でんぷんを多く含むかぼちゃやれんこんなどは炭水化物量が多い。ペクチンは，細胞壁同士を接着する糊の役割を果たし，野菜や果物の軟化に大きく影響する水溶性食物繊維に分類され，約1％程度含まれる。食物繊維は，細胞の構成要素であるセルロース，ヘミセルロース，ペクチン，リグニンなど水溶性食物繊維と不溶性食物繊維が共存している。

無機質は灰分として1％前後含まれ，特にカリウムが多く，平均で367 mg/100 gとなっている。そのほか，リン，カルシウム，鉄が含まれるが，ヒトの身体を構成するミネラル類としては多くはない。また，ほうれんそうやこまつなに多く含まれるカルシウムは，野菜に含まれるシュウ酸と結合してシュウ酸カルシウムとなり，吸収が阻害される。これらを含め，いわゆるアクの成分とされるものは，機能性をもちながらも，食味を悪くする要因となるので，アク抜きの操作が重要となる。アクの成分としては，サポニンやポリフェノール類があげられる。カルシウムの多い野菜類は，こまつな，かぶ，クレソン，京菜，だいこんの葉などがあげられる。

ビタミン類は，野菜の主要成分であり，特にビタミンAとCの供給源として重要で，上手に摂取するための知識が求められる。ビタミンAは，野菜類にはプロビタミンA（α-カロテン，β-カロテン，β-クリプトキサンチンの3種類のみ）[18] として含有する脂溶性ビタミンで，ビタミンAとしての効力をレチノール活性当量（μgRAE）[19] として表す。

ビタミンAの食事摂取基準の推奨量は350〜900 μgRAE/日となっている。抗酸化作用を有し，特にβ-カロテンはがんや長寿への効果が期待されている。脂溶性のため，油脂と併用することで吸収量増加が期待できる。また，緑黄色野菜が主な供給源で，しそ，モロヘイヤ，にんじん，パセリなどで含量が多い。

ビタミンCは，水溶性で熱に弱いため，カット後の洗浄や加熱処理により減少することに注意が必要である。食事摂取基準の推奨量は，15歳以上の男女で100 mg/日である。赤ピーマン，黄ピーマン，芽キャベツで特に多い。また，食品成分表において唯一，収穫期による成分変化を表示するほうれんそうは，従来，露地で収穫され

---

[18] みかんを食べると手が黄色くなるのは，みかん中のプロビタミンAであるβ-クリプトキサンチンによるものである。β-カロテンを多く含む野菜ジュースを飲んでも，手が黄色くなる。紫色などの色素のアントシアニン類は水溶性のため，ブルーベリーをたくさん食べても手が紫色にはならないことからもカロテン類が脂溶性であることが実感できる。

[19] **レチノール活性当量（μgRAE）**：レチノール（μg）＋$1/12 \times$β-カロテン（μg）＋$1/24 \times$α-カロテン（μg）＋$1/24 \times$β-クリプトキサンチン（μg）＋$1/24 \times$その他のプロビタミンAカロテノイド（μg）

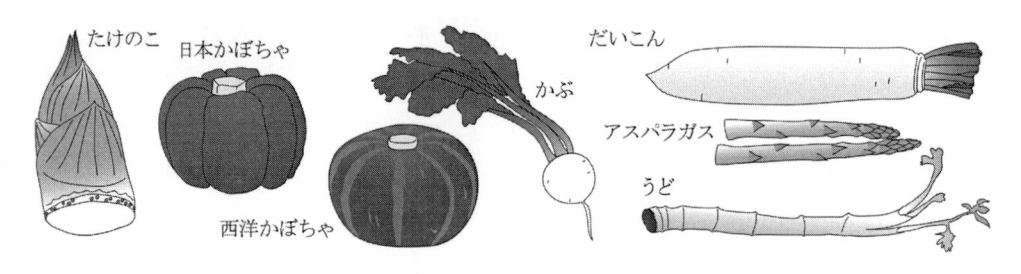

表2-15 ビタミンCを多く含む野菜類 （可食部100g当たり）

含量（mg）	野菜名［成分表収載値］
200〜150	トマピー［200］，ピーマン（赤）［170］，芽キャベツ［160］，ピーマン（黄）［150］
140〜100	なばな［130］，ブロッコリー［140］，とうがらし（果実）［120］，パセリ［120］，なずな［110］
99〜90	とうがらし（葉・果実）［92］
89〜80	かぶ（葉）［82］，カリフラワー［81］，ケール［81］
79〜70	トウミョウ［79］，にがうり［76］，ピーマン（青）［76］，わさび［75］，ホースラディシュ［73］
69〜60	たかな［69］，モロヘイヤ［65］，からしな［64］，のびる［60］，さやえんどう［60］，ほうれんそう（冬採り）［60］
59〜50	ぎょうじゃにんにく［59］，ししとう［57］，みずな［55］，だいこん（葉）［53］
49〜40	れんこん［48］，つまみな［47］，茎にんにく［45］，西洋かぼちゃ［43］，キャベツ［41］，のざわな［41］
39〜30	こまつな［39］，わけぎ［37］，さんとうさい［35］，つくし［33］，ミニトマト［32］，とうがん［39］，葉ねぎ［32］

資料：「日本食品標準成分表2020年版（八訂）」

る冬（冬採りほうれんそう：ビタミンC含量60 mg/100 g）に対して，夏採りほうれんそうのビタミンC含量は20 mg/100 gと1/3にまで少なくなっている（**表2-15**）。

　野菜の色素成分は，クロロフィル，カロテノイド，アントシアン，フラボノイドなどが含まれる。呈味成分は糖類，有機酸，アミノ酸，苦味成分，辛味成分が混在しており，特有の呈味を形成している。香気成分はアルコール類，アルデヒド類，エステル類などの成分が混在し，野菜独特の香気が形成される。

　野菜の栄養成分について，**表2-16**にまとめた。

③ 主な野菜の性状と化学成分

（1）葉菜類

① キャベツ（アブラナ科）

かんらん（甘藍）ともいい，日本各地で栽培され，通年，国産キャベツが流通している。春キャベツは冬から春にかけて栽培されるので，やわらかく甘みがある。夏秋は高原での栽培が盛んで，長野県，群馬県にキャベツの有名な産地が多い。通常は，結球したキャベツが多く流通するが，そのほかに結球しないケール，葉が縮れている

表2-16 野菜類の栄養成分

成　分			代表的な成分とその所在，含量など	
	水　分		約90% ●長期間の貯蔵は困難	
炭水化物	食物繊維 （多い）		セルロース，ヘミセルロース，リグニンなど 水溶性食物繊維・不溶性食物繊維が共存 　　　　○ごぼうは特に多い	
	糖		スクロース，グルコース，フルクトースなど→甘味	
	でんぷん		かぼちゃ，れんこん，えだまめ，グリンピースなどに含まれる	
ミネラル	カリウム		豊富に含まれる	
	他		カルシウム，リン，鉄など	
ビタミン	ビタミンA		プロビタミンAとしてカロテノイドが含まれる。緑黄色野菜に多い	
	ビタミンC		葉菜類，果菜類に多い	
色素成分	クロロフィル		緑葉（緑光合成に関与） ●加熱，日光，酸に対して不安定で退色	
	カロテノイド （黄～赤色）	カロテン類	α-カロテン β-カロテン　｝にんじん，かぼちゃ リコピン　　トマト	
		キサントフィル類	ルテイン　茎葉	
		●緑色野菜では，クロロフィルと共存するため，カロテン類の色は見えない		
	アントシアン （赤紫・紫・青色）	ナスニン	なす	
		シソニン	しそ	
		シアニン	赤かぶ，紫キャベツ	
		●鉄やアルミニウムなどの金属イオンと錯体を形成して安定な色調になる 　pHによる色調の変化：酸性では赤色，中性では紫色，アルカリ性では青色		
	フラボノイド （無色～淡黄色）	ルチン	アスパラガス，トマト	
		ケルセチン	たまねぎ　　○ケルセチンはルチンの配糖体	
		アピイン	パセリ	
		●微酸性では無色，アルカリ性で黄色くなる		
呈味成分	甘　味	糖類	かぼちゃ，にんじん，たまねぎなど	
	有機酸	クエン酸	トマト	
		シュウ酸	ほうれんそう，たけのこ：エグ味（"あく"の成分）	
	遊離アミノ酸	Glu, Asp, Alaなど：（甘味や旨味を呈する）		
		グルタミン酸	トマト	
		アスパラギン酸	アスパラガス	
	苦味成分	ククルビタシン	きゅうり，にがうり	
		ステロイドサポニン	アスパラガス	
		ポリフェノール類	うど	
	辛味成分	カプサイシン		とうがらし
		イソチオシアネート類		だいこん，わさび
		ジンゲロン・ジンゲロール・ショウガオール		しょうが
		●アブラナ科野菜（だいこん・わさびなど）には，特有の刺激性辛味の発現機構がある 　グルコシノレート・（カラシ油配糖体）　――→　アリルイソチオシアネート 　　　　　　　　　　　　↑　　　　　　　（アリルカラシ油：辛味） 　　　　　　　　ミロシナーゼ		
香気成分	アルコール類，アルデヒド類，エステル類などの成分が混在し，特有の香気が形成される ●たまねぎ，ねぎ，にんにく，にらなど（ヒガンバナ科の野菜） 〔食品〕　　〔香気成分前駆物質〕　　　　　　　　　　　〔におい成分〕 にんにく　　アリイン　　――→　　アリシン，ジアリルジスルフィド 　　　　　　　　　　　　　↑　　　　　　ジプロピルスルフィド たまねぎ　　S-(1-プロペニル)-L-　アリイナーゼ　プロパンチアール-S-オキシド 　　　　　　システインスルホキサイド　　　　（催涙性物質）		
酵素	アミラーゼ	でんぷんの消化	だいこん	
	ジアスターゼ	でんぷん消化酵素	かぶ	
	アスコルビナーゼ	ビタミンC酸化酵素	きゅうり，にんじん，キャベツ，かぼちゃなど	

資料：表2-6と同じ，p.113

ちりめんキャベツ，茎の周りに小型のキャベツがつく芽キャベツ，茎が肥大したコールラビなどがある。また，未熟なつぼみを食べるブロッコリーやカリフラワーは，キャベツの変種である。

キャベツにはビタミンC（41 mg/100 g）が多く含まれる。また，芽キャベツ（160 mg/100 g），紫キャベツ（68 mg/100 g）にもビタミンCが多く含まれる。そのほか，胃腸障害に効果があるといわれるメチルメチオニンスルホニウム塩酸を含む。

キャベツなどの葉菜類は，収穫後の品質の低下を防ぐことが大切である[20]。

② はくさい（アブラナ科）

半結球型と結球型がある。栄養学的に優れた点はないが，旨味成分であるグルタミン酸含量が多く（102 mg/100 g），味にクセもないので，漬け物や鍋料理の具材として広く利用される。

③ ほうれんそう（アカザ科）

東洋種と西洋種があり，前者は葉がのこぎりの歯のように切れ込みがあり，根が赤いのが特徴である。後者の葉に切れ込みはなく，根は薄いピンク色をしている。また，緑黄色野菜であり，β-カロテン（4,200 μg/100 g），ビタミンC（35 mg/100 g），鉄（2.0 mg/100 g）を含んでいる。塩ゆですることでエグ味を軽減する。また，シュウ酸はカルシウムと結合しシュウ酸カルシウムを形成しているので，カルシウムとして吸収されにくい。

（2）茎菜類

① アスパラガス（ユリ科）

初夏に露地で出回るグリーンアスパラガスは多年草で，株が大きく生長すると太いアスパラガスが収穫できる。アミノ酸のアスパラギン酸が多いのが特徴である。β-カロテン当量は380 μg/100 gであるが，食する頻度などから緑黄色野菜に分類されている。ホワイトアスパラガスは，グリーンアスパラガスを遮光栽培したもので，若芽が地上部に出る前に覆土をしたり，トンネル内で栽培する。光を当てれば元の緑色に戻る。

② たけのこ（イネ科）

春に生えはじめる竹の幼芽を食する。一般的に市販されるモウソウチクやチシマザ

---

[20] **葉菜類の保存**：葉菜類が入った段ボールには「真空予冷」と書いてある。野菜は収穫時に傷がつくことで，蓄えた栄養をエネルギーに変えて，防御態勢をとる。その際に発生する熱が，野菜の品質を低下させる。予冷とは，収穫直後の品質低下を防ぐために野菜を5℃前後に冷却することをいう。寒ければ，酵素反応の速度も低下し，呼吸が抑えられ，栄養素の消費を防ぐことができる。水は蒸発するときに熱を奪う（風呂上りに扇風機にあたると体が冷えるなど），この原理を利用する。水は100℃で沸騰し蒸発するが，気圧を下げるともっと低い温度で蒸発し，真空状態では4℃くらいで蒸発するようになる。野菜を真空状態に置くと野菜の水分が蒸発し，4℃くらいまで品温が下がる。水分の蒸発量は3％くらいのため，大きな変化はない。冷蔵庫で冷やすと膨大なエネルギーを使うので，この方法は非常に理にかなっている。食品は物理化学との結びつきが非常に強いのである。

サの若竹であるネマガリダケなどが食用とされる。メンマの原料は，中国の麻竹を塩漬け，発酵させたものである。なお，たけのこにはホモゲンチジン酸やシュウ酸などのエグ味成分が含まれるため，アク抜きしてから調理する。その際，米ぬかや米のとぎ汁を用いる。ゆでたたけのこに付着する白い物質は，アミノ酸のチロシンである。

③ うど（ウコギ科）

山菜のやまうどと栽培した白うどがある。白うどは，大きくした株を掘り起こし，日の当たらない地下の室で軟白栽培したもので，東京都多摩地区が大きな産地である。アクの成分のクロロゲン酸は，水溶性のため，流水によりアク抜きをする。

④ セロリ（セリ科）

長野県の高冷地の冷涼な気候が栽培に適し，生産量は約 13,000 トン（2019）で全国 1 位である。また，生産者はセルリーとよぶ習慣がある。鮮度を保つため，深夜から朝方にかけて収穫される。栄養学的に大きな特徴はみられないが，独特の風味があり，広く用いられている。

⑤ たまねぎ（ヒガンバナ科）

日本で生産されるたまねぎの 60% 強が北海道，次いで佐賀県（10% 強），兵庫県（8% 強）となっている。リン茎を食用とし，白，黄，赤色がある。一般的に流通しているものは黄たまねぎで，外側の薄皮が赤茶色をしている。春に収穫される新たまねぎは水分が多く柔らかくて辛みが少ないので，生食に向いているが，秋から冬に収穫されるものは，保存性を高めるために風に当てて乾燥させて出荷しており，辛みも強い。特有な刺激臭や辛み，催涙性因子は組織細胞が壊れることにより，酵素の作用を受けて生成する。臭いのもとになる成分の硫化アリルは，糖代謝を促進するビタミン B_1 のはたらきを助けるアリシンという物質に変化し，疲労回復によいとされている。また，たまねぎには，血圧降下作用に有効なフラボノイド系のケルセチンを含む。スクロース，グルコースなどの遊離糖が多く甘味を形成している。たまねぎは炒めることで，アミノ・カルボニル反応（メイラード反応）により飴色に変化する。

（3）根菜類

① だいこん（アブラナ科）

日本の食卓を飾る代表的な野菜であり，生食，加熱と用途は広い。日本全国で栽培され，1 年中販売されている。わさびと同じ発生機構で辛味が生じるが，殺菌効果が期待できる。また，特に根の先のほうが辛味が強く，頭のほうが甘い。だいこんおろしなどの生食用や加工用として，量販店では 2 分割しただいこんが売られているケースが多い。さらに，アミラーゼ，プロテアーゼ，リパーゼなどの消化酵素を含むため，食事に取り入れることで消化を助ける効果が期待できる。だいこんの葉は，β-カロテン当量が 3,900 μg/100 g，ビタミン C が 53 mg/100 g と栄養価が高いが，物流の関係でほとんどが切り取られて根のみ販売されている。

② にんじん（セリ科）

　日本にんじんと西洋にんじんがあるが，現在市販されているのは西洋にんじんである。橙色が特徴で，β-カロテンを非常に多く含む（8,600 μg/100 g）が，ビタミンCは少ない。アスコルビン酸酸化酵素を含むため，合わせた食材のビタミンCの破壊を促進する。にんじんとだいこんを組み合わせたもみじおろしはビタミンCの損失が大きいため，彩りの意味合いが大きい。

③ ごぼう（キク科）

　食物繊維が5.7 g/100 gと，通常食する野菜類では非常に多いことが特徴である。また，キク科植物の特徴として，糖質として多糖類のイヌリンを含む。調理の面では，抗酸化作用があるポリフェノールのクロロゲン酸を含むことから，断面の酸化・変色がみられるため，アク抜きをすることが一般的である。しかし，クロロゲン酸や風味は皮に近いほうが多く，水にさらすと風味や栄養を流してしまうことになるので，それらを踏まえた調理の工夫が必要である。

④ かぶ（アブラナ科）

　通常市販されているかぶは根が丸いことが特徴だが，岩手県遠野市の伝統野菜である遠野かぶは根の形状がだいこんのようである。だいこんとかぶの見分け方は，葉の形状を見ると違いがわかる。栄養価はだいこんに類似するが，葉の栄養価についてはβ-カロテン，ビタミンC，カルシウムが多い。かぶは葉付きで販売されることが多いので，サラダや根と一緒に漬け物にするとよい。長野県の代表的な漬け物である野沢菜はかぶの仲間であるが，根の食味はよくないため，地上部のみ利用される。また，現在非常に注目される木曾地方の伝統的な漬け物で塩を使わないすんき漬けも，かぶからつくられる。春の七草のなずなも，かぶの仲間である。

（4）果菜類

① かぼちゃ（ウリ科）

　日本かぼちゃ，西洋かぼちゃ，ぺぽかぼちゃの3種類がある。日本かぼちゃは西洋かぼちゃより溝が深く，菊の形をしている。近年，人気が出てきたバターナッツは，海外から入ってきた品種であるが，分類学的には日本かぼちゃである。繊維質が少なくねっとりした食感はポタージュに適している。

　西洋かぼちゃは，一般に市販されている栗かぼちゃや都かぼちゃ，坊ちゃんかぼちゃが代表的であるが，近年認知されてきた，飛騨地方の伝統野菜である宿儺かぼちゃ，小型でレモン色をしているコリンキー（生食できる）などもある。ぺぽかぼちゃは，西洋料理で用いられるズッキーニや，加熱した果肉が繊維状にほぐれる金糸瓜（そうめんかぼちゃとして知られている）などがある。

　日本かぼちゃの水分が約87%に対し，西洋かぼちゃは約76%と少なく，粉質であるため，煮るとホクホクした食感となる。また，緑黄色野菜であり，西洋かぼちゃは

β-カロテン当量が約 4,000 μg/100 g と日本かぼちゃ（730 μg/100 g）の約 5.5 倍，ビタミン C は約 2.7 倍（西洋かぼちゃ 43 mg/100 g，日本かぼちゃ 16 mg/100 g）である。また，かぼちゃは低温に弱い[21]。

② きゅうり（ウリ科）

日本の食卓に欠かせない野菜で，生野菜，漬け物と広く食されているが，栄養面での特徴はない。果梗部（茎との付け根付近）に苦味をともなうが，ククルビタシンという成分が関与する。低温に弱い。

③ トマト（ナス科）

露地やハウス栽培で一年中出荷される。生食用と加工用があり，長野県が加工用トマトの生産量日本一である。カロテノイド系の赤い色素リコペンは，非常に抗酸化力の高い物質であることが注目されている。また，ストレス緩和効果があるといわれる GABA（γ-アミノ酪酸）やアミノ酸のグルタミン酸が多い。トマトと肉を合わせた料理は，旨味の相乗効果が期待できるため，それらを組み合わせた料理は多い。イタリア料理のアクアパッツアは，魚（イノシン酸），トマト（グルタミン酸），貝（コハク酸），きのこ（グアニル酸）など，旨味成分の集大成といえる。低温に弱い。

④ なす（ナス科）

長形，卵型，球形の 3 種に分類され，夏を代表する野菜で旬は夏から秋にかけてである。皮の紫色は，ナスニン，ヒアシンというポリフェノールである。また，断面は白色であるがポリフェノールを含むため，切り口が褐変する。

なすの料理で，皮を紫色に，中は白く仕上げるためには，ポリフェノールの性質を理解することが重要である。すなわち，皮の色素は水溶性のため，水に浸すことで色素が溶出する。たとえば，みそ汁になすを入れると，水の色が暗くなる。なすのみそ汁に油揚げを合わせるのは，油がなすの皮をコーティングすることで，色素の溶出を防ぐためである。ほかには，油通しすることで皮の色を保つことができる。また，切ったなすは，水にさらしてから加熱調理することで，褐変を抑えることができる。さらに，ポリフェノール系色素は，金属と錯体を形成し，発色が安定するため，なすの漬け物にくぎ（鉄イオン）やミョウバン（アルミニウムイオン）を入れる。

⑤ ピーマン（ナス科）

とうがらしを祖先にもつ野菜で，濃い緑色を呈し，β-カロテン当量は 400 μg/100 g と少ないが，緑黄色野菜に分類されている。しかし，ビタミン C は 76 mg/100 g と

---

[21] **かぼちゃと寒さ**：12 月の冬至に食べられる「冬至かぼちゃ」は小豆と一緒に甘くして食べるが，風邪をひかないようにという風習である。かぼちゃの β-カロテンはプロビタミン A であり，粘膜の保護や抗炎症作用が期待できるため，風邪予防にもよい。小豆はたんぱく質が多く，アントシアニンやミネラルも豊富で，この組み合わせは冬の甘味として価値がある。一方，この時期にかぼちゃを食べるもう 1 つの理由は，かぼちゃは寒さに弱く，冬を乗り切ることはできない。日本の気候風土が生み出した食文化といえる。

特に多く，油で炒めても 79 mg/100 g と損失がない。さらに，パプリカとよばれる赤ピーマンは β-カロテン当量が 1,100 µg/100 g，ビタミン C は 170 mg/100 g と非常に多い。一方，黄色いピーマンはビタミン C は 150 mg/100 g と多いが，β-カロテン当量は 200 µg/100 g と少ない。

⑥　とうがらし（ナス科）

世界的に利用されている辛味として用いる香辛料である。日本にはポルトガル宣教師が持ち込んだとされ，「南蛮」という名称が残り，また辛い物の総称という意味で「胡椒」ともよばれている。信州の伝統野菜である「ぼたんこしょう」は，とうがらしの仲間であるが，形状はピーマンに近い。辛味*22 の主体はカプサイシンというアルカロイドで，脂溶性でアルコールに溶けやすい特徴をもつ。薬味程度に少量食べるものなので，栄養学的な価値はないものの，体内でアドレナリン分泌を促進し，発汗を促進する。

（5）花菜類

①　カリフラワー（アブラナ科）

茎の先にできる乳白色の花蕾を食用とする。ビタミン C は 81 mg/100 g と多いが，アクが強いので下ゆでしてから調理することが多い。近年，市場に出回っているロマネスコはカリフラワーの仲間である。

②　ブロッコリー（アブラナ科）

カリフラワーと同類の野菜であるが，β-カロテン当量が 900 µg/100 g で緑黄色野菜に分類される。また，ビタミン C（140 mg/100 g），パントテン酸（1.42 mg/100 g），葉酸（220 µg/100 g）を多く含み，栄養学的な価値が高い。また，ブロッコリーのもやしとして販売されているブロッコリースプラウトは，β-カロテン当量が 1,400 µg/100 g ととても多いという特徴がある。加えて，ブロッコリーに含まれるスルフォラファンは解毒や抗酸化作用が知られており，特にスプラウトに多く含まれている。

演習問題

1．野菜に関する記述である。正しいのはどれか。1つ選べ。

（1）　たけのこを水煮したときに析出するのは，フェニルアラニンである。

（2）　だいこんの辛味は，ジンゲロンによる。

（3）　ごぼうの切口が褐変するのは，アミノ・カルボニル反応による。

（4）　きゅうりの苦味は，ククルビタシンによる。

（5）　にんにくの香味成分のアリシンは，リンを含む化合物である。

---

*22　**とうがらしの辛味部位**：とうがらしの種が辛いというのは間違いで，種が付着する胎座の部分が一番辛く，そこが種に付着していて辛いと感じるのである。とうがらしは薬味や彩りに使われるので，料理の仕上がりを想像しながらうまく利用することがポイントである。

2. 野菜に関する記述である。正しいのはどれか。1つ選べ。
   (1) オクラは，根菜類である。
   (2) カリフラワーは，茎菜類である。
   (3) たまねぎの匂い成分は，ケルセチンである。
   (4) 日本かぼちゃ（生）の炭水化物含量は，約50％である。
   (5) しその主な色素成分は，シソニンである。

3. 野菜に関する記述である。正しいのはどれか。1つ選べ。
   (1) 野菜の緑色は葉緑素によるもので，アルカリ性にすると退色しやすい。
   (2) 野菜の赤〜橙色はカロテノイド色素で，pHによって色が変わる。
   (3) 野菜にはカルシウムが多く，体内への吸収は牛乳より高い。
   (4) 野菜に含まれるポリフェノール類は，抗酸化作用がある。
   (5) 野菜のビタミンCは，加熱に対して安定である。

4. 野菜に関する記述である。正しいのはどれか。1つ選べ。
   (1) アスパラガスのアミノ酸組成では，アスパラギン酸，グルタミン酸が多い。
   (2) だいこんの辛味成分であるイソチオシアネートは，先端部ほど少ない。
   (3) なすのアントシアニン系色素は，褐変が起こりにくい。
   (4) トマトは，アブラナ科の植物である。
   (5) たけのこのエグ味は，タンニン類によるものである。

5. 野菜の成分に関する記述である。正しいのはどれか。1つ選べ。
   (1) にんじんは，アスコルビナーゼが含まれる。
   (2) ほうれんそうのエグ味は，ホモゲンチジン酸によるものである。
   (3) にんにくの臭みであるアリシンは，ビタミンB_2の吸収を助ける。
   (4) キャベツに含まれるゴイトロゲンは，胃腸障害に効果がある。
   (5) リポキシゲナーゼは，だいこんの辛味成分の生成に関与する酵素である。

2-6 果実類

① 果実類の分類

　果実類は，その食用部位から仁果類（じんか），準仁果類，核果類（かくか），漿果類（しょうか），堅果類（けんか）に分類されている（**表2-17**, pp. 51-52）。

（1）仁果類

　子房とがくと花托の一部が発達して子房はなかに取り込まれ（仁），果肉部となったもので，中心に果心があり，そのなかに種子がある。子房以外のものも含まれるので，偽果（仮果）とよばれる。りんご，なし，びわ，かりん，マルメロなど。

（2）準仁果類

　子房が発達して果肉になったもので，真果という。種子（仁）が中心に集まっているところが仁果と似ているので準仁果とよばれる。かんきつ類，かきなど。

（3）核果類

　肥大した中果皮を食用とし，内果皮は石のようにかたい核となる。このように中心部にかたい核をもつ果実をいう。うめ，もも，さくらんぼ，あんず，なつめのように，肥厚した中果皮を食用にするものと，くるみ，イチョウ（ぎんなん）のように中心の種子を食用とするものとがある。

（4）漿果類

　子房（中，内果皮）が多汁質で，小さい種子を多数含む真果である。ブルーベリー，パインアップル，キウイフルーツ，ぶどう，いちじく（成熟しても乾燥しない肉質の果皮をもつ）など。

（5）堅果類

　外皮が非常にかたく，種実を可食部とするもの。くり，くるみなど。

② 果実類の化学成分

（1）水　分

　果物の最も多い成分は水分で，多くの果物は80~90% の水分を含む。

（2）炭水化物

　果実の糖としては，フルクトース・グルコース・スクロースが含まれる（**表2-18**）。

（3）有機酸

　果物の酸としてはリンゴ酸・酒石酸・クエン酸が代表的なものである（**表2-19**）。含まれる有機酸の種類によって果物の特徴がみられる。果実の品質としては糖（甘

表2-17　果実類の分類

分類	花と果実の構造		例	特徴（●利用・加工品）	主産地
仁果類	りんごの花と果実		りんご（バラ科）	生産量が多い。高級新品種の育成がさかん。ポリフェノール類（クロロゲン酸）が酸化酵素の作用により酸化されるため褐変する。●味，香りがよく生食に適する。ジュース，ジャム，乾果などの加工原料。	青森長野岩手
			なし（バラ科）	日本原産。果皮の色により，青なし（二十世紀など）と赤なし（長十郎など）に区別。リグニン，ペントザンを含む石細胞により，ざらざらした食感を与える。●生食。「日本なし」のほか「西洋なし」「中国なし」が出回っている。	千葉茨城福島
	形態・特性	子房の外側を花托の延長部が包み，これが発達して，果実の一部となったもの。中央部に果心があり，その中に種子が入っている。偽果。	びわ（バラ科）	種実が大きい（廃棄率33%）。果肉の色はカロテノイド色素。●生食，缶詰，ジャム加工。	長崎香川千葉
準仁果類	かきの花と果実		かき（カキノキ科）	日本でも古くから栽培され，広く分布。果肉の色はカロテノイド色素による。ビタミンA，Cが多い。渋がきは可溶性タンニンを含む。●甘がき：生食，渋がき：干しがき，渋抜き後さわしがき。果実の渋味は可溶性タンニン（1～2%）に起因し，脱渋を行い，可溶性タンニンが不溶性タンニンに変わると渋味を感じなくなる。脱渋は，干しがき，炭酸ガスやアルコールで処理する方法がある。	和歌山奈良
	形態・特性	子房が肥大して果肉となったもの。種子の位置が仁果類に似ている。真果。			
	かんきつ類の花と果実		かんきつ類（ミカン科）	うんしゅうみかんは代表的なかんきつ類で，生産量が多い。果肉の色はカロテノイド色素（クリプトキサンチン）による。ビタミンA，Cが多い。果皮は，精油，ヘスペリジン，ビタミンCを含み，漢方薬や薬味としても利用される。なつみかん，はっさくの苦味はナリンギンによる。ヘスペリジンは，缶詰液の白濁の原因となる。●生食，缶詰，ジュース，砂糖漬。	愛媛静岡和歌山
	形態・特性	仁果類と似ているが，子房が発達・肥大した。真果。内果皮が袋状にわかれ（じょうのう），その中の多汁質部（砂じょう）を食用とする。	グレープフルーツ（ミカン科）	形はなつみかんに似ている。ぶどうの房のように実がつく。果肉の色は，品種による（白，ピンク，赤など）。苦味はナリンギンによる。	フロリダ（米国）など輸入が多い
核果類	ももの花と果実		もも（バラ科）	表面に細かい毛のあるもの（白桃），無毛で果肉が黄色のもの（ネクタリン）などがある。糖質を約9%含み，スクロースが多い。●果肉が黄色いおうとう（黄桃）は缶詰用。	山梨福島
			すもも（バラ科）	品種により果皮の色は紅，黄，白など。●生食。乾燥プラム，ネクターなどに加工。	山梨
			あんず（バラ科）	果実は球形で，成熟すると黄色になる。果肉は核から離れやすい。●生食。ジャム，乾果などの加工が多い。種子は，乾燥して漢方薬（杏仁）にする。	長野（高冷地に適す）
	形態・特性	肥大した子房（中果皮）を食用とする。内果皮はかたい石質状（核）となり，その中に種子（仁）が形成される。真果。	うめ（バラ科）	日本原産。クエン酸，リンゴ酸などの有機酸を5%程度含有するため，酸味が強い。未熟果実の種子内部の仁には，青酸配糖体のアミグダリンを含む。大粒，小粒など品種が多い。●梅干し，梅酒など。	和歌山

表2-17（続）　果実類の分類

分類	花と果実の構造	例	特徴（●利用・加工品）	主産地
漿果類	ぶどうの果実 果皮／果肉／種子／果芯	ぶどう （ブドウ科）	世界中で広く栽培され，生産量が多い。古くから欧州で栽培され，ワイン原料とされてきた。アメリカ種と欧州種がある。ジベレリン処理による種なしぶどうはデラウェア種である。 ●生食。ワイン，ジュース，干しぶどう，製菓用など。	山梨 長野 山形
	形態・特性：花托が肉の厚い袋状になり，子房（中・内果皮）が軟化し，多汁質となった小果実。小さい種子を多数含む。真果（一部，偽果も含まれる）。	いちじく （クワ科）	花托が肉質となった偽果であるが，果肉の状態から漿果類に分類される。夏いちじく，秋いちじくがある。糖分が多い。果肉や葉から出る乳液は，たんぱく質分解酵素のフィシンを含む。 ●生食。乾燥品，発酵させて酒造。	岡山 千葉
堅果類	くりの果実 果皮／種皮（渋皮）／子葉（果肉）	くり くるみ	種実類に分類される	
	形態・特性：外皮が非常にかたい果実。穀類や豆類と同様に種実を可食部とするもの。			
果実的野菜類	いちごの花と果実 子房／花柱のあと／花托	いちご （バラ科）	品種改良がさかん。ビニールハウスなどの施設による促成栽培が80％以上を占める。アントシアニン色素（カリステフィン）を含む。ビタミンCが多い。	栃木 福岡 静岡 熊本
	花托が発達してできた偽果。表面にある黒い粒が子房で，中に種子が入っている（植物学上の果実）。	すいか （ウリ科）	品種により果肉の色は，赤，桃，黄など。気温，日照，雨量などに肉質，風味が左右されやすい。赤色は，カロテンとリコピンによる。アミノ酸の一種シトルリンには，利尿作用がある。	熊本 千葉 山形
	形態・特性：植物学的には野菜であるが，通常の食習慣において果物として扱っているもの（甘味の強いもの）。	メロン （ウリ科）	露地メロンが，生産量の大部分を占める。網メロンは施設内で栽培され，1株1個生産で高価（温室メロン）。夕張メロンなど網メロンの赤色系メロンはβ－カロテンを含む。 ●マクワウリの変種であるシロウリは，奈良漬の原料。	茨城 北海道 熊本

資料：表2-6と同じ，pp.116-117を一部改変

さ）・酸（酸っぱさ）・香り・肉質・色など考えられるが，糖酸比[*23]（糖分率）のバランスのよい果実であることが重要で，果実の種類や時期によりその構成比は変わる。

（4）無機質とビタミン

　果実類の無機質は，野菜同様，カリウムが多く，次いでリン，カルシウム，マグネシウムの順となる（**表2-20**）。

[*23]　**糖酸比**：糖量（％）を酸量（％）で割ったもの。

表2-18 各種果実類の糖組成（%）

	フルクトース	グルコース	スクロース		フルクトース	グルコース	スクロース
りんご	6.2	2.6	1.9	すもも	4.2	0.0	0.0
なし	4.5	1.9	1.2	あんず	2.0	4.0	3.0
甘がき(肉)	5.4	6.2	0.8	ぶどう	6.9	8.1	0.0
うんしゅうみかん	1.1	1.5	6.0	いちじく	8		1.0
なつみかん	1.1	1.7	3.2	パイナップル	3		7.0
レモン			2.0	バナナ	2.0	6.0	10.0
びわ(肉)	3.6	3.5	1.3	くり	4		12.0
もも(黄)	0.9	0.8	5.1	いちご	1.6	1.4	0.1
さくらんぼ	4.6	3.8	0.0	すいか	3.4	0.7	3.1
うめ	—	—	10.0				

資料：川端晶子ほか著『栄養学雑誌』32，9，1974

表2-19 各種果実類の有機酸組成（%）

	リンゴ酸	酒石酸	クエン酸		リンゴ酸	酒石酸	クエン酸
レモン	0.245	—	5.102	メロンI	0.012	—	0.282
バレンシアオレンジ	0.110	—	0.702	メロンII	0.340	—	0.386
グレープフルーツ	0.044	—	0.997	ぶどうI	0.258	0.221	0.025
ナツダイダイI	0.124	—	1.653	ぶどうII	0.333	0.466	0.036
ナツダイダイII	0.250	—	0.876	ぶどうIII	0.324	0.571	0.037
サツママンダリン	0.072	—	0.539	りんごI	0.290	—	0.001
すだち	0.256	—	3.138	りんごII	0.617	—	0.078
ゆこう	0.243	—	3.125	もも	0.137		0.117
ゆず	0.111	—	3.291	おうとう	0.982	—	0.023
バナナ	0.410	—	0.113	いちご	0.131	—	0.952
ネクタリン	0.447	—	0.481	すいか	0.248	—	0.038

資料：山下市二ほか著「果実中の揮発性及び不揮発性有機酸のガスクロマトグラフィーによる定量」
『日本農芸化学会誌』48，Vol. 2，1974，pp. 151-154 を参考に作成。

表2-20 各種果実類の無機質組成（mg/100 g）

	カリウム	リン	カルシウム	マグネシウム	亜鉛	モリブデン
りんご	120	12	3	3	Tr	0
日本なし	140	11	2	5	0.1	Tr
かき	170	14	9	6	0.1	1
もも	180	18	4	7	0.1	1
うんしゅうみかん	150	15	21	11	0.1	Tr
ぶどう	130	15	6	6	0.1	Tr
グレープフルーツ	140	17	15	9	0.1	1
グァバ	240	16	8	8	0.1	—
バナナ	360	27	6	32	0.2	7
メロン（温室）	340	21	8	13	0.2	4
いちご	170	31	17	13	0.2	9
すいか	120	8	4	11	0.1	1

資料：「日本食品標準成分表2020年版（八訂）」

表2-21 ビタミンCを多く含む果実類　　　　（可食部100g当たり）

含量(mg)	果実名［成分表収載値］
1,700	アセロラ
220	グァバ
160	ゆず（果皮）
110～100	すだち（果皮）[110], レモン（全果）[100]
70～60	かき（甘がき）[70], キウイフルーツ[69], あけび（果肉）[65], いちご[62], ネーブル（砂じょう）[60]
55～50	かき（渋抜き）[55], グレープフルーツ（濃縮還元ジュース）[53], パパイア（完熟）[50], レモン（果汁）[50]
49～45	きんかん（全果）[49], パパイア（未熟）[45], ぶんたん[45]
44～40	ハスカップ[44], バレンシアオレンジ（濃縮還元ジュース）[42], かぼす（果汁）[42], タンゼロ[41], すだち（果汁）[40], はっさく[40], ぽんかん[40], ゆず（果汁）[40]
39～35	さんぽうかん[39], オロブランコ（スィーティー）[38], グレープフルーツ（ストレートジュース）[38], なつみかん[38], グレープフルーツ[36], ライチー[36], いよかん[35], うんしゅうみかん（早生）[35], だいだい（果汁）[35]
34～30	チェリモヤ[34], うんしゅうみかん（普通）[32], ライム（果汁）[33], ドリアン[31], うんしゅうみかん（濃縮還元ジュース）[30], まくわうり[30]

資料：「日本食品標準成分表2020年版（八訂）」

　ビタミン類は，一般に果肉よりも果皮に多く含まれている。ビタミンCはかき，いちご，かんきつ類などに多く含まれる。また，β-カロテンなどのプロビタミンAも多く含まれる。ビタミンCを多く含む果実類を**表2-21**に示す。

（5）色素成分，呈味成分

　色素成分はクロロフィル，カロテノイド，アントシアン，フラボノイドなどである。果皮は，未熟時はクロロフィルにより緑色であるが，成熟にともない，クロロフィルは分解され，カロテノイドやアントシアンの色調が現れる（**表2-22**）。果実類の味は，糖による甘味と有機酸のバランスが関与し，糖酸比として表される。

（6）酵　素

　果実類中にはたんぱく質分解酵素，ポリフェノールオキシダーゼなど，さまざまな酵素が存在する。**表2-23**に，果実類の栄養成分と特性をまとめて示す。

❸ 収穫後の生理変化と貯蔵

　果実類は野菜類と同様に，収穫後も生理作用が継続している。そこで，呼吸作用抑制を目的として，低温貯蔵およびCA貯蔵（MA貯蔵）を組み合わせて貯蔵する。

（1）呼吸作用

　果実は幼果のとき，緑色をしているが成熟するにしたがってそれぞれ固有の果色になる。成熟の段階によって，未熟・適熟・完熟・過熟と分けられる。しかし，完熟した果実は日持ち性・輸送性が低下し，なかなか流通にのらない。果実の成熟生理の点

表 2-22　果実類の主な色素成分

種　類	色素名	色	分布〔果実類以外の食品も一部含む〕
カロテノイド			
カロテン類	α-カロテン	橙黄色	かんきつ類，〔にんじん，くり〕
	β-カロテン	橙黄色	みかん（かんきつ類），あんず，赤色系メロン，〔にんじん，さつまいも〕
	γ-カロテン	赤　色	あんず
	リコピン	深赤色	かき，すいか，〔トマト〕
キサントフィル類	クリプトキサンチン	橙黄色	うんしゅうみかん，ぽんかん，パパイア，かき，〔とうもろこし〕
	ゼアキサンチン	黄　色	かき，オレンジ（かんきつ類），〔とうもろこし〕
アントシアン			
ペラルゴニジン類	カリステフィン	橙赤色	いちご
	フラガリン	赤　色	野生いちご
シアニジン類	クリサンテミン	赤紫色	もも，いちご，ブルーベリー，いちじく，こけもも，〔小豆〕
	ケラシアニン	暗赤褐色	さくらんぼ（おうとう）
	シアニジン-3-ガラクトシド	赤　色	りんご
デルフィニジン類	ミルチリン	深紫色	ぶどう，くろすぐり，ブルーベリー
マルビジン類	エニン	深紅色	ぶどう，ブルーベリー
フラボノイド			
フラバノン類	ヘスペリジン	無　色	かんきつ類の果皮（うんしゅうみかん）
	ナリンギン	無　色	なつみかん，グレープフルーツ

からみると，成熟期後半に果実の呼吸が上昇する時期がみられる。これをクライマクテリック・ライズといい，ほぼ同時かその直前に果実内に植物ホルモンであるエチレンが発生し成熟を促進する。

　このようなタイプを追熟型果実（クライマクテリック型果実：Climacteric Fruit）といい，りんご，日本なし，すももなどがこれに属する。一方，かんきつ類・ぶどうなどは成熟期にこのような呼吸上昇は認められず，非追熟型果実（ノンクライマクテリック型果実：Non Climacteric Fruit）といい，区別される（**図 2-10**）。

　また，かんきつ類・りんご・ぶどう・もも・かきなどのように樹上で完熟させるものと，西洋なし・キウイフルーツ・バナナなどのように収穫後に追熟させて完熟に至るものに分類することもできる。

（2）CA 貯蔵 （controlled atmosphere storage）

　CA 貯蔵は，気密性の高い貯蔵庫を利用して外気を遮断し，庫内のガス組成（酸素，二酸化炭素）を人工的に調整し（**表 2-24**），青果物の鮮度保持と貯蔵期間の延長をはかる目的でこの調整空気を利用して行う方法である。庫内空気中の酸素を減らして二酸化炭素を増やし，かつ温度を低くする貯蔵法で，呼吸作用を抑制して青果物に含まれる糖や酸の消耗を防止するので，普通の冷蔵に比べて鮮度の保持期間が大幅に延長される。特にクライマクテリック型の野菜・果物では呼吸のクライマクテリックが遅れ，それだけ貯蔵期間が延長できる。世界的に CA 貯蔵が普及している西洋なしとりんごはクライマクテリック型の果物に属する。

表2−23 果実類の栄養成分

栄養成分と特性（代表的な成分とその所在・含量など）	水 分		80〜90% ●長期間の貯蔵は困難			
	炭水化物	糖 類	完熟果実：10〜12% 程度　　　　　●ぶどうは特に多い（14〜20%） <未熟時>　　　　　　→　　　<成熟>　甘味が強くなる でんぷんが多い（糖類少ない）　　グルコース，フルクトース，スクロースなどが増加			
		ソルビトール	さくらんぼ，なし，ももなど			
		食物繊維	セルロース，ヘミセルロース，リグニン，ペクチンなど			
		ペクチン	ゼリー形成　　　低 pH 条件，糖との共存によりゼリー形成能を示す <未熟果>　　　　　　→　　<成熟>　　　　　→　　　<過熟果> プロトペクチン（不溶性）　　ペクチン（可溶性）　　　ペクチン酸 プロトペクチン，ペクチン酸は，ゼリー化しない			
	ミネラル	カリウム	豊富に含まれる			
	ビタミン	ビタミンC	含量の多いもの：いちご，かき，キウイフルーツ，かんきつ類など 含量の少ないもの：りんご，なし，あんず，びわなど［3〜5mg/100g］			
		ビタミンA	カロテノイド色素を含むあんず，かき，うんしゅうみかんなどは，カロテン含量が多い。			
	色素成分	クロロフィル	緑葉（緑光合成に関与）			
		カロテノイド アントシアン	<未熟段階>　　　　　　→　　<成熟>　甘味が強くなる 果皮：緑色（クロロフィル）　　クロロフィルは分解され退色 共存する色素（カロテノイド，アントシアン）により着色			
	香気成分		●テルペン類の炭化水素類，各種アルコール類，エステル類など			
		テルペン類	リモネン, シトラール	かんきつ類		
		エステル類	酢酸ゲラニル	レモン		
	呈味成分	有機酸	●有機酸含量は果実の成熟にともない減少する傾向。成熟果実では 0.3〜2.0% のものが多い。 含量の多いもの：うめ（4〜5 %），レモン（6〜7 %） 含量の少ないもの：なし（0.1% 程度）			
			クエン酸	かんきつ類（レモンの酸味）		
			リンゴ酸	りんご，うめ，もも		
			酒石酸	ぶどう，パインアップル		
		苦味成分 （かんきつ類 に多い）	ナリンギン （フラボノイド色素）	グレープフルーツ，はっさく，なつみかん		
			リモニン，ノミリン （リモノイド類）	レモン，ライム	──○発がん抑制作用などの生理機能──	
		渋味成分	可溶性タンニン　渋がき　　　○果実中のタンニン細胞中に含まれている <脱渋> 可溶性タンニン：強い渋味　　　不溶性タンニン：渋味を感じなくなる			
	その他	酵 素	たんぱく質分解酵素 （システインプロテ アーゼ）	・肉類の消化を助ける ・ゼラチンのゲル化抑制	プロメライン	パインアップル
					パパイン	パパイヤ
					アクチニジン	キウイフルーツ
					フィシン	いちじく
			ポリフェノールオキ シダーゼ	褐変 （ポリフェノールの酸化）	りんご，なし， ぶどう，バナナ 等	○酵素活性が強く，切り口が 褐変しやすく，ビタミンC 等の酸化が起こりやすい。
		青酸配糖体	アミグダリン	うめ，あんずの未熟果実種子（仁） ○仁中のエムルシンや動物の腸内細菌の β−グルコシダーゼにより，青酸 （シアン化水素）が生成		

資料：表2−6と同じ，p. 118 を一部省略

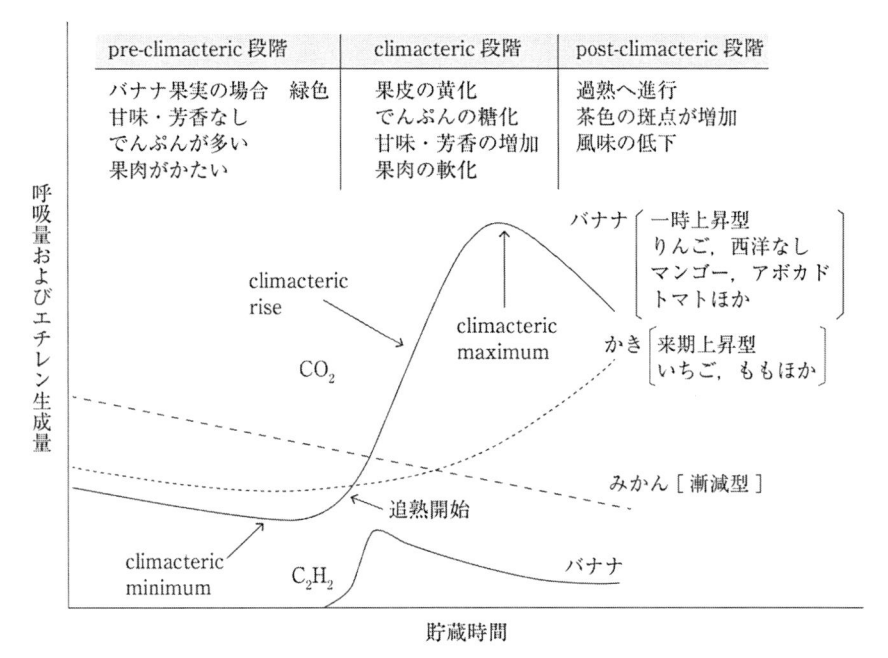

図2-10 クライマクテリック型果実とノンクライマクテリック型果実の呼吸量の違い
資料：茶珍和雄ほか著『園芸作物保蔵論―収穫後生理と品質保全』建帛社，2012，p.110

表2-24 CA貯蔵庫内のガス組成

品目・品種	温度（℃）	CO_2（%）	O_2（%）
りんご（紅玉）	0	5	3
なし（二十世紀）	0	4	3
かき（富有）	0	8	2
もも（大久保）	0~2	7~9	3~5
うめ	0	3~5	2~3
くり（筑波）	0	6	3
バナナ	12~14	5~10	5~10
うんしゅうみかん	3	0~2	10
いちご（ダナー）	0	5~10	10

（3）MA貯蔵（modified atmosphere）

　MA貯蔵は，青果物をポリエチレン（PE），ポリプロピレン（PP）等の袋などで密封包装して保存する方法である。MA貯蔵によって，最適ガス条件が誘起され，それが持続できればフィルムによる病原菌の蔓延防止効果も加わって，優れた貯蔵効果を示す。富有がき，日本なしなどは低密度ポリエチレンフィルムを利用した密封包装によるMA貯蔵が行われる。

（4）温度係数 Q_{10} 値

　ある温度での，生体の反応速度と，それより10℃高い温度での反応速度の比で，野菜や果物などの変化に及ぼす温度の影響の指標となる。温度が上昇し，野菜や果物の

呼吸速度が増すと品質劣化を招くが，Q_{10}値を用いることで鮮度の保持を予測することができる。よって，青果物の貯蔵は，CA貯蔵と低温を組み合わせることで貯蔵性が上がる。

（5）追熟現象

収穫後も成熟が進む現象のことをいう。洋なし，バナナやりんごなどの一部の果物にみられる。たとえば，輸入バナナはまだ青いうちに収穫し，そのあとエチレンガスで成熟させる。

❹ 代表的な果実の特徴

（1）りんご（*Malus pumila*）

バラ科リンゴ属の果実。ふじ，つがる，陸奥，あかね，王林，世界一などが代表的である。新品種の試作が盛んである。

（2）なし（梨）

バラ科ナシ属の果実。主なものとして，和なし（日本なし，*Pyrus pyrifolia var. culta*），中国なし（*P. bretschneideri*）や洋なし（西洋なし，*P.communis*）の3種類があり，世界中で栽培される。

（3）かんきつ類

ミカン科ミカン属の果実。ミカンのほか，オレンジ，ゆず，だいだい，うんしゅうみかん，なつみかん，はっさく，ザボン，レモン，ライム，グレープフルーツ，ネーブルオレンジ，ポンカンなどがある。

（4）ぶどう（*Vitis spp*）

ブドウ科の果実。巨峰，マスカット・オブ・アレキサンドリア，黄甘，紫玉，紫苑，ピオーネ，あづましずく，安芸クイーン，シナノスマイル，甲州，デラウェアなどがある。

熱帯果実類

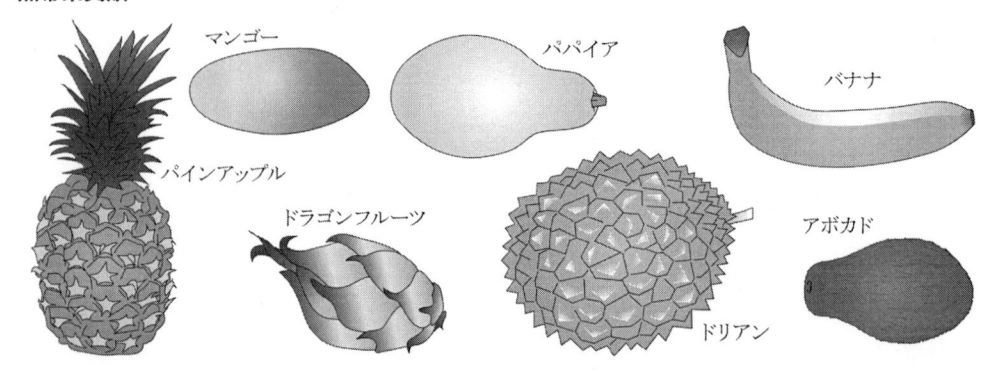

（5）バナナ（*Musa spp*）

バショウ科の果実。いくつかの原種から育成された多年草。東南アジアの熱帯地域が原産地と考えられ，熱帯果実の代表格である。ミバショウ（フィリピンの主要品種），テイキャクミバショウ（三尺バナナ），リョウリバショウ（料理用）がある。

（6）すいか（*Citrullus lanatus*）

果実を食用にするために栽培されるウリ科のつる性一年草。原産は，熱帯アフリカのサバンナ地帯や砂漠地帯。日本に伝わった時期は定かでないが，室町時代以降とされる。品種は大和系と都系のものとに分けられ，200種以上にのぼる。

（7）メロン（*Cucumis melo*）

ウリ科の一年生草本植物の果実。マクワウリ，メロン，シロウリは同一種で，東洋系のマクワウリ（60種）は中国に渡り，日本に伝わって，美濃国（岐阜県）真桑村で栽培されていたので，マクワウリの名が生まれたといわれている。マスクメロンと露地メロンの品種は合わせて120種にのぼる。

（8）いちご（*Fragaria ananassa*）

バラ科の多年草。食用として供されている部分は花托であり，果実ではない。いちごにとっての果実は一見して種子に見える一粒一粒である。

（9）かき（*Diospyros kaki*）

かきは，カキノキ科の落葉喬木で栽培の歴史は古く，自生種もみられる。かきには甘がき（次郎，富有，御所系，赤かき，帝など）と渋がき（富士，西条，葉隠，平核無など）がある。

（10）熱帯果実類

熱帯果実とは，植物防疫法に基づいて輸入される果物の便宜的な呼称で，生物分類上の名称ではない。熱帯および亜熱帯地域を原産とする果樹をさす。原産地以外ではあまり知られていない種が世界中に多く存在する。

果実によっては，低温にした場合，品質が劣化するものがある（低温障害）。バナナなどの熱帯果実の貯蔵では注意が必要である（**表2-25**）。

表2-25 果実の低温障害の発生温度および症状

種類	低温障害の出る温度（℃）	症状
バナナ	11.7〜13.3	果肉の黒変，追熟不良
レモン	14.4〜15.5	ピッティング（へこみ），水浸状斑点
パインアップル	7.2〜10.0	追熟時の暗緑色化

❺ 果実類の利用

（1）果実の加工品

　果実加工の定義は，果実自体をそのまま使用し，その原料特性がいかされているものである。ジャム，ジュース，缶詰，乾燥および糖含浸果実，ワインなどが代表的なものである。

（2）ジャム類

　ジャムは，果物に砂糖を加え，加熱濃縮するとともに，果実に含まれる酸とペクチンの反応により，ゼリー化したものである。果実に含まれるペクチンは，植物の細胞間隙に，セルロースとともに細胞壁成分として存在し，細胞をつなぎあわせる役割をしている。果実や野菜の肉質やかたさに影響する重要な成分である。ペクチンには以下のものがある。

　プロトペクチンは不溶性であり，かたい未熟果実に多く含まれる。プロトペクチンが酵素的分解を受けてペクチンになる。ペクチンは水溶性であり，やわらかい成熟果実に多く含まれる。酸と糖との共存によってゼリー化する。ペクチン酸は過熟果実に多く含まれ，ペクチン酸と Ca あるいは Mg で塩を作る。水溶性であるがゼリー化しない。

　メトキシル基の割合で，ペクチンは2つに分類される。高メトキシルペクチンはペクチン酸（ペクチン）がメチルエステル化されてできるメトキシル基が多いもの（7%以上）であり，酸と糖（50%以上）で加熱するとゼリー化する特徴をもつ。低メトキシルペクチンはメトキシル基が7%未満のもので Ca^{2+} その他2価の金属イオンの存在でゼリー化する。果実のなかで，ジャムに適しているものは，ペクチン，糖および有機酸が多いものである。

（3）果実飲料

① 国内の果汁に対するJAS規格

　日本国内の果汁にかかわる品質規格としては，農林水産省の管轄のもとで，日本農林規格等に関する法律（JAS法）がある。JAS法では特に「果実飲料品質表示基準」が定められている。

② 濃縮果汁

　果実の搾汁を濃縮したもの，もしくはこれに果実の搾汁，果実の搾汁を濃縮したもの，もしくは還元果汁を混合したもの，またはこれらに砂糖類，はちみつなどを加えたものであって，糖用屈折計示度（加えられた砂糖類，はちみつ等の糖用屈折計示度を除く）が**表2-26**の基準以上（レモン，ライム，うめおよびかぼすにあっては酸度（加えられた酸の酸度を除く）が**表2-27**の基準以上）のものをいう。

③ 果実ジュース

　1種類の果実の搾汁もしくは還元果汁，またはこれらに砂糖類，はちみつ等を加え

表2−26　糖用屈折計示度の基準

果　実　名	糖用屈折計示度の基準（°BX）	果　実　名	糖用屈折計示度の基準（°BX）
オレンジ	20	西洋なし	22
うんしゅうみかん	18	かき	28
グレープフルーツ	18	まるめろ	20
りんご	20	すもも	12
ぶどう	30	あんず	14
パインアップル	27	クランベリー	14
もも	16	バナナ	46
なつみかん	18	パパイヤ	18
はっさく	20	キウイフルーツ	20
いよかん	20	マンゴー	26
ポンカン	22	グァバ	16
シイクワシャー	16	パッションフルーツ	28
日本なし	16		

注：この表の果実以外の果実（表2−27の果実を除く。）にあっては，当該果実の搾汁の平均的な糖用屈折計示度の2倍を糖用屈折計示度の基準とする。

表2−27　酸度の基準

果　実　名	酸度の基準（％）
レモン	9
ライム	12
うめ	7
かぼす	7

たものをいう。ただし，オレンジジュースにあってはみかん類の果実の搾汁，濃縮果汁もしくは還元果汁を加えたもの（みかん類の原材料に占める重量の割合が10％未満であって，かつ，製品の糖用屈折計示度（加えられた砂糖類，はちみつ等の糖用屈折計示度を除く）に寄与する割合が10％未満のものに限る）を含む。果汁にかかわる代表的な国内の規格であるJAS規格では，主に消費者向けと想定される果実ジュースのみならず，原料用果汁である濃縮果汁にまで，砂糖，はちみつ等の糖類の添加を認めている。濃縮還元ジュースの加糖量は5％以下とする。

　対象となる果実は，JAS規格によると，うんしゅうみかん，なつみかん，レモン，ネーブル，グレープフルーツ，りんご，なし（日本・西洋），あんず，ぶどう，パインアップル，いちご，メロン，パッションフルーツ，プラム，バナナの16種類である。

（4）乾燥果実

　果実を乾燥させることにより，水分を減少させ，微生物の増殖を抑制し，保存性を高めると同時に独特の風味やコクを生み出す。代表的なものに，かき，ぶどう，バナナ，プルーン，マンゴーなどがある。乾燥状態のままで食用とされるものがほとんどである。

演習問題

1．果実に関する記述である。正しいのはどれか。1つ選べ。

　(1)　りんごやいちごは，真果である。

　(2)　りんごやなしは，かんきつ類に比べてビタミンCを多く含んでいる。

　(3)　完熟果実の糖含量は，通常30%以上である。

　(4)　未熟果実の水溶性ペクチンは，果実の成熟にともない不溶性ペクチンに変わる。

　(5)　果実の成熟にともないクロロフィルが減少し，含まれるカロテノイドやアントシアニンの色が表れる。

2．果実に関する記述である。正しいのはどれか。1つ選べ。

　(1)　果実の酸味は，酢酸による。

　(2)　ぶどうの果皮の色はフラボノイド系の色素で，熱に不安定である。

　(3)　果実を貯蔵する手段としてCA貯蔵があるが，これは環境中の酸素濃度を高める貯蔵法である。

　(4)　果実にはカリウムが豊富で，利尿作用がある。

　(5)　日本で最も生産量の多い果実は，いちごである。

3．果実に関する記述である。正しいのはどれか。1つ選べ。

　(1)　ぶどうの渋味は，タンニンである。

　(2)　いちごには，ビタミンCが含まれていない。

　(3)　レモンの酸味の主成分は，酒石酸である。

　(4)　パインアップルの果肉には，たんぱく質合成酵素であるブロメラインが含まれる。

　(5)　ももの果肉には，リンゴ酸は含まれていない。

4．果実に関する記述である，正しいのはどれか。1つ選べ。

　(1)　果実は水分が約90%あるが，それ以外の主要成分は糖質と脂質である。

　(2)　熟した果実の主な糖質は，でんぷんやセルロースなどの多糖類である。

　(3)　果実の酵素的褐変を防ぐには，食塩などで酵素の活性を阻害するか，抗酸化剤を添加するなどをすればよい。

　(4)　クライマクテリック型果実には，ぶどうやオレンジがある。

　(5)　果実を原料とするジャム類は，果実中のペクチンがアルカリ性下でゲル化する性質を利用している。

5．果実に関する記述である。正しいのはどれか。1つ選べ。

　(1)　果実，果実飲料の甘味と酸味のバランスは，酸量を糖量で除した糖酸比で示す。

　(2)　りんごを切ると褐変するのは，アスコルビン酸オキシダーゼの作用によるものである。

(3) 渋がきの脱渋は，不溶性タンニンを可溶性タンニンにして渋味を感じさせなくすることである。

(4) 熱帯，亜熱帯果実類は，低温障害を起こしやすい。

(5) 一般に果実には，ビタミン類ではビタミンEが，無機質ではナトリウムが多い。

2-7 ┃ きのこ類

① きのこ類の分類

きのこは菌類（担子菌類と子のう菌類の一部）に属し，胞子で繁殖する。葉緑素をもたず，菌糸を張りめぐらせて樹木や落ち葉などを栄養源とする。また，胞子を生産するため菌糸が集まり子実体をつくる。この子実体を「きのこ」とよんでいる。

きのこ類は，腐生性（樹木の倒木や落ち葉などを栄養源とする）のものと，菌根性（生きた樹木の根と共生関係を保ちながら生育する）のものに大別される（**表2-28**）。

表2-28　きのこの種類

腐生性 （倒木・落ち葉を栄養源）	しいたけ，なめこ，えのきたけ，ぶなしめじ　など
菌根性 （樹木と共生）	まつたけ，ほんしめじ　など

② きのこの化学成分

まつたけの香り成分はマツタケオール（1-オクテン-3-オール）が主成分で，イソマツタケオール（トランス-2-オクテン-1-オール）とケイ皮酸メチルの複合になる。また，しいたけの香り成分はレンチオニンが主成分になる。このレンチオニンは20分程度の煮沸によって大部分が消失する。しいたけ，マッシュルームの主たる旨味成分はグアニル酸であるが，グルタミン酸も多く含まれている。また，しいたけやマッシュルームは，生理活性物質であるエリタデニンなどを含む。

きのこの化学成分を**図2-11**に示す。

③ 主なきのこの種類

国内のきのこで食用とされているものは約100種類程度であり，毒きのこと判明しているものは約40種類になる[24]。

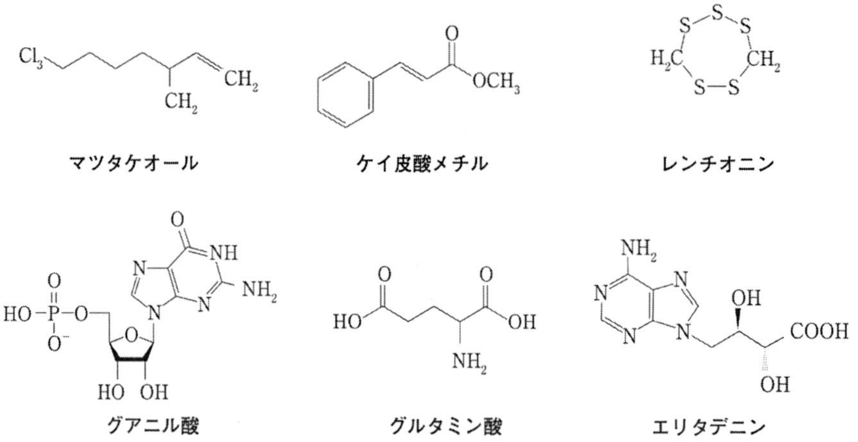

マツタケオール　　　　　　　ケイ皮酸メチル　　　　　　　レンチオニン

グアニル酸　　　　　　　　　グルタミン酸　　　　　　　　エリタデニン

図2-11　きのこの化学成分

　流通しているきのこは栽培されているものが多い。きのこの人工栽培には，原木栽培と菌床栽培がある。原木栽培は，原木に穴をあけて種菌を打ち込み，1年間，林間地などの自然環境において菌を蔓延させてきのこを発生させる方法で，干ししいたけが主にこの方法で栽培されている。また，菌床栽培は，おが粉に米ぬかなどの栄養源を加えて固めたものに種菌を接種し，3か月ほど空調を備えた施設内で菌を蔓延させてきのこを発生させる方法で，生しいたけ，なめこ，えのきたけ，ひらたけ，ぶなしめじ，まいたけ，エリンギなどがこの方法で栽培されている。

（1）まつたけ

　アカマツなどの根と共生関係を保ちながら生育する菌根性のきのこで，現在のところ実用的な人工栽培技術がなく，自然発生したものを採取して出荷されている。

（2）しいたけ

　全国の森林で自生しているが，流通しているものはほぼ栽培物である。江戸時代から人工栽培が行われており，戦前におが粉を用いた種菌の純粋培養法が確立してから生産が飛躍的に伸びている。干ししいたけは規格が細かく，カサの開きが5～6分で肉厚のものを冬菇，このうちカサ表面に多数の亀裂があるものが花冬菇とされている。カサの開きが6～8分のものが香信で，カサの大きさで大葉，中葉と分けられている。

（3）えのきたけ

　栽培ものと天然もので大きく外観が異なり，天然ものはカサが褐色で栽培ものよりかなり大型となる。栽培ビンを用いた菌床栽培が最も早く広まった栽培きのこであり，生育速度が速く，植菌から約2か月で収穫でき，年5～6回の栽培が可能である。

---

*24　林野庁の「令和2年特用林産物基礎資料」によると，食用きのこの消費割合は，えのきたけ（26.8%），ぶなしめじ（25.8%），しいたけ（16.5%，うち乾1.4%，生15.1%），まいたけ（11.5%），エリンギ（8.1%），きくらげ（5.5%），なめこ（4.8%），その他（0.9%）となっている。

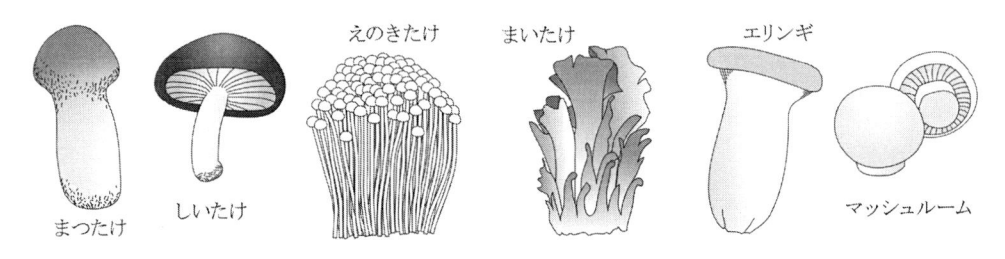

（4）ぶなしめじ

天然ものは栽培ものより大型になる。ビン栽培が盛んだが，栽培に時間がかかり収穫まで4か月近く必要である。くせのない味と香りはどのような料理にも合う。

（5）まいたけ

ほとんどが栽培ものである。天然のまいたけは日本全国で採れるが，その数は非常に少なく，高価なきのこである。

（6）エリンギ

わが国では1990年代に栽培が開始され，急速に生産量が増加した。くせのない香りと風味で，どのような料理にも利用しやすい。

（7）なめこ

独特のぬめりが好まれ，古くから食用とされ，栽培の歴史も古い。現在は，主に菌床栽培されている。なめこのぬめり成分は，糖たんぱく質の一種である。

（8）きくらげ・あらげきくらげ

中華料理の食材としてよく知られるきのこ。きくらげはあらげきくらげに比べ，ややややわらかく炒め物などによく用いられる。あらげきくらげはきくらげよりやや肉厚で食感がかたく，ラーメンの具などによく用いられる。

（9）マッシュルーム（ツクリタケ）

マッシュルームとは本来きのこ全般をさす言葉で，和名はツクリタケという栽培きのこ。カサの色によって，ホワイト種，オフホワイト種，ブラウン種，クリーム種などに区別される。通常カサが開く前の，丸い球状のものが流通している。

④ きのこの生理活性物質

（1）ビタミン D_2

きのこなどの真菌の細胞膜を構成するエルゴステロールに紫外線が照射されると，ビタミン D_2（エルゴカルシフェロール）が形成される。このビタミン D_2 は，主に動物細胞に存在するビタミン D_3（コレカルシフェロール）と同様に，肝臓に続いて腎臓で代謝され，活性型ビタミン D（1α, 25-ジヒドロキシビタミン D）に変換される。

表2-29 きのこ類の主要成分組成 （可食部100g当たり）

	エネルギー		水分	たんぱく質	脂質	食物繊維総量	炭水化物	灰分	ナトリウム	ビタミン				
										D	B₁	B₂	ナイアシン当量	C
	kJ	kcal				g			mg	μg			mg	
えのきたけ（生）	144	34	88.6	2.7	0.2	3.9	7.6	0.9	2	0.9	0.24	0.17	7.4	0
ぶなしめじ（生）	108	26	91.1	2.7	0.5	3.0	4.8	0.9	2	0.5	0.15	0.17	6.4	0
生しいたけ 菌床栽培	102	24	89.6	3.1	0.3	4.9	6.4	0.6	1	0.3	0.13	0.21	4.0	0
原木栽培	141	34	88.3	3.1	0.4	5.5	7.6	0.7	1	0.4	0.13	0.22	4.0	0
乾しいたけ	1,072	256	9.1	21.2	2.8	46.7	62.5	4.4	14	17.0	0.48	1.74	23.0	20
まいたけ （生）	89	21	92.7	2.0	0.5	3.5	4.4	0.6	0	4.9	0.09	0.19	5.4	0
エリンギ （生）	128	31	90.2	2.8	0.4	3.4	6.0	0.7	2	1.2	0.11	0.22	6.7	0
なめこ株採り（生）	89	21	92.1	1.8	0.2	3.4	5.4	0.5	3	0	0.07	0.12	5.5	0
マッシュルーム（生）	62	15	93.9	2.9	0.3	2.0	2.1	0.8	6	0.3	0.06	0.29	3.6	0

資料：「日本食品標準成分表2020年版（八訂）」

（2）エリタデニン

しいたけやマッシュルームなどに含まれるエリタデニンが，体内に吸収されたS-アデノシルホモシステイン加水分解酵素（SAH水解酵素）を阻害し，結果的に血中コレステロール値を下げることがラットを用いた実験で確認されている。

（3）食物繊維

きのこ類には食物繊維が含まれているが，特に不溶性の食物繊維が多い。「日本食品標準成分表2020年版（八訂）」によると，食物繊維総量は乾燥きくらげで57.4〜79.5g，乾燥しいたけで46.7g（生で4.9〜5.5g），ほかのきのこでも生で1.9〜4.7gとなっている。

（4）β-グルカン

きのこ類に含まれる多糖類であるβ-グルカン（1,6-，1,3-など）には，免疫力を高め，抗ウイルス作用や抗腫瘍作用があることが報告されている。

（5）その他の生理活性物質

しいたけに含まれるレンチナンは抗腫瘍作用を示す高分子多糖である。そのほか，きのこ類の生理活性として血圧降下作用，血糖値降下作用，コレステロール低下作用，血小板凝集阻害作用，抗アレルギー作用などさまざまな作用が報告されている。

きのこ類の主要な成分組成を**表2-29**に示す。

演習問題

1．きのこ類に関する記述である。正しいのはどれか。1つ選べ。

　（1）　しいたけの血中コレステロール低下作用は，グアニル酸による。

(2) きくらげのビタミンD_2含量は，干ししいたけより多い。

(3) 干ししいたけは，大きくは肉厚の香信（こうしん）と，肉薄の冬姑（どんこ）とに分けられる。

(4) まつたけの香りは，レンチオニンによる。

(5) エリンギは，日本では江戸時代に広く食べられるようになった。

2．きのこ類に関する記述である。**誤っている**のはどれか。1つ選べ。

(1) まつたけの人工栽培は成功していない。

(2) 旨味成分のグアニル酸は，しいたけよりもマッシュルームに多く含まれる。

(3) 干ししいたけの香気成分であるレンチオニンは，含硫化合物である。

(4) マッシュルームには，グルタミン酸が多く含まれている。

(5) きのこ中のエルゴステロールは，紫外線照射でビタミンD_3に変化する。

3．きのこ類に関する記述である。正しいのはどれか。1つ選べ。

(1) 冬菇（どんこ）と香信（こうしん）は，種類の違うきのこを乾燥させたものである。

(2) 干ししいたけに含まれるエリタデニンは，血中コレステロール上昇作用を示す。

(3) まつたけの香り成分は，脂肪酸が酸化して生成する不飽和アルデヒドである。

(4) ぶなしめじには，ビタミンDは含まれていない。

(5) なめこのぬめり成分は，糖たんぱく質の一種である。

4．きのこ類に関する記述である。正しいのはどれか。1つ選べ。

(1) きのこ類は，野菜類と同じくビタミンCが多い。

(2) 干ししいたけの香りの主成分は，グアニル酸である。

(3) きのこ類は担子菌類，子のう菌類であり，しいたけやトリュフは担子菌類である。

(4) きのこ類には，ビタミンDのプロビタミンであるエルゴステロールが含まれる。

(5) まいたけにカリウムは，ほとんど含まれない。

2-8 ▌ 藻類

　藻類は生息域によって海産と淡水産に分かれるが，主として海産のもの（海藻）のほうが多く食され，養殖も多い。世界的にみても，日本人ほど海藻を食べる民族はなく，食用の歴史も古く，加工食品も多い。

　藻類の主成分は，陸上植物にはみられない複雑な構造の多糖類（食物繊維）が主体であり，手軽に摂取できる食物繊維源として重要である。

	種　類	色　素
褐藻類	こんぶ，わかめ，あらめ，ひじき，まつも，もずく，ほんだわら　など	クロロフィル（a,c），カロテン（α,β,γ），キサントフィル（ルテイン，ビオラキサンチン，ゼアキサンチン）
紅藻類	あまのり，とさかのり，ふのり，てんぐさ，おごのり，つのまた　など	クロロフィル（a），フィコビリン，カロテンなど
緑藻類	あおさ，あおのり，かわのり，ひとえぐさ，クロレラなど	クロロフィル（a,c），β-カロテン，フィコビリン（フィコエリスリン，フィコシアニン），キサントフィル
藍藻類	スピルリナ，水前寺のり　など	クロロフィル（a），カロテン（α,β），キサントフィル（ルテイン，ゼアキサンチン），フィコビリン

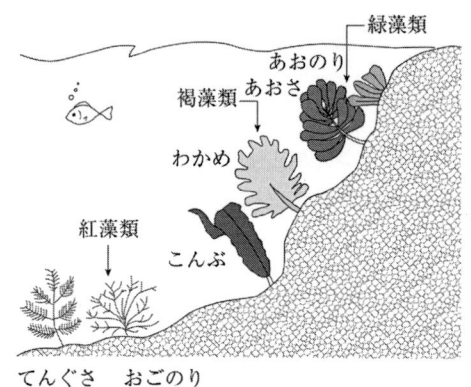

図2-12　藻類の分類と色素

右図資料：喜多野宣子・上村昭子・久木久美子著『食べ物と健康Ⅱ―知っておきたい食品素材と加工の基礎』
化学同人，2010，p. 65

1 藻類の分類

　藻類は水中で光合成を行う単細胞あるいは多細胞で，葉，茎，根の区別はなく，花は咲かず，胞子によって繁殖する。栄養塩類の吸収は葉状体で直接行い，陸上植物のように根からは行わない。そのため，比較的浅いところで生育し，海中で花を咲かせ，種子によって繁殖するアマモなどの海草とは区別される。海藻は，海中では生育する水深まで到達する光のスペクトルと光の総量が違うので，光を効率よく吸収できるように特徴ある色素（周囲の色光の補色）を含んでいる。その色素の違いにより，褐藻類（こんぶ，わかめ，ひじき，もずくなど），紅藻類（あまのり，てんぐさなど），緑藻類（あおのり，あおさなど），藍藻類（スピルリナなど）に分けられる（**図2-12**）。

2 藻類の成分

　海藻類の一般成分組成は，その種類・産地によって多少の差異が認められるが，乾物重量当たりの70〜80％は炭水化物と無機質であり，あさくさのりなどの海苔類を除き，たんぱく質は10％前後である。脂質はすべての藻類で，わずかな量しか含有されていないが，高度不飽和脂肪酸が多く，褐藻類ではアラキドン酸やイコサペンタ

表2-30 主な藻類の一般成分組成 （可食部100 g 当たり）

	水 分	たんぱく質	脂 質	炭水化物	食物繊維総量	灰 分	備 考
				g			
あおのり	6.5	29.4	5.2	41.0	35.2	17.8	素干し
あまのり（焼きのり）	2.3	41.4	3.7	44.3	36.0	8.3	別名：のり
まこんぶ	9.5	5.8	1.3	64.3	32.1	19.1	素干し 乾
てんぐさ（角寒天）	20.5	2.4	0.2	74.1	74.1	2.8	別名：まくさ（和名），棒寒天，細寒天（糸寒天）を含む
ひじき	6.5	9.2	3.2	58.4	51.8	22.7	干しひじき。ステンレス釜で煮熟後乾燥したもの
もずく	97.7	0.2	0.1	1.4	1.4	0.6	塩蔵 塩抜き
わかめ	12.7	13.6	1.6	41.3	32.7	30.8	乾燥わかめ 素干し

資料：「日本食品標準成分表 2020 年版（八訂）」

エン酸（IPA），紅藻類では IPA を多く含む（**表2-30**）。

（1）食物繊維（多糖類）

食物繊維には，大腸がんや動脈硬化症の予防効果が認められており，海藻を多く摂取することによって，種々の疾病の予防効果が期待できる。食物繊維は大きく水溶性食物繊維と不溶性食物繊維に分かれ，その機能も異なるが，海藻類に多く含まれる食物繊維は水溶性食物繊維である。また海藻から抽出した寒天，カラギーナン，アルギン酸などの有用物質は，ゲル化剤などとして食品工業にも利用されている。

（2）無機質（ミネラル）

無機質では，ナトリウム，カリウム，マグネシウムならびにヨウ素などが多く含まれており，それらの給源として重要である。ヨウ素量を**表2-31**に示す。褐藻類のなかで，特にこんぶ，わかめ，ひじきなどはヒ素を多量に含んでおり，その毒性が心配されるが，毒性が低い有機ヒ素であったり，調理時の処理により除去されたりするので，人体に影響はない。

（3）ビタミン

藻類はビタミン A（カロテン）とビタミン B 群に富んでいる。あまのりはビタミン C が多いが，乾燥する過程や保存中に酸化され，減少する。

③ 主な藻類の種類

日本近海は寒流と暖流が入り混じるため，海藻類の種類は豊富で，緑藻類 250 種，褐藻類 380 種，紅藻類 900 種ほどが生息している。世界で食用にしている海藻は 200 種以上である。そのうち，日本で市場へ出荷されるのは約 20 種である。消費量が多

表 2-31　食品中のヨウ素量　　（可食部 100 g 当たり）

食品名		含量（μg）	食品名		含量（μg）
まこんぶ	（素干し）	200,000	そば	（生）	4
ひじき	（干しひじき）	45,000	大豆	（米国産，乾）	2
あおのり	（素干し）	2,700	牛肉（リブロース，赤肉，生）		1
わかめ	（原藻，生）	1,600	豚肉（ロース，脂身つき，生）		1

資料：「日本食品標準成分表 2020 年版（八訂）」

い海藻類はこんぶ類，わかめなど褐藻類が多く，次いであまのり類，てんぐさ類など紅藻類である。

（1）褐藻類

①　こんぶ類（コンブ科）

葉状部分は 2～6 cm で，長さは数 m～20 m ほどに成長する大型褐藻類である。多年生であり，2 年ものを夏期に収穫する。真こんぶ，羅臼こんぶ（鬼こんぶ），利尻こんぶ，日高こんぶ（三石こんぶ），長こんぶなどがあり，北海道，三陸海岸が主産地である。乾燥したこんぶ類の表面を覆っている，わずかに甘味性のある白い粉末物質は，D-マンニトールである。

また，こんぶ類はアミノ酸としてグルタミン酸の含量が多く，かつお節料理をはじめ和食のだしの素材として重要である。

②　わかめ（チガイソ科）

各地の外海に分布し，三陸海岸の岩手県，宮城県が主産地だが，最近はほとんどが養殖もので，塩蔵わかめ，灰干しわかめ，干しわかめ，板わかめなどに加工される。褐藻類であるが，加熱すると隠れていたクロロフィルが現れて鮮やかな緑色に変化する。わかめは初冬から成長し，採取は春から行われる。成熟すると茎の基部にひだ状の胞子葉ができ，これをめかぶとよんでいる。

③　ひじき（ホンダワラ科）

北海道から九州に至る日本各地の沿岸の岩礁上に群集する。長さは 20～50 cm に成長し，茎から羽状の小枝を伸ばす。生の状態では黄褐色で，渋味が強く食用にはできないので，水煮して渋味を抜き，日光で乾燥して黒褐色[25]になったものを干しひじきとして利用する。長い茎が入った長ひじきと，小枝の部分の芽ひじきがある。食用時には十分に水戻しを行う必要がある。

④　あかもく（ホンダワラ科）

日本各地の波静かな入り江の岩礁地帯でみられ，長さは 2～10 m に成長する。冬から春に，おもに枝の先端部分を摘んで，包丁でたたいて納豆のようにして食する。

---

[25]　**ひじきの黒褐色**：タンニン物質が乾燥時酸化して起こる。

ミネラルや食物繊維，ポリフェノールなどに富み，健康食品として注目されている。

⑤ **もずく（モズク科）**

日本各地の沿岸に生育する褐藻で，たくさんの小枝を出した黄褐色の糸状の藻で全体が粘質物質（主にフコイダン[*26]）で覆われている。長さは 20〜40 cm となる。2〜3月に若い藻体を採取して，塩蔵し出荷する。

（2）紅藻類

① **あまのり類（ウシケノリ科）**

アマノリ属の海藻の総称で，通常，笹の葉状で長さ約 5〜15 cm，幅 5〜10 cm，紫紅色あるいは紫緑色のものがある。日本近海に分布するあまのり類は，あさくさのり，うっぷるいのり，すさびのりなど約 20 種類が知られているが，あさくさのりはその代表である。ほとんどが養殖もので，有明海，瀬戸内海などが主産地である。一般にのりといえばあまのりの乾燥品をさし，たんぱく質（焼きのりでは約 40% 含まれる）とビタミン B_{12} が非常に多いのが特徴である。天然のあまのりは岩のりとよばれる。

② **てんぐさ類（テングサ科）**

てんぐさ類は，テングサ科の海藻の総称で，まくさ，ひらくさ，おおぶさ，おにくさ，おばくさ，きぬくさ，ゆいきりなどの種類があり，一般にてんぐさといえば，まくさをさすことが多い。温海性の海藻で，高さが 10〜30 cm の紫紅色をした羽状に細い枝を伸ばした形態をしている。静岡県，千葉県などが主産地で，ところてん（心太）や寒天の原料となる[*27]。寒天は D-ガラクトースと 3,6-アンヒドロ-L-ガラクトースが連なった多糖類で，ゲル化力の強いアガロース 70% と，ゲル化力の弱いアガロペクチン 30% から構成されている。

③ **おごのり（オゴノリ科）**

おごのりは俗におご，うご，うごのりともよばれる褐色・黒赤色を呈する枝分かれの多い細い糸状の海藻で，大きさはてんぐさ類と同じくらいである。市販されている生おごのりは，湯通し後にアルカリ処理をして鮮やかな緑色を呈したもので，刺身のつまとして用いられている。また，乾燥したものを原料として寒天製造に用いる。

（3）緑藻類

① **あおのり類（アオサ科）**

緑藻類アオノリ属の総称で，約 15 種類の品種が知られ，どの種も食用となる。すじあおのり，ひらあおのりなどがある。特有の香りはジメチルスルフィド（DMS）による。ふりかけ用の粉末のり（青のり），佃煮などに使われる。

[*26] フコイダン：L-フコースが α-1,2 結合で連なった多糖類である。

[*27] ところてんと寒天の違い：てんぐさ類，おごのりなどの海藻を混合し，熱水抽出して冷却，凝固させたものがところてんで，奈良時代にはすでに食されていたといわれる。寒天はところてんを戸外に放置した際の偶然の産物といわれ，ところてんを凍結乾燥させると寒天がつくられる。そのゲルはゼラチンよりかたい。

② あおさ類（アオサ科）

日本各地の沿岸の潮間帯の岩礁上に着生し，内湾の静かな海では，浮遊して生育する場合もある。藻体は膜状で大きく広がり，大きくなるにつれてたくさんの穴があく種（あなあおさ）や，裂け目ができる種（やぶれぐさ）があり，海藻サラダに用いられる。

（4）藍藻類

① スピルリナ（ユレモ科）

淡水産の微細藻類とよばれる小さな藍藻の一種である。大型のものはアフリカやメキシコなどの熱帯，亜熱帯地方のアルカリ性の塩湖に生育しており，野生のフラミンゴの体色がピンク色をしているのは，餌としているスピルリナに大量に含まれているβ-カロテンによると考えられている。スピルリナはたんぱく質の含量も多く，簡単に養殖でき，収量も多いことから，新しい食料資源として注目されている。

② 水前寺のり（クロオコックス科）

淡水産の藻類の代表で，熊本県水前寺池で発見され，食用に養殖されているが，生産量は少なく貴重なのりである。春から秋にかけて収穫され，主に2～30 cmの寒天状の塊を板状にして乾燥させる。水で戻して，酢の物，刺身のつま，吸い物などに使われる。

❹ 藻類の生理活性物質

藻類は食物繊維のすぐれた給源として重要であるが，それ以外にも無機質やビタミンをはじめ，タウリン，ドコサヘキサエン酸（DHA）やイコサペンタエン酸（IPA）など，さまざまな生理活性物質が含まれており，これらが総合的に作用して，食品としての藻類の三次機能を発現している。それらのなかでも藻類に特徴的な成分としては，褐藻類のこんぶ類や，わかめなどのいわゆる「ぬめり」に多く含まれる，フコイダンがあげられる。フコイダンは，L-フコースと硫酸基を主成分とする硫酸多糖の一種で，これまでに，① 抗血液凝固作用，② 抗腫瘍作用，③ コレステロールおよび血圧低下作用，④ ピロリ菌定着阻害作用など，さまざまな生理活性作用があるとして注目されている。

| 演習問題 |

1．藻類に関する記述である。正しいのはどれか。1つ選べ。
　(1)　市販のひじきの黒色は，含まれるタンニン物質が乾燥工程で酸化されたためである。
　(2)　灰わかめは，灰アルカリ成分がわかめのビタミンEの酸化分解を抑制するため，緑色を保つことができる。
　(3)　クロロフィルaは緑藻類や褐藻類には存在するが，紅藻類には含まれない。

(4) 藻類の粘性多糖類のアルギン酸塩は水やアルコールに不溶である。

(5) こんぶに含まれる粘性物質のフコイダンは，L-フコースが主にβ-1,4結合で連なった多糖類である。

2．藻類に関する記述である。正しいのはどれか。1つ選べ。

(1) 藻類の脂肪酸組成は，不飽和脂肪酸より飽和脂肪酸が多い。

(2) こんぶの旨味成分として，グルタミン酸と核酸系の5'-イノシン酸を含んでいる。

(3) 藻類には，ビタミンCは含まれていない。

(4) 藻類には食物繊維が多く，疾病の予防効果が期待される。

(5) 藻類はヨウ素の含量が少ない。

3．藻類に関する記述である。正しいのはどれか。1つ選べ。

(1) あさくさのりの脂肪酸組成で，高度不飽和脂肪酸であるドコサヘキサエン酸の含量が最も多い。

(2) 日本では食用として利用する藻類で最も多いのは，のり（あまのりの乾燥品）やてんぐさの紅藻類である。

(3) 乾燥こんぶの表面にしばしば認められる白い物質は，糖アルコールのマンニトールである。

(4) スピルリナは，アルカリ性の水溶液で増殖する緑藻類である。

(5) 干しのりはカルシウムや鉄の含量が，干しひじきより多い。

参考文献

2-1

倉澤文夫著『米とその加工』建帛社，1982

長尾精一著『小麦とその加工』建帛社，1984

竹生新治郎監修『米の科学』朝倉書店，1995

2-2

星川清親編著『いも　見直そう土からの恵み』女子栄養大学出版部，1985

2-3

渡辺篤二監修『豆の事典—その加工と利用』幸書房，2000

吉田久美「小豆の赤色はアントシアニンではない⁉—種皮から餡の紫色を担う新規の色素を発見」『化学』74(7)，2019，pp.24-28

山内文男・大久保一良編『食品の科学　大豆の科学』朝倉書店，1992

医歯薬出版編『日本食品標準成分表2020年版（八訂）』医歯薬出版，2021

2-4

櫻井芳人監修/荒井綜一・倉田忠男・田島眞編『新・櫻井総合食品事典』同文書院，2012

杉田浩一・平宏和・田島眞・安井明美編集『日本食品大事典（第3版)』医歯薬出版，2013

栗山健一・無類井建夫「ゴマリグナン配糖体の脂質過酸化抑制効果」『日本農芸化学会誌』70(2)，1996，pp. 161－167

高野克己・渡部俊弘編著『パソコンで学ぶ食品化学―目で見る食品成分とその変化』三共出版，2009

2-5

高宮和彦編『野菜の科学』朝倉書店，1993

2-6

高田峰雄「種々の発育段階で採取したカキ果実の呼吸，エチレン生成及び成熟」『園芸学会誌』Vol. 152，No. 1，1983，pp. 78－84

樽谷隆之「果実・そ菜の貯蔵」『日本食品工業学会誌』Vol. 10，No. 5，1963，pp. 186－202

川端晶子・澤山茂「果実ペクチンの構成糖について」『栄養と食料』Vol. 28，No. 7，1975，pp. 395－402

川端晶子ほか「果実類，果菜類および種実類のペクチン含有量について」『栄養学雑誌』32，No. 1，1974，pp. 9－18

小原哲二郎・住江金之企画／菅原龍幸・井上四郎編集『新訂原色食品図鑑（第 2 版）』建帛社，2008

2-7

今関六也・大谷吉雄・本郷次雄編，解説『増補改訂新版日本のきのこ』山と渓谷社，2011

大作晃一（写真・文）『写真でわかるきのこの呼び名事典』世界文化社，2015

日本菌学会編集『菌類の事典』朝倉書店，2013

林野庁 HP（2015），「きのこ」のはなし

林野庁 HP（2015），特用林産物の生産動向

2-8

山田信夫著『海藻利用の科学』成山堂書店，2001

動物性食品

3-1 ▌ 食肉類

① 食肉の種類と特徴

　食肉とは畜肉，家禽肉の総称であり，畜肉とは家畜化した動物の肉で，「日本食品標準成分表2020年版（八訂）」では肉類とし，猪，猪豚，兎，牛，馬，鯨，鹿，豚，めん羊（ひつじ），山羊がある。このほかに鳥肉類ではうずら，がちょう，鴨，雉，七面鳥，雀，鶏，鳩，ほろほろちょうを掲載している。わが国では歴史上，仏教思想にもとづいて建前上肉食が避けられ，これが江戸時代末期まで続き，明治維新後の文明開化で牛肉などを食するようになった。1950年代後半から急速に食生活の欧米化により食肉の消費量が大きく伸び，1988年に実質供給たんぱく質量で魚肉を上回った。

　世界の食肉需要は牛肉，豚肉，家禽肉ともに増加傾向で，2024年には家禽肉が1億3,300万トンと最も多く，次いで豚肉1億2,800万トン，牛肉7,500万トンが必要になると見込まれている（OECD-FAO Agricultural Outlook 2015－2024，2015年7月公表）。わが国の国内消費量（農林水産省統計情報，2019年）は655.3万トンで，国内生産量は340.0万トンと自給率は51.9％である。消費の内訳は，豚肉（262.3万トン）＞鶏肉（253.7万トン）＞牛肉（133.9万トン）の順に多く，これらで消費量全体の99.2％を占める。各食肉の自給率は牛肉35.2％，豚肉49.2％，鶏肉64.4％である。

　わが国では近年，牛では狂牛病[*1]，鶏では鳥インフルエンザ[*2]，牛，豚などの口蹄疫[*3]などによる問題が発生し大きな社会問題となった。

（1）主な食肉

① 牛肉（Beef）

　牛はインド北部が原産とされ，わが国でも古くから飼われていた。牛には肉用牛と搾乳を目的とした乳用牛がある。現在，世界で最も生産量の多い米国ではアンガス，ヘレフォード，ショートホーン，シャロレー，リムジン種などが主で，わが国では和

牛*4，交雑種のほか，乳の出なくなった廃乳牛や乳用雄牛も肥育されて肉用にされる。

　部位により利用適性が異なるが，牛脂（ヘット）の融点が人の体温より高く，冷めて固まった脂肪は口中で溶けないので，脂身の多い部位は温かい料理に，冷たい料理には赤身の多い部位が用いられる。

② 豚肉（Pork）

　豚はいのししを家畜化して改良したもので，アジアの豚はインド野猪，ヨーロッパの豚はヨーロッパ野猪が原種とされる。わが国には 1600 年頃に伝えられ，明治時代に英国よりヨークシャー種，バークシャー種が導入された。

　豚は，利用目的に応じて精肉用種，脂肪用種，加工用種に改良されてきた。現在，脂肪用種の需要は減少している。

　成分や品質は，牛肉と同様に豚の種類，部位，飼料などにより著しく異なるが，牛肉と同様，脂質含量の変動が非常に大きい。ビタミン含量はほかの食肉と比べ多く，特にビタミン B_1 が多い。牛肉と異なり寄生虫や E 型肝炎ウイルス（HEV）の恐れがあるため加熱する必要がある。また，SPF 豚*5 も同様に加熱後に食する。豚肉はきめが細かく，全体的にやわらかく，牛肉に比べ各部位間の肉質の差は少ない。加工品にはハム，ベーコン，ソーセージ，焼豚などがある。

③ 鶏肉（Chicken）

　鶏はインドからマレーシア周辺の野鶏が原種とされ，数種の野鶏を飼い慣らしたものである。わが国では江戸時代頃までは主として愛玩用であったが，明治以後，卵と肉のための養鶏が始まり，1960 年頃から食用の若鶏（ブロイラー）の生産が急速に増

---

*1　**狂牛病（牛海綿状脳症：Boving Spongiform Encephalopathies, BSE）**：プリオンとよばれる異常なたんぱく質粒子により牛の脳内に空洞ができ，スポンジ（海綿）状になる病気で，家畜伝染病に指定されている。わが国では 2001 年に発生。米国では 2003 年に発生したことにともない，農林水産省は 2005 年まで米国産牛肉の輸入を禁止した。

*2　**鳥インフルエンザ（Avian influenza, bird flu）**：A 型インフルエンザウイルスが鳥類に感染して宿主を死に至らしめる高病原性鳥インフルエンザ（Highly Pathogenic Avian Influenza, HPAI）。従来，鳥→人や人→人への感染は低いと考えられていたが，WHO，FAO および OIE（国際獣疫事務局）の三機関より，変異し世界的な流行を引き起こす可能性が警告された（2004 年）。わが国でも家畜伝染病に指定（H 5 N 1 型）され，2004 年以降発生が確認されており，そのつど，殺処分が行われている。

*3　**口蹄疫（foot-and-mouth disease, FMD）**：鯨偶蹄目（蹄が偶数の動物）などが口蹄疫ウイルスにより感染する法定伝染病。わが国では 2010 年に大規模な発生がみられ，社会問題となった。

*4　**和牛**：国産牛は国内産の「和牛」「乳用肥育雄牛」「乳用雌牛」（廃乳牛）である。和牛と表示できるのは，肉用種の黒毛和種，褐毛和種，日本短角種，無角和種の 4 品種とその交雑種，これら 5 品種間の交雑種のみ（食肉公正競争規約）。和牛の 9 割以上が黒毛和種である。霜降りは牛肉のリブロース，サーロインなどにみられる赤肉中に，脂肪が網目のように細かく入り込んだ状態。「さし」ともいう。

*5　**SPF 豚**：Specific Pathogen Free の略で，指定された病原体をもっていない豚のことをさす。わが国の SPF 養豚では，オーエスキー病，豚流行性下痢症，伝染性下痢症，萎縮性鼻炎，マイコプラズマ肺炎，豚赤痢，サルモネラ・コレラ・スイス感染症，トキソプラズマ病の疾病を指定している。無菌豚とは異なる。

加した。

　代表的な種類は，卵用種に単冠白色レグホン種，卵肉兼用種に横斑プリマスロック種，ロードアイランドレッド種のほか，在来種（地鶏*6）などがある。ブロイラーには，白色コーニッシュ種と白色プリマスロック種の雑種が多く用いられる。一般成分は牛・豚肉より水分が多く，脂質は少ないが，皮下脂肪が多く，皮付きと皮なしでは脂質の量が大きく変動する。皮を剥ぐと脂質は大きく減少する。若齢の鶏は肉色も淡く，肉はやわらかい。また，味も淡泊であるが，成長につれて肉色，味，かたさも増す。鶏肉は鮮度低下が早いので，微生物により汚染されやすく，鮮度に注意する必要がある。部位による肉質の差は大きくない。

　利用は，焼き物，揚げ物，煮物，鍋物，椀物，炒め物，だし，ひき肉やささみは刺身にされる。ほかにローストチキン，水煮缶詰などにされる。

（2）その他の食肉

①　めん羊肉

　わが国で広く飼育され始めたのは明治初期からで，現在はごくわずかしか飼育されていない。ほとんどが，オーストラリア，ニュージーランドから輸入されている。生後1年以上のものをマトン（mutton），1年未満のものをラム（lamb）とよぶ。

　ラムもマトンも成分的には大きな差はない。アミノ酸の一種であるカルニチンを含むが，脂質の代謝促進として期待されている。やわらかいラムをテーブルミート用としてジンギスカン鍋などの料理に，マトンは加工原料とされ，大部分をソーセージ，プレスハムとされるほか，内臓はソーセージに，特に小腸はケーシングとして需要が高い。

②　山羊肉（Goat meat）

　めん羊とよく似た動物で，江戸時代初期にわが国に渡来したが，量も少なく，市場に出回ることは少ない。利用は，焼き肉や鍋物にされる。

③　馬肉（Horse meat）

　馬は家畜のなかで最も古い動物で，原産地は中央アジアから南ロシアにかけての地方とされる。農耕やばん曳，乗用などに使役され，廃馬が食用とされた。

　馬肉は肉の赤色が濃いことからわかるように，ミオグロビン含量が多く「桜肉」とよばれ，肉質はかたく，脂肪が少ない。また，従来グリコーゲンを2.29%（約2.3%）と，ほかの畜肉の約3〜5倍多く含むとされてきたが，現在輸入されている馬肉はそれほど多くない。馬刺，桜鍋，薫製などのほか，プレスハム，ソーセージの加工原料

---

*6　**地鶏**：JASに記載されている在来種由来の血液を50%以上含む国産銘柄鶏の総称。在来種の純系や，在来種を素びなの生産の両親か，片親に使ったもの。秋田比内鶏，名古屋コーチン，薩摩地鶏を日本三大地鶏という。

にされる。

④ 鯨肉 (Whale meat)

哺乳類の海産動物で，くじらには歯くじら類とひげくじら類があり，食用にされるのは主にひげくじらである。肉色や食感が牛肉に似ており，わが国では古くから食用にされてきた。しかし，狩猟法による問題や資源保護が世界的に高まり，国際捕鯨委員会が商業捕鯨の禁止を決定（1982年），わが国は1987年に南氷洋捕鯨，1988年に沿岸捕鯨も中止し，調査捕鯨に切り替えた。ただし，エスキモーやシベリア現地民の小規模捕鯨は「生存捕鯨」として認められている。

くじらの種類は多く，廃棄する部分がないほど利用される。尾の身は刺身に，焼き肉やすき焼き，鍋物にされるほか，さらしくじら，くじらベーコン，松浦漬（軟骨の粕漬），缶詰に加工される。

⑤ 猪肉 (Wild boar meat)

豚の野生種。山鯨肉ともいう。豚肉よりも肉質がかたく，雑食性のため臭みや癖がある。肉色から「ぼたん肉」ともいい，鍋物が代表的で，「ぼたん鍋」，「しし鍋」といわれ，みそ仕立てである。

❷ と殺（と畜）と枝肉の分割

食肉の解体処理は，牛，馬，豚，めん羊，山羊の獣肉は「と畜場法」に，鶏，あひる（家禽化されたかも含む），七面鳥といった食鳥は「食鳥処理の事業の規制及び食鳥検査に関する法律」に準じ，さらに食品衛生法の規制を受ける。上記以外の野生鳥獣は食品衛生法のみの規制となる。

牛では一般に離乳後（6か月）から約13か月間肥育し，体重600〜750kgで出荷される。豚は1回に10〜13頭も産む。飼育日数約160日で体重110kgとなり，枝肉とする。豚は骨が細く短く，枝肉歩留りが極めてよく70％にも達する。肉質は線維が細かく優良である。鶏は一般に4〜5週齢，生体重2kg近くまで肥育する。むね，ももには皮付きと皮なしがある。

家畜はと場でと殺し，放血後，剥皮または脱毛して，内臓を摘出し，頭部や両枝端，尾などを除いて枝肉（丸という）とする。これを縦に中央背骨で鋸断して二分し，半丸とする。半丸の形で5℃以下で熟成を行う。枝肉は日本食肉格付協会により，牛枝肉では第6,7肋骨間の切断面から歩留等級[7]でA〜Cの三段階に，肉質等級[8]で5〜1の五段階の計15段階の等級（最高等級：A-5等級）で示される。豚枝肉は重量と

---

[7] **歩留等級**：枝肉から骨や余分な脂肪などを除いた部分肉の割合。
[8] **肉質等級**：脂肪交雑，肉の色沢，肉の締まりおよびきめ，脂肪の色沢と質の4項目。

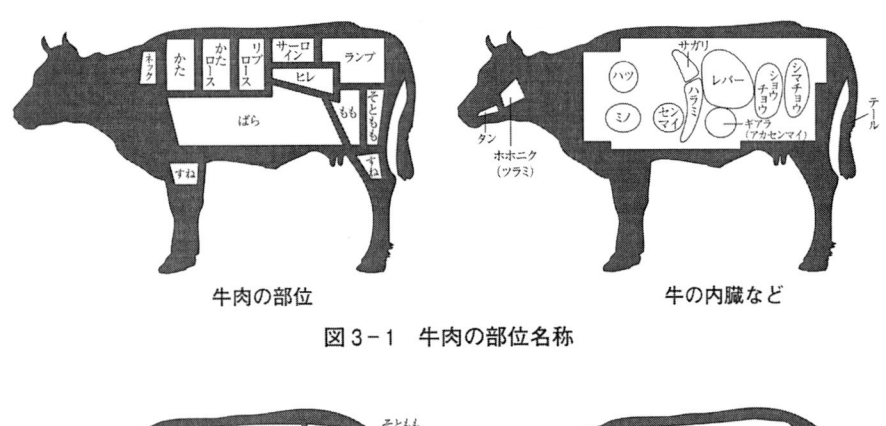

牛肉の部位　　　　　　　　　　　　　牛の内臓など

図3-1　牛肉の部位名称

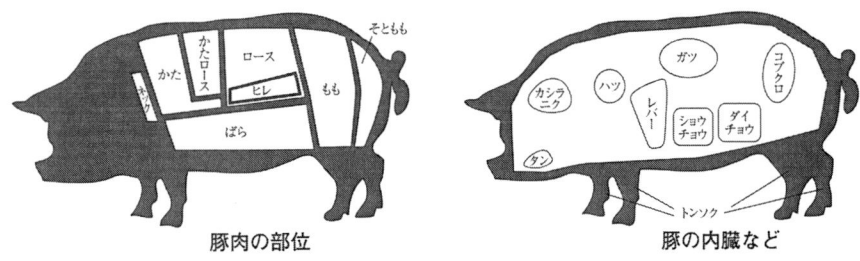

豚肉の部位　　　　　　　　　　　　　豚の内臓など

図3-2　豚肉の部位名称

背脂肪，次いで外観と肉質から等級が極上・上・中・並・等外の五段階に判定される。

　食肉はその部位により，成分も食味も著しく異なるため，利用目的により適切な部位を選ぶ。枝肉を部位別に切り分けることを屠体の分割といい，牛肉，豚肉を精肉として小売りする場合は，「食肉小売品質基準」（農林水産省）により，牛肉は9部位（そのほかネック，すねがある）に，豚肉は7部位（そのほかネックがある）に分けて表示する。牛肉はこのほか内臓など12部位に分け，豚肉はこのほか内臓など9部位に分けて表示する（**図3-1，図3-2**）。また，鶏肉および内臓は「食鶏小売規格」（農林水産省）で定められた部位で表示する。

❸ 食肉の熟成と成分変化

　と殺直後の筋肉は，肉の種類や部位により異なるが，pHが中性（pH7.0付近）でやわらかい。酸素の供給がなくなり筋肉内のグリコーゲンが嫌気的に分解して乳酸を生成し，約pH5.5まで低下する。それにともない筋原線維たんぱく質であるミオシンとアクチンが結合してアクトミオシンになり，硬化（死後硬直）が起こる（**表3-1**）。硬直状態の筋肉は非常にかたく，保水性が悪く，旨味も乏しいので，食用に向かない。

　硬化した肉は一定期間を過ぎると筋肉中に残存するプロテアーゼにより分解され，硬直が次第に解けてやわらかくなり，保水力や風味が改善される。これを肉の熟成

表 3-1 死後硬直の最大硬化時間

	時間
牛 肉	24
馬 肉	24
豚 肉	12
鶏 肉	2

資料：高野克己編著『食べ物と健康II　新訂食品学各論』樹村房，2008

表 3-2 熟成日数

	時間
牛 肉	7～10日
馬 肉	7～10日
豚 肉	3～ 5日
鶏 肉	半日

注：温度2～5℃の場合

（エージング）といい，筋肉ははじめて食肉として利用できるようになる（**表3-2**）。熟成は，一般に微生物汚染に配慮して行われる。熟成により，肉の軟化，保水性（水和性），旨味性分，エキス分が増加し，さらに，自己消化によって肉特有の風味が醸成される。近年，牛肉など過剰に熟成させた乾燥熟成肉*9もあるが，衛生管理が難しい。と殺前の家畜の生体重量に対する枝肉重量の比率を枝肉歩留り，枝肉歩合，と体率などといい，また，生体重量に対する精肉重量の比率をと肉率という。

❹ 食肉の構造

食肉とは動物の筋肉をいい，筋肉は骨格についている骨格筋が主体であるが，内臓および心臓も，もつ焼き，煮込み，加工用に利用されている。

筋肉は太さ $0.2～2\,\mu m$ の細長い多数の筋原線維が集まり，筋線維（太さ $10～100\,\mu m$，長さ $2～5\,cm$）を形成し，その筋線維と筋線維が結合組織（Connective tissue）によって小束（筋束）をつくり，この小束が集まって構成している。

筋原繊維には，光学顕微鏡で明るく見える領域（I帯）と暗く見える領域（A帯）とがZ線からZ線まで反復して構成され，横紋（縞模様）に見える。太いフィラメントのミオシン（A帯）と，細いフィラメントのアクチン（I帯）とよばれるたんぱく質から主に構成される（**図3-3**）。筋原線維を構成するたんぱく質は，筋原線維全たんぱく質の約60%といわれる。

❺ 食肉の化学成分

食肉の主成分はたんぱく質15～24%，脂質3～30%，水分50～75%であるが，脂質と水分は家畜の種類，飼料，肥育法，年齢，枝肉部位などによって含量が大きく異

---

*9 **乾燥熟成肉**：牛肉，羊肉，ジビエ（野生の鹿肉）を乾燥熟成庫内で一定期間熟成したもの。牛肉の場合，庫内温度0～4℃，湿度80%前後で，常に肉周辺の空気が動く状態で，14～35日間熟成する。欧州で食肉を冷涼な洞窟や地下倉庫に吊るして保存したことが起源。

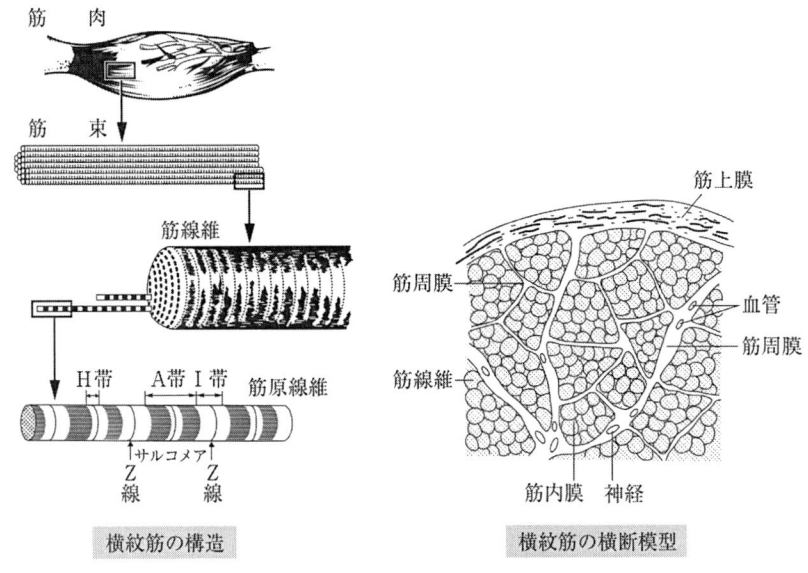

筋肉

筋束

筋線維

H帯　A帯 I 帯　筋原線維

サルコメア
Z
線

Z
線

横紋筋の構造

筋上膜

筋周膜

血管

筋周膜

筋線維

筋内膜　神経

横紋筋の横断模型

図3-3　筋肉（横紋筋）の構造

資料：表3-1に同じ，p.96

なる。

（1）水　分

　肉中の水分は，保水性など食肉および加工品の品質に影響を及ぼす。水分含量は脂質含量と逆比例の関係にあり，脂質が多いと水分は少ない。一般に幼畜に水分が多く，成畜になるにしたがい減少し，脂質が増加する。

（2）たんぱく質

　食肉のたんぱく質は，水や塩類溶液に対する溶解性から，筋形質（筋漿）たんぱく質，筋原線維たんぱく質，肉基質たんぱく質の3つに大別される。

　筋形質たんぱく質は赤色のミオグロビン，ヘモグロビンを含み，食肉や加工品の色調に関与する。筋原線維たんぱく質を構成しているアクチン，ミオシンは筋肉の収縮，死後硬直，食肉の熟成に直接関与する。肉基質たんぱく質は結合組織を形成し，いわゆる「すじ」（腱）の主成分で，食肉本来のかたさに関係する。食肉たんぱく質の構成比は，50％以上が筋原線維たんぱく質，筋形質たんぱく質は15〜35％，肉基質たんぱく質は15〜35％と，相対的に変化して肉のかたさに関係する。

　これらは，家畜の種類，性別，年齢，枝肉部位などにより差があり，老齢肉は若齢肉より肉基質たんぱく質が多いためかたく，多汁でない。肉基質たんぱく質の割合は，牛肉，鶏肉，魚肉の順に低くなっている。

　肉のアミノ酸組成は，リシン，ロイシン，トレオニン，トリプトファンが多く，肉基質たんぱく質にはグリシン，ヒドロキシプロリンが多い。含硫アミノ酸は少ないが，必須アミノ酸をすべて含有する。

表3-3 食肉脂肪の融点

	融点 (℃)
牛 脂	40～50
羊 脂	44～49
豚 脂	33～46
鶏 脂	30～32
馬 脂	30～43

資料：表3-1に同じ，p.97

表3-4 食肉のミオグロビン含量

	含量 (%)
子牛肉	0.1～0.3
成牛肉	0.4～1.0
馬 肉	0.5～1.0
豚 肉	0.1～0.3
鶏 肉	0.014

資料：表3-1に同じ，p.97

（3）脂 質

食肉の脂質は，筋肉組織や臓器組織に含まれる組織脂質と，皮下や内臓の周囲，腹腔などに付着する蓄積（貯蔵）脂質とに分けられる。組織脂質はリン脂質，糖脂質，ステロールなどからなり，その含量は動物の種類や栄養状態にかかわらず一定である。これに対し，蓄積脂質は脂質含量の約90%を占め，食肉の風味や外観，食感，栄養などと直接関連する。構成脂肪酸は食肉により異なるが，オレイン酸（18：1），パルミチン酸（16：0），ステアリン酸（18：0）が多い。食肉脂肪の融点は，食す際の舌触りや調理法にも影響する（**表3-3**）。

（4）糖 質

食肉中の糖質含量は少量であり，大部分はグリコーゲンで，ほかにグルコース，イノシトールなどがある。グリコーゲンは枝肉熟成中に早期に乳酸に分解され，熟成後はほとんど含まないが，馬肉にはグリコーゲンが約2.3%と多い。

（5）無機質

食肉中の無機質含量は0.2～1.6%で，カリウム，リン，硫黄が多く，ほかにナトリウム，マグネシウム，鉄などが含まれ，カルシウムは少ない。肉の種類やそのほかの要因による変動は少ない。

（6）ビタミン類

食肉はビタミンA，C，Dの含量は極めて少ないが，ビタミンB_1，ビタミンB_2などが豊富に含まれ，特に豚肉にはビタミンB_1がほかの畜肉の数倍も多く含まれる。豚肉の場合，ビタミンB_1含量は飼料に依存するが，牛や羊では，第一胃内の微生物がビタミンB_1を合成するので，比較的変動が少ない。臓器は一般にビタミン類を多く含み，特に肝臓（レバー）には筋肉に含まれていないほかのビタミン類（ビタミンA，Cなど）も豊富で，栄養価が高く，優れた給源である。

（7）色素成分

食肉の色は筋肉中に含まれるミオグロビンによるものが主体である。牛肉や馬肉が豚肉や鶏肉に比べ肉色が濃いのは，ミオグロビン含量が多いためである（**表3-4**）。ミオグロビンは本来，暗赤色を呈するが，空気に触れると酸化されてオキシミオグロ

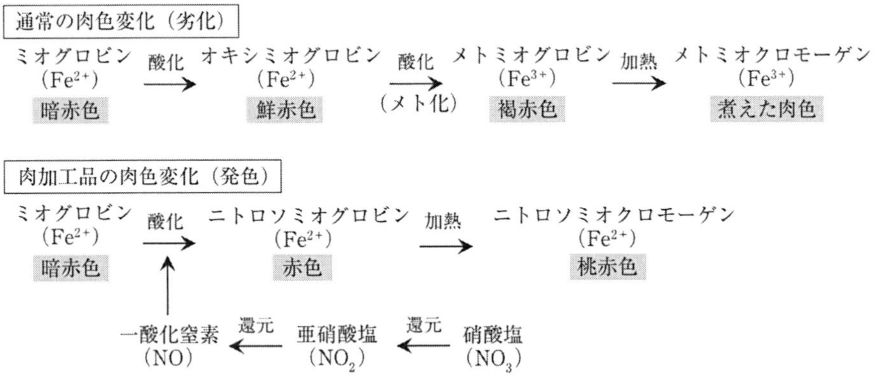

通常の肉色変化（劣化）

ミオグロビン (Fe^{2+}) 暗赤色 →酸化→ オキシミオグロビン (Fe^{2+}) 鮮赤色 →酸化（メト化）→ メトミオグロビン (Fe^{3+}) 褐赤色 →加熱→ メトミオクロモーゲン (Fe^{3+}) 煮えた肉色

肉加工品の肉色変化（発色）

ミオグロビン (Fe^{2+}) 暗赤色 →酸化→ ニトロソミオグロビン (Fe^{2+}) 赤色 →加熱→ ニトロソミオクロモーゲン (Fe^{2+}) 桃赤色

一酸化窒素 (NO) ←還元← 亜硝酸塩 (NO_2) ←還元← 硝酸塩 (NO_3)

図3-4 ミオグロビンの変化

ビンとなり，鮮やかな赤色となる（ブルーミング，bluming）。さらに長時間放置すると，メトミオグロビンとなる。肉に硝酸塩や亜硝酸塩を加えるとニトロソミオグロビンとなり，加熱によりニトロソミオクロモーゲンとなり安定化する（**図3-4**）。この反応はハムやソーセージなどの肉加工品製造において利用されている。

（8）エキス分

食肉を熱水で抽出して得られるエキス分は約2%で，これにはたんぱく質，脂質，無機質も含まれるが，核酸関連物質[*10]，アミノ酸，乳酸が多い。グルタミン酸，イノシン酸，コハク酸，イノシトール，タウリン，クレアチンなど旨味性を有するものが多く，食肉の抽出物を濃縮した肉エキスはさまざまな料理の風味付けに利用されている。

6 食肉の機能成分

食肉の成分は多種存在し機能性も多岐にわたるが，主要な機能成分にペプチド類，共役リノール酸，L-カルニチンなどがある。

（1）ペプチド類

アミノ酸価100の良質なたんぱく質は，筋肉，内臓，皮膚，毛髪，爪など人体を構成するのに欠かせない。また，アミノ酸は筋肉，神経，免疫，代謝など身体の構造と機能に関与する。食肉中のペプチド類には抗酸化作用を示すものが多く，酵素分解により，免疫や血圧調節，抗ストレスや抗疲労化を示す抗酸化作用，ビフィズス菌増殖

[*10] **核酸関連物質**：ATPはADPを経てAMPとなる。AMPは，デアミナーゼにより，旨味を示すイノシン酸（IMP）となる。IMPは，5'-ヌクレオチダーゼによりイノシンになり，さらにヌクレオシダーゼによりヒポキサンチンとなるが，5'-ヌクレオチダーゼが，AMPデアミナーゼより活性が弱いので，IMPは蓄積して食肉の旨味となる。

ATP→ADP→AMP→IMP（イノシン酸：旨味）→HxR（イノシン）→Hx（ヒポキサンチン）
AMPデアミナーゼ　　　5'-ヌクレオチダーゼ

を促進するペプチドも知られる。

（2）共役リノール酸

牛など反芻動物の肉や乳に含まれ，抗変異原，体脂肪減少，動脈硬化予防，血清コレステロール低下，抗酸化，免疫調節作用などの機能が報告されている。

（3）L–カルニチン

筋肉中に存在する脂肪代謝に必要な成分で，特に馬肉，羊肉，牛肉に多い。エネルギー産生，コレステロール低下，中性脂肪の蓄積抑制，運動時のスタミナ維持や疲労回復効果が知られる。

❼ 食肉の利用

食肉の利用は，各種料理のほか，ハム，ベーコン，ソーセージ類をはじめ，缶詰，みそ漬，かす漬，佃煮などに加工される。また，内臓部分もほとんど利用される。ハム，ベーコン，ソーセージ類の主な製造工程には，塩漬，水漬，乾燥・燻煙，湯煮・冷却などがある。

（1）塩　漬

食肉を食塩，発色剤，香辛料，調味料などの塩漬剤で処理する操作である。塩漬剤を直接すり込む乾塩法や，塩漬剤を溶解したピックル液に浸漬する湿塩法，ソーセージ製造の細切時に塩漬剤を加え脂肪粒子を分散するエマルション法がある。食塩は製品の風味，保存性，保水性，結着性を向上する。

（2）水　漬

塩漬後，過剰の塩漬剤を除くため冷水に浸漬する操作である。

（3）乾燥・燻煙

乾燥は燻煙時の煙成分の流出を防止するため，肉表面を乾燥する。燻煙は，一般に木材を燃焼し発生した煙で製品を燻す操作である。燻煙剤にはサクラが多く利用され，形状もチップ，おがくずやこれを棒状に固めたウッドなどがある。燻煙は，煙に含まれるアルデヒド類，フェノール類，ケトン類，有機酸などにより特有の香味付与，発色促進，貯蔵性向上のほか，煙成分が肉の成分と結合するため脂肪の酸化防止や肉の軟化にも効果がある。燻煙には，加熱せず長期間行うことで水分含量を低下させ，保存性を高めた冷燻法（骨付きハム，ベーコン，ドライソーセージなど），風味付けを主な目的とし，50℃前後で数時間行う温燻法（ボンレスハム，ロースハム），さらに高温で短時間処理する熱燻法（ドメスティックソーセージ）のほか，薄めた燻液（木酢液）に浸漬後乾燥し，燻煙の風味を付ける液燻法もある。

（4）湯煮・冷却

湯煮は製品を殺菌し，保存性の向上や適度なかたさ，弾力の付与，燻煙臭の緩和を

目的に行う操作である。脂肪の流出抑制のため，70〜75℃（中心温度63〜65℃）で30分以上保持する低温殺菌を行い，速やかに冷却し低温で保存する。

（5）ハ　ム（Ham）

本来のハムは，豚のもも肉を骨付きのまま塩漬し，燻煙したものであるが，近年は骨を除いたり，もも肉以外の部位を用いたりしてケーシングに詰め，湯煮する製品をハムとよんでいる。JASでは骨付きハム，ボンレスハム，ロースハム，ショルダーハム，ベリーハム，ラックスハム，プレスハムがあり，骨付きハムとラックスハムは非加熱で合成保存料の使用は認められていない。

（6）ベーコン（Bacon）

本来は豚バラ肉を塩漬し，燻煙したベリーベーコンを指す（bellyは腹部のこと）。JASではベーコン，ロースベーコン，ショルダーベーコン，ミドルベーコン，サイドベーコンの規格が定められ，いずれも合成保存料と合成殺菌料を含まない。加熱したものは，クックドベーコンとよぶ。

（7）ソーセージ（Sausage）

生肉もしくは塩蔵肉の細切れやひき肉，それ以外の調理素材（血液，皮，内臓など）を細切り混合し，ケーシングに詰めた肉製品である。製造工程や素材の面から，ドメスティックソーセージとドライソーセージに分類される。

ドメスティックソーセージは，水分50〜60％で肉に種々の素材を混合して調味したもので，食べる際に加熱調理するフレッシュソーセージ（フレッシュポークなど）と，これを燻煙して湯煮したスモークソーセージ（フランクフルト，ウインナーなど）があり，ケーシングには天然腸と人工がある[11]。

ドライソーセージは乾燥させ長期保存を可能にした製品で，JASで水分35％以下をドライソーセージ，水分55％以下をセミドライソーセージとしている。

（8）食肉缶詰（Cand meat products）

食肉や内臓を原料に水煮，味付けしたものが多く，密封後に加圧加熱殺菌するため保存性が高い。代表的なものにコンビーフや大和煮などがある。

（9）コンビーフ（Corned beef）

角切りした塩漬牛肉（もも）を蒸煮し，もみほぐして繊維状にして牛脂や調味料を加えて缶詰にした後，110〜115℃，60分間加熱殺菌する。馬肉を混ぜたものをニューコンビーフという。

（10）乾燥肉（Jerked beef）

牛肉などの生肉や塩漬肉を乾燥したもの。保存食や携帯食として利用され，そのま

---

[11] JASでは羊腸または製品の太さ20mm未満をウインナー，豚腸または製品の太さ20〜36mm未満をフランクフルト，牛腸または製品の太さ36mm以上をボロニアと規定している。

ま食すか水戻しして食す。ビーフジャーキーなどがある。

(11) ゼラチン (Gelatin)

筋肉, 骨, 皮, 筋などを石灰水にて脱脂後, 加熱により不溶性コラーゲンを分解し, 水溶性のコロイド物質にしたもので, 漂白, 乾燥して製造する。乾燥法により, 板状, 粉状, 粒状のほか, プレスハムに利用する生タイプもある。必須アミノ酸のトリプトファンが含まれず, アミノ酸価は0である。水素結合によってゲル化するため, 熱可逆性ゲルを形成する。溶解温度, 凝固温度はともに寒天より低い。

| 演習問題 |

1. 食肉に関する記述である。正しいのはどれか。1つ選べ。
  (1) 肉の熟成は, 一般に枝肉の状態で行われる。
  (2) 食肉を亜硝酸塩で漬け込み冷蔵すると, ミオグロビンがニトロソミオクロモーゲンに変化し, 鮮紅色を呈するようになる。
  (3) 生肉の色は, 主にヘモグロビンである。
  (4) 食肉を切ることにより, ミオグロビンは酸素と結合し, 鮮紅色のメトミオグロビンに変化する。
  (5) 食肉を放置すると, ヘム中の2価鉄が3価鉄となり, 褐色のオキシミオグロビンになる。

2. 食肉の成分に関する記述である。正しいのはどれか。1つ選べ。
  (1) 肉基質たんぱく質にはコラーゲン, エラスチンが含まれ, その含量が多いほど肉質はやわらかい。
  (2) 豚肉は, 牛肉に比べて, ビタミン B_1 含量が多いことが特徴である。
  (3) 食肉中の蓄積脂質の約50%が, トリアシルグリセロールである。
  (4) 食肉の旨味に大きく寄与するのは, グリコーゲン, グルコースおよび乳酸である。
  (5) 骨格筋の死後硬直には, 肉中のクレアチニンが関与する。

3. 食肉の熟成に関する記述である。正しいのはどれか。1つ選べ。
  (1) 肉中のATPから酵素の作用により生成したイノシン, ヒポキサンチンは, 旨味を呈する。
  (2) 肉中のATPはAMPに変化し, このAMPにAMPデアミナーゼが作用し, 旨味成分ヌクレオチドのIMPが生成する。
  (3) と殺直後の牛枝肉を4℃においたとき, 3〜5日で熟成がほぼ完成する。
  (4) 肉の熟成中に作用するプロテアーゼは, ペプシンとキモトリプシンである。
  (5) と殺直後の骨格筋は直ちに死後硬直の過程に入り, 豚の場合は3時間後にかたくなる。

4．畜肉類に関する記述である。正しいのはどれか。1つ選べ。

(1) マトンとは，生後1年未満の子羊肉をいう。

(2) SPF豚とは，バークシャー種の豚をいう。

(3) 脂肪の融点は，豚脂より牛脂のほうが低い。

(4) 牛肉のミオグロビン含量は，豚肉よりも少ない。

(5) 馬肉は，豚肉よりグリコーゲンが多い。

5．食肉に関する記述である。**誤っている**のはどれか。1つ選べ。

(1) 食肉の死後硬直は，好気呼吸によるATPの生成停止と，嫌気呼吸にともなう乳酸の蓄積によるpHの低下によりはじまる。

(2) 食肉のアミノ酸スコアは100である。

(3) 食肉中のナトリウム含量は，カリウム含量に比べて多いので，肉はカリウム含量の多い野菜類とともに摂取することが望ましい。

(4) 食肉は熟成を必要とするが，魚介類は熟成させないのが一般的である。

(5) レバーにはビタミンAが豊富に含まれており，栄養価が高い。

6．食肉に関する記述である。正しいのはどれか。1つ選べ。

(1) 食肉中のグアニンは，呈味性たんぱく質の一種である。

(2) ハム・ソーセージの赤色は，ニトロソアミンによる。

(3) 牛枝肉は，と殺後，4℃，24〜48時間で最大硬直を示す。

(4) ドメスティックソーセージは，ドライソーセージより保存期間が長い。

(5) 牛ヒレ肉は，ベーコンの製造に使われる。

7．食肉に関する記述である。**誤っている**のはどれか。1つ選べ。

(1) 馬肉は，食肉のなかでもミオグロビン含量が多い。

(2) 猪肉は，豚肉よりも肉質がかたく臭みがある。

(3) 羊肉は，カルニチンが多く含まれており，脂質の代謝促進として期待されている。

(4) SPF豚と無菌豚は同じである。

(5) ブロイラーは国産の食肉用鶏であり，飼育日数が約40〜60日の短期間の若鶏である。

3-2 ▍牛乳

　乳は哺乳動物がその子を哺育するために乳房の乳腺から分泌するものであり，子どもの発育に必要なすべての栄養成分をバランスよく含んでいる。現在，世界的に利用

されている乳は，牛，馬，水牛，めん羊，山羊などの乳であるが，わが国で利用されている乳の大部分は牛の乳である。

　わが国で飼育されている乳用牛は，ホルスタイン種およびこの雑種が90%以上で，泌乳量が多く，飼育しやすい。乳は飲用乳として利用されるほか，多様な乳製品に加工されている。牛乳や乳製品の種類や定義，成分規格，製造・保存・表示の基準などが，「乳及び乳製品の成分規格等に関する省令」（以下，乳等省令）により規定されている。

1 牛乳の種類

（1）牛　乳

　生乳（牛から搾ったままの乳）を加熱殺菌したもの。生乳100%で，水やほかの原料は入っていない。乳脂肪分3.0%以上，無脂乳固形分8.0%以上の成分を含む。

（2）特別牛乳

　特別牛乳さく取処理業の許可を受けた施設で搾った生乳を，処理して製造したもの。乳脂肪分は3.3%以上，無脂乳固形分は8.5%以上で牛乳より濃厚である。

（3）低脂肪牛乳

　生乳から乳脂肪分の一部を減らし，低脂肪（0.5%以上1.5%以下）にしたもの。牛乳と同様，水やほかの原料は加えていない。乳脂肪分以外の成分は牛乳とほとんど同じである。

（4）無脂肪牛乳

　低脂肪牛乳よりさらに乳脂肪分を取り除き，乳脂肪分を0.5%未満にしたもの。乳脂肪分以外の成分は牛乳とほとんど同じである。

（5）成分調整牛乳

　乳脂肪分，無脂乳固形分，水分などの一部の成分を除去したもの。無脂乳固形分は牛乳と同様に8.0%以上ある。

（6）加工乳

　生乳にバターや脱脂粉乳など，ほかの乳製品を添加して，成分を調整したもの。加えてよいものは乳製品と水に限られ，乳成分を濃くした濃厚タイプや低脂肪タイプなどがある。

（7）乳飲料

　生乳または乳製品を主原料として，乳以外の成分（果汁，コーヒー，ビタミン，ミネラルなど）を加えたもの。

② 牛乳の生合成

　牛は反芻動物とよばれ，第1胃から第2胃に入った餌を何度も反芻（口に戻して噛み砕くこと）して消化しやすくしている。反芻を経て第3胃，第4胃に餌を送り，小腸で消化吸収された栄養素は血液に流れ込み，全身へ運ばれて利用される。

　牛の乳房中には乳腺胞とよばれる小さな袋状の組織があり，この乳腺胞は乳腺上皮細胞の層で構成されている。周囲に血液が流れており，血液中の栄養分が上皮細胞内に取り込まれ，血液成分から牛乳のたんぱく質，乳糖，脂質などが生合成される。合成された乳糖やたんぱく質は細胞から出た後，乳管を通って，乳頭から出てくる。

③ 牛乳の性状

（1）乳の分泌

　分娩後5〜7日目までに泌乳される乳を初乳という。その後，移行乳（泌乳開始後6〜10日）となり，常乳が分泌される。また，泌乳が終了する頃の乳を末期乳といい，牛乳の性状や成分組成は，泌乳期によって異なる。

　初乳は，子牛に免疫を獲得させるため，免疫グロブリンなどの機能性たんぱく質成分が豊富である。しかし，免疫成分や脂肪含量が高いため，熱凝固しやすく，粘稠性で，苦味があり，飲用には適さないことから，分娩後5日以内の乳の売買が禁止されている。末期乳は，泌乳量が減少して終了する頃の乳で，常乳に比べて，乳糖以外の成分（たんぱく質，脂肪，灰分など）がやや多い。

（2）乳の殺菌

　牛乳は栄養成分に富むことから細菌が繁殖しやすく，病原菌が混入する恐れもある。そのため，乳等省令では「保持式により摂氏63度で30分間加熱殺菌するか，又はこれと同等以上の殺菌効果を有する方法で加熱殺菌すること」と規定されている。牛乳の殺菌方法は，その温度と時間により低温保持殺菌法（LTLT），高温短時間殺菌法（HTST），超高温殺菌法（UHT）などに大別され，わが国では9割以上の牛乳が超高温殺菌法（UHT）殺菌で処理されている（**表3-5**）。

表3-5　牛乳の殺菌

殺菌方法	温度と時間
低温保持殺菌法（LTLT）	63〜68℃ で 30 分間
高温短時間殺菌法（HTST）	72℃ 以上で 15 秒間以上
超高温殺菌法（UHT）	120〜130℃ で 2〜3 秒間
超高温滅菌法（UHT 滅菌）	135〜150℃ で 1〜4 秒間

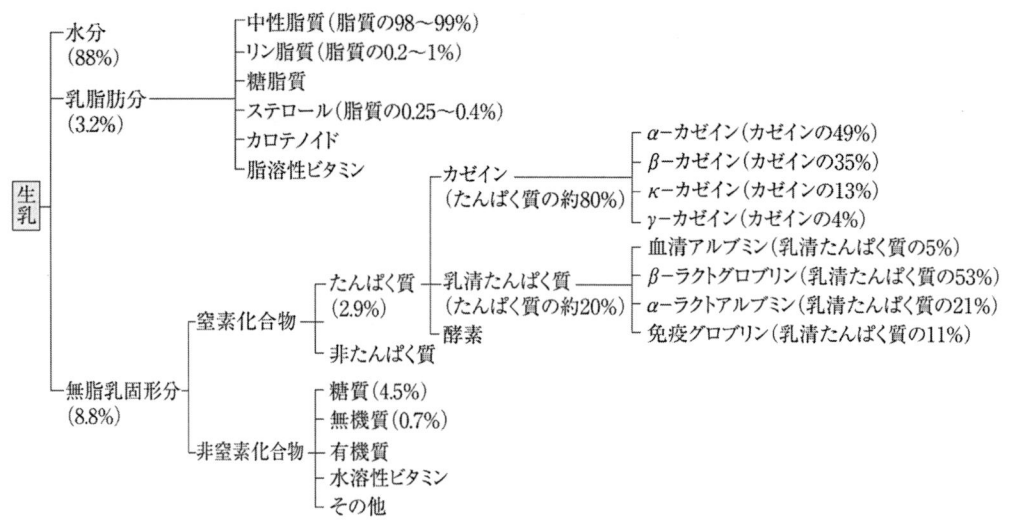

図3-5　牛乳の成分比率
資料：瀬口正晴・八田一編『食品学各論（第2版）』化学同人，2012，p.56

❹ 牛乳の成分（図3－5）

（1）たんぱく質

牛乳のたんぱく質はカゼインと乳清（ホエー）たんぱく質に大別される。

① カゼイン

カゼインはpH4.6で沈殿するたんぱく質で，牛乳中では，カゼインミセルというコロイド粒子として存在している。疎水性の強いα-，β-カゼインが主成分となるサブミセルは内側に，親水性の高いκ-カゼインが主成分となるサブミセルは外側に存在し，これらのサブミセルがリン酸カルシウムを介してサブミセル同士を架橋し，大きなカゼインミセルを形成している。また，κ-カゼインは，疎水性のパラ-κ-カゼインと親水性のグリコマクロペプチドからなり，κ-カゼインの表面にはグリコマクロペプチドが溶媒に突き出している。このグリコマクロペプチドは負に帯電しているため，電気的反発により，カゼインミセルが凝集することを防いでいる（図3-6）。

カゼインは，α-ヘリックスやβ-シートのような規則的構造が少なく，熱に安定であるため，加熱しても凝固しない。また，カゼインは主にα_{s1}-，α_{s2}-，β-，κ-カゼインからなるリンたんぱく質である。特にκ-カゼインはチーズを製造する際，牛乳の凝固に関与し，子牛の第4胃から分泌される凝乳酵素であるキモシンを作用させると，κ-カゼイン中の105番目のフェニルアラニンと106番目のメチオニン間のペプチド結合が切断され，グリコマクロペプチド部分がカゼインミセルから遊離する。そのため，電気的反発が低下し，カゼインミセルが凝集する（図3-7）。この性質を利用してチーズが製造される。また，牛乳に乳酸菌を添加すると，乳酸菌が牛乳中の乳糖を分解し，乳酸を生成する。そのためpHが低下し，カゼインの等電点であるpH4.6

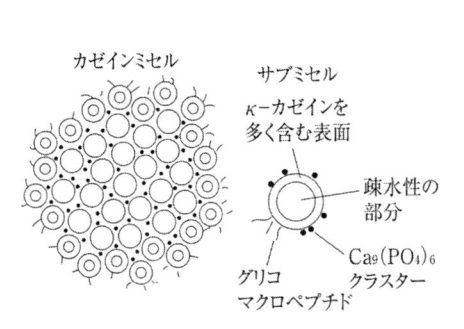

図3-6 カゼインミセルの模式図

資料：図3-5と同じ，p.57

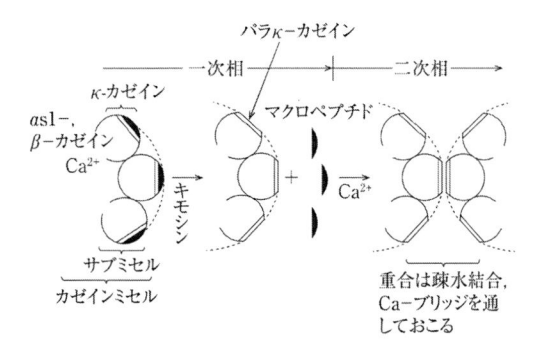

図3-7 キモシンによるカゼインミセルの凝集

資料：一島英治編『食品工業と酵素』朝倉書店，1983，p.141

に近づくと，カゼインミセル間の電気的反発が弱くなるため，カゼインミセル同士が凝集し，凝固（酸凝固）が起こる。この特性を利用して，ヨーグルトが製造される。

② 乳清たんぱく質

乳清たんぱく質は，牛乳からカゼインを除いた乳清に含まれるたんぱく質群で，β－ラクトグロブリン，α－ラクトアルブミンなどがあり，牛乳たんぱく質全体の約20％を占める（**表3-6**）。β－ラクトグロブリン，α－ラクトアルブミンは75℃の加熱で凝固する。また，β－ラクトグロブリンは牛乳の加熱臭の原因物質とされているが，これは加熱により，β－ラクトグロブリンから硫黄化合物を生じるためである。

（2）脂 質

牛乳中の脂質は脂肪球皮膜に包まれた直径1～3μmの脂肪球として分散している。市販の飲用牛乳は，脂肪球の浮上を防ぐために均質化処理（ホモゲナイズ）され，脂肪球は1μm以下である。脂肪球の98％は中性脂質（トリアシルグリセロール）で，少量のリン脂質，ステロール類，遊離脂肪酸などが含まれる。牛乳の脂質の脂肪酸組成は，飽和脂肪酸のパルミチン酸，ステアリン酸，ミリスチン酸および不飽和脂肪酸のオレイン酸などである。

また，牛などの反芻動物の乳脂肪には，炭素数の少ない酪酸，カプロン酸，カプリル酸などの揮発性の低級脂肪酸が含まれ，これらはバターが変敗したときの不快臭になる（**表3-7**）。そのほか，脂溶性ビタミン，カロテノイド類などが含まれ，バターの黄色は主にβ－カロテンによる。牛乳の脂肪酸組成は一定ではなく，品種，個体，飼料，季節によって変動し，夏は不飽和脂肪酸が，冬は飽和脂肪酸が多くなる。

（3）炭水化物

牛乳に含まれる炭水化物（約4.7％）の99.8％以上が乳糖（ラクトース）であり，牛乳に4.4％，人乳では約7％含まれている（**表3-8**）。D－ガラクトースとD－グルコースがβ-1,4結合した二糖類で，甘さはショ糖の6分の1であり，鉄の吸収促進，カルシウムの吸収を助ける作用がある。

表3-6 牛乳と人乳のたんぱく質量
(g/100 mL)

たんぱく質	牛 乳	人 乳
総たんぱく質	3.31	0.89
カゼイン	2.73	0.25
乳清たんぱく質	0.58	0.64
α-ラクトアルブミン	0.11	0.26
ラクトフェリン	微量	0.17
β-ラクトグロブリン	0.36	-
リゾチーム	0.04	0.05
血清アルブミン	0.04	0.05
Ig-A	0.003	0.10
Ig-G	0.06	0.03
Ig-M	0.003	0.002

資料：図3-5と同じ, p.58

表3-7 牛乳と人乳の脂質の脂肪酸組成(g/100 mL)

脂肪酸	牛 乳	人 乳
C 4：0	2.9	0.1
C 6：0	1.2	0.1
C 8：0	1.2	0.2
C 10：0	2.4	2.3
C 12：0	3.4	9.5
C 14：0	9.9	10.4
C 16：0	25.3	22.2
C 16：1	2.4	4.5
C 18：0	10.5	5.5
C 18：1	30.7	27.9
C 18：2	4.7	13.0
C 18：3	～1.2	2.5
炭素数 20 以上	微量～1.1	1.7

資料：山内邦男「人乳成分の化学—牛乳成分とどう違うか」『日本農芸化学会誌』53(6), pp.49-60, 1979

表3-8 牛乳と人乳の糖質の比較

	牛 乳	人 乳
ラクトース（g/100 mL）	4.4	7.2
オリゴ糖（〃）	Tr	1～3
D-グルコース（mg/100 mL）	13.8	Tr
D-ガラクトース（〃）	11.70	Tr
N-アセチルグルコサミン（〃）	11.2	Tr

Tr：微量
資料：表3-5と同じ, p.58

表3-9 牛乳と人乳の無機質の比較 (mg/100 g)

	牛 乳	人 乳
ナトリウム	41	15
カリウム	150	48
カルシウム	110	27
マグネシウム	10	3
リン	93	14
亜鉛	0.4	0.3
銅	0.01	0.03

資料：「日本食品標準成分表2020年版（八訂）」

　乳糖はラクターゼにより，グルコースとガラクトースに分解されるが，ラクターゼを産生する遺伝子が欠損している人やラクターゼ活性が低下している人では，小腸壁での乳糖の分解が行われないため，下痢などの症状を引き起こす（乳糖不耐症）。

（4）無機質

　無機質は，0.7％含まれている。ナトリウム，カリウム，カルシウム，マグネシウム，リンなどが含まれる。特に牛乳はカルシウム含量が多く（110 mg/牛乳100 g），カルシウムの消化吸収を高めるうえにおいて効果的な比率でリン（93 mg/牛乳100 g）が含まれているため（**表3-9**），カルシウムの吸収率が約40％とほかの食品より優れている。カルシウムの約30％，リンの約35％は可溶型として存在し，不溶型のものは，カゼインと結合したカゼインミセルとして分散している。

（5）ビタミン

　牛乳には，ほとんどのビタミンが含まれているが，特に脂溶性のビタミンＡや水

溶性のビタミン B_2 が多い。ビタミン A は，皮脂，粘膜を健康に保ち，視野を正常に保つはたらきがある。ビタミン B_2 は，栄養分の代謝を高め，成長促進作用に大切な役割を果たしている。

⑤ 牛乳の栄養と機能性成分

（1）カゼインホスホペプチド（Casein Phosphopeptide：CPP）

牛乳の主要たんぱく質であるカゼインのトリプシン分解物で，セリン残基にリン酸が結合したペプチドである。カルシウム，鉄などのミネラルを溶けやすくし，吸収率を高める作用があることから，特定保健食品に利用されている。

（2）乳塩基性たんぱく質（Milk Basic Protein：MBP）

牛乳や母乳の乳清に含まれる微量たんぱく質で，骨の破壊を抑え，骨の形成を促すことで，骨密度を高めるはたらきがある。

（3）ラクトフェリン

多くの哺乳動物の乳に含まれ，特に初乳に最も多く含まれている。病気の感染を予防し，免疫力を高めるはたらきがある。また，鉄の吸収を促進し，貧血の予防改善作用が認められている。殺菌される前の牛乳（生乳）にも存在しているが，ラクトフェリン濃度はヒトの母乳の 10 分の 1 程度であり，熱に弱く，高温で加熱されると活性を失うため，高温で殺菌された牛乳やその他の乳製品にはほとんど含まれない。

⑥ 牛乳・乳製品

（1）クリーム

生乳，牛乳または特別牛乳から乳脂肪分以外の成分を除去したもので，乳脂肪分は 18% 以上，酸度 0.20% 以下で，植物性脂肪や乳化剤，安定剤などの添加物を一切加えていないものと規定されている。水中油滴（O/W）型のエマルションである。

（2）バター

30〜40% 程度の乳脂肪を含むクリームを激しく撹拌（チャーニング）すると，乳脂肪を包んでいる乳脂肪球膜が壊れ，油滴同士が結合する。さらに撹拌し続けると，相転換が起こり，クリーム中の水分が分離し，油中水滴（W/O）型エマルションのバターが形成される。乳等省令により，乳脂肪分 80.0% 以上，水分 17.0% 以下と規定されている。脂溶性ビタミンであるビタミン A が多く，肌や粘膜を健康に保ち，細菌に対する抵抗力を強める効果がある。バターの黄色は，ビタミン A の前駆物質である β−カロテンに由来し，牛の餌である牧草に含まれる。

表3-10 アイスクリームの成分規格

種 類	成分規格		衛生規格	
	乳固形分（%）	乳脂肪分（%）	細菌数（/1g）	大腸菌群
アイスクリーム	15.0 以上	8.0 以上	10 万以下	陰性
アイスミルク	10.0 以上	3.0 以上	5 万以下	陰性
ラクトアイス	3.0 以上	なし	5 万以下	陰性

資料：乳及び乳製品の成分規格等に関する省令

（3）バターオイル

バターまたはクリームからほとんどすべての乳脂肪以外の成分を除去したもの。

（4）濃縮乳

生乳，牛乳または特別牛乳を濃縮したもの。乳固形分 25.5% 以上，乳脂肪分 7.0% 以上のもの。

（5）濃縮ホエー

乳を乳酸菌で発酵させ，または乳に酵素もしくは酸を加えてできた乳清を濃縮し，固形状にしたもの。

（6）脱脂濃縮乳

生乳，牛乳または特別牛乳から乳脂肪分を除去したものを濃縮したもの。

（7）アイスクリーム類

乳成分の量によって，アイスクリーム，アイスミルク，ラクトアイスに分類される（表3-10）。果汁などを凍らせたアイスキャンディーやシャーベットなどの乳固形分 3.0% 未満のものはアイスクリーム類ではなく，氷菓とされている。また，アイスクリーム類については，温度管理がされていれば細菌の増殖はなく，長期間保存しても品質変化が極めて小さいことから「アイスクリーム類にあつては，期限及びその保存の方法を省略することができる」（乳等省令）と定められている。

① アイスクリーム

乳固形分 15.0% 以上，うち乳脂肪分 8.0% 以上のもの。乳固形分と乳脂肪分が最も多く含まれており，ミルクの風味が豊かに感じられる。

② アイスミルク

乳固形分 10.0% 以上，うち乳脂肪分 3.0% 以上のもの。乳固形分と乳脂肪分がアイスクリームに比べて少なく，植物油脂が使われることもある。

③ ラクトアイス

乳固形分 3.0% 以上のもの。植物油脂が使われることもある。

④ 氷 菓

上記以外のもの。乳固形分はほとんど含まない。果汁などを凍らせたアイスキャンディー，かき氷など。

（8）練　乳

牛乳を濃縮したもので，無糖練乳（エバミルク），無糖脱脂練乳，加糖練乳（コンデンスミルク），加糖脱脂練乳があり，アイスクリームや製菓製造に利用される。

（9）粉乳類

①　全粉乳

牛乳から水分を除去して噴霧乾燥したもので，加工乳や製菓原料になる。

②　脱脂粉乳

脱脂乳を濃縮・乾燥し，粉末状にしたもの。湯や水に溶けやすいように処理されたものが，スキムミルクとして飲用や料理に利用される。

③　加糖粉乳

生乳，牛乳または特別牛乳にショ糖を加えてほとんどすべての水分を除去し，粉末状にしたもの，または全粉乳にショ糖を加えたもの。

④　調整粉乳

生乳，牛乳もしくは特別牛乳またはこれらを原料として製造した食品を加工し，または主要原料とし，これに乳幼児に必要な栄養素を加え粉末状にしたもの。

⑤　クリームパウダー

生乳，牛乳または特別牛乳の乳脂肪分以外の成分を除去したものからほとんどすべての水分を除去し，粉末状にしたもの。

⑥　ホエーパウダー

乳を乳酸菌で発酵させ，または乳に酵素もしくは酸を加えてできた乳清からほとんどすべての水分を除去し，粉末状にしたもの。

⑦　たんぱく質濃縮ホエーパウダー

乳を乳酸菌で発酵させ，または乳に酵素もしくは酸を加えてできた乳清の乳糖を除去したものから，ほとんどすべての水分を除去し，粉末状にしたもの。

⑧　バターミルクパウダー

バターミルクからほとんどすべての水分を除去し，粉末状にしたもの。

（10）チーズ

チーズは，牛，水牛，羊，山羊などの乳を原料として，凝固や発酵させることによって製造される乳製品の一種であり，ナチュラルチーズとプロセスチーズに大別される。

①　ナチュラルチーズ

加熱殺菌した原料乳に，乳酸菌（スターター）や凝乳酵素のキモシンを添加し，たんぱく質を凝固させたカードを成型後，乳酸菌やカビを利用して熟成させたものである。原料乳，熟成期間などの違いによって，風味や食感の異なるナチュラルチーズになる。ナチュラルチーズは，「原料乳の種類」，「熟成の有無」，「微生物の種類」，「かたさの度合」などによって分類される（表3-11）。

表3-11　ナチュラルチーズのかたさによる分類

分　類	代表的なチーズ
超硬質チーズ	パルメジャーノ・レッジャーノ（パルメザン）
硬質チーズ	エメンタール，チェダー，エダム
半硬質チーズ	細菌熟成：ゴーダ，サムソー カビ熟成：ロックホール，ゴルゴンゾーラ，スティルトン
軟質チーズ	非熟成：カッテージ，クリーム，モッツアレラ 細菌熟成：リンブルガー カビ熟成：カマンベール，ブリー

② プロセスチーズ

ゴーダチーズ，チェダーチーズ，エダムチーズなど，1種または数種類のナチュラルチーズを加熱して溶かし，添加物を加えて乳化・成型したものである。通常，乳化剤として重合リン酸塩やクエン酸を用い，加熱加工により微生物や酵素のはたらきが止まるため，風味が一定になり，保存性が高くなるという特徴がある。

(11) 乳酸菌飲料

無脂乳固形分の量によって，乳製品乳酸菌飲料と乳酸菌飲料に区別される。

① 乳製品乳酸菌飲料

無脂乳固形分を3.0％以上含み，乳酸菌数または酵母数が1,000万/mL以上のもの。生菌タイプと殺菌タイプがある。殺菌タイプは，発酵後加熱殺菌して保存性を高めたもので，そのまま飲むものと，薄めて飲むものがある。

② 乳酸菌飲料

無脂乳固形分が3.0％未満で，乳酸菌数または酵母数が100万/mL以上のもの。

(12) 発酵乳

牛乳や脱脂乳などを乳酸菌または酵母で発酵させた半ゲル状の乳製品で，代表的なものとしてヨーグルトがある。ヨーグルトはゲル化剤（寒天やゼラチン）で固めたハードタイプ，ゲル化剤を用いないソフトタイプ，液状にしたドリンクタイプに分類され，乳等省令では発酵乳という。

演習問題

1. 牛乳の成分に関する記述である。正しいのはどれか。1つ選べ。

(1) 牛乳の脂肪酸含量は，オレイン酸，パルミチン酸が多い。

(2) 牛乳のたんぱく質は，加熱変性しない。

(3) 乳清たんぱく質の主なものは，カゼイン，β-ラクトグロブリンなどである。

(4) 牛乳の無機質含量は，カルシウムよりも鉄が多い。

(5) 牛乳には，ビタミン B_2 よりもビタミン B_1 が多く含まれる。

2．牛乳に関する記述である。正しいのはどれか。1つ選べ。

(1) 脂肪には，揮発性低級脂肪酸は含まれていない。

(2) 炭水化物は，主にガラクトースである。

(3) 乳清のラクトフェリンは，鉄を含まない。

(4) カゼインミセルは，リンたんぱく質である。

(5) 牛乳の殺菌は，日本ではほとんどが高温短時間殺菌で処理されている。

3．牛乳・乳製品に関する記述である。正しいのはどれか。1つ選べ。

(1) 炭水化物は，大部分がグルコースである。

(2) バターの黄色はラクトフェリンである。

(3) 市販の牛乳は脂肪球の浮上を防ぐため，均質化処理が行われている。

(4) LL 牛乳は，10℃ 以下の低温で流通しなければならない。

(5) 生乳に香料を添加した飲用乳を，加工乳という。

4．乳類に関する記述である。正しいのはどれか。1つ選べ。

(1) 牛乳は，人乳よりもカルシウム含量が低い。

(2) 牛乳は，人乳よりラクトフェリンが多い。

(3) 乳清たんぱく質は，牛乳の pH を 4.6 にすると沈殿する。

(4) ガゼインホスホペプチドはカルシウムの吸収を高める。

(5) 牛乳は，ビタミン A をほとんど含まない。

3-3 ▍卵類

① 卵の種類と特徴

　食用として利用される家禽類の卵類には，鶏卵，うずら卵，あひる卵などがあるが，わが国では主に鶏卵が利用されている。鶏卵は価格変動が小さいことから，物価の優等生といわれている。卵用鶏は，白色レグホーン種とロードアイランド種の交雑種がほとんどであり，通常，ふ化後，約 140 日で産卵を開始し，産卵数は年間 230〜300 個である。鶏卵 1 個の重量は平均 55〜60 g であり，国内で市販されている卵は，パック詰鶏卵規格により，6 g 刻みで分類され，色ラベルを付けて流通される（表 3 - 12）。また，鶏卵は栄養価が高く，良質なたんぱく質，ビタミン，ミネラルを含む。

（1）鶏 卵

　アスコルビン酸以外の主要な栄養素を含んでいる。特にたんぱく質のアミノ酸組成は非常に優れ，ほかの食品のたんぱく質の栄養価の基準とされている。消費量の半分

表3-12 鶏卵の取引規格

サイズ	重量	ラベル
LL	70 g 以上 76 g 未満	赤
L	64 g 以上 70 g 未満	橙
M	58 g 以上 64 g 未満	緑
MS	52 g 以上 58 g 未満	青
S	46 g 以上 52 g 未満	紫
SS	40 g 以上 46 g 未満	茶

資料：パック詰鶏卵規格より

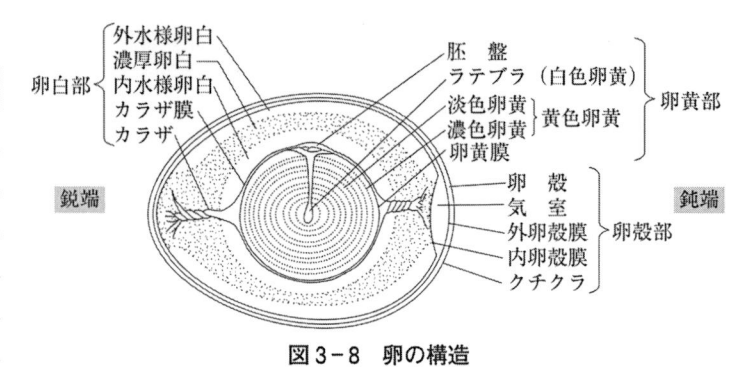

図3-8 卵の構造

資料：五十嵐脩編著『概説食品学（第2版）』光生館，2006，p.160

以上は家庭用として利用されるが，加工用（マヨネーズ，パンなどの製造原料用）および業務用としても消費されている[*12]。

（2）うずら卵

家禽化された日本うずらの卵で，卵重 8～10 g，年間産卵数は 150～250 個である。たんぱく質や脂質の含量は鶏卵と同等であるが，レチノール，ビタミン B_1，B_{12}，鉄分はうずら卵のほうが多い。

（3）あひる卵

卵重は 70 g 前後であり，年間産卵数 150～180 個で，中国料理に用いられるピータン（皮蛋）の原料となる。鶏卵と異なる調理特性を示し，卵白の起泡性が悪く，熱凝固温度が低い。また，鶏卵よりも脂質や鉄分が少なく，ビタミン B_1 は 1/2 以下である。

② 卵の産卵生理と構造

鶏の卵巣には，多数の白色卵胞があり，産卵開始約 2 週間前になると，卵胞に黄色色素を含む卵黄成分の蓄積が始まり，黄色卵胞として急速に成長する。卵胞の成長が開始されてから卵管へ排卵されるまでの日数は，同一個体では約 7～12 日である。卵は外側から，卵殻，卵殻膜，卵白，卵黄で構成されている（図3-8）。卵巣から排卵された卵黄は卵管を通過しながら，順次，卵白，卵殻膜，卵殻に覆われ，その後，放卵される。基本的には 1 日につき 1 個の卵を産む。

（1）卵 殻

卵殻はほとんど水分を含んでおらず，約 95% は炭酸カルシウムである。卵殻の厚さは平均 0.3 mm で，鋭端部は厚く，鈍端部で薄い。卵殻には気孔とよばれる小さな穴が多数（7,500～17,000/個）あり，胚の呼吸に必要な酸素を取り入れ，呼吸で生じ

[*12] わが国における国民 1 人 1 年当たりの消費量は，平均 329 個と，世界でも高い水準である。（「2014 IEC アニュアルレビュー」（年次統計）2013 年の値による）。

た二酸化炭素を排出する。産卵直後では，卵殻の表面は輪卵管で分泌された粘液に覆われているが，しばらくすると乾燥し，クチクラという薄膜になり，微生物の卵殻への侵入を防いでいる。

（2）卵殻膜

卵殻の内側には卵殻膜が密着し，主成分である繊維状のたんぱく質が網目構造を形成している。卵殻膜は外卵殻膜と内卵殻膜の二層からなり，卵殻に密着しているが，とがっていない（鈍端）側では，二つの卵殻膜は離れて空間（気室）を形成している。放卵後，時間の経過とともに徐々に卵内の水分が蒸発するため，内容物の体積が減少し，気孔から空気が侵入することから，古い卵ほど気室は大きくなる。

（3）卵 白

卵白は，粘度の高いゲルである濃厚卵白と，粘度の低い内水様卵白および外水様卵白の3層に分けられる。卵黄の両端から，ねじれた紐状のカラザが濃厚卵白中に伸びている。このカラザのねじれは，卵管中で卵白成分が分泌されるとき，卵黄が回転することにより形成される。卵の鋭端方向に伸びているカラザは2本が左巻きに，鈍端に伸びているカラザは1本が右巻きにねじれている。カラザは卵黄が卵の中央に位置するようにし，卵が転がった場合でも，胚が上向きになるように調節するはたらきをしている。

（4）卵 黄

卵黄は，卵黄膜，胚盤，卵黄で構成されている。卵黄膜は半透明の膜で，たんぱく質が構成成分である。胚盤は，中心に存在するラテブラとつながっている。卵黄は淡色卵黄と濃色卵黄とが，中央のラテブラを中心に交互に層状になっている。卵黄の黄色は，飼料（とうもろこしなど）に由来するキサントフィル類（ルテイン，ゼアキサンチンなど）である。

③ 卵の構成成分と栄養的特徴

卵の構成成分をみると，脂質は卵白にはほとんど含まれず，たんぱく質は卵白より卵黄に多く含まれていることがわかる（表3-13）。

（1）たんぱく質

① 卵白たんぱく質

卵白に含まれるたんぱく質には，オボアルブミン，オボトランスフェリン，オボムコイド，オボムチン，リゾチームなどがある（表3-14）。オボ（ovo）はラテン語で卵を意味している。卵白たんぱく質は抗菌作用を有するものがあり，卵黄への微生物による汚染を防ぐ役割がある。

a. オボアルブミン 卵白における主要たんぱく質であり（構成割合54%），分子内

表3-13　卵の一般成分　　　　　　　（可食部100g当たりの量）

	エネルギー (kcal)	水分 (g)	たんぱく質 (g)	脂質 (g)	炭水化物 (g)	灰分 (g)	コレステロール (mg)
全卵	142	75.0	12.2	10.2	0.4	1.0	370
卵黄	336	49.6	16.5	34.3	0.2	1.7	1,200
卵白	44	88.3	10.1	Tr	0.5	0.7	1

Tr：微量
資料：「日本食品標準成分表2020年版（八訂）」

表3-14　卵白構成たんぱく質

卵白構成たんぱく質	組成 (%)	分子量 (kDa)	等電点 (pH)	糖含量 (%)	熱変性温度 (℃)	性質
オボアルブミン	54	44.5	4.5	3	78	卵白の主要なたんぱく質
オボトランスフェリン	12~13	77.7	6.1~6.6	2	61	鉄結合性，抗菌作用
オボムコイド	11	28	3.9	22	—	トリプシンインヒビター，卵アレルゲン
オボムチン	1.5~2.9	200~8,300	4.5~5.0	$\alpha = 15$ $\beta = 50$	—	濃厚卵白の組織維持，泡沫安定性
リゾチーム	3.4~3.5	14.3	10.5~11.0	0	75	グラム陽性菌の細胞壁を分解，抗菌作用
オボグロブリンG2	4	49	5.5	5.6	93	起泡性に関与
オボグロブリンG3	4	49	5.8	6.2	91	
アビジン	0.05	68.3	10.0	8	79	ビオチン結合性，糖たんぱく質

にリン酸基を有する。卵白の熱凝固の主体となる糖たんぱく質で，変性温度は78℃である。貯蔵中に起こる卵白pHの上昇によって，S-オボアルブミン（変性温度86℃）とよばれる熱に安定な状態に不可逆的に変化する。

　b. **オボトランスフェリン**　コンアルブミンともいう。卵白において12~13%を占める糖たんぱく質であり，金属（鉄，銅，亜鉛）と結合する性質がある。1分子当たり鉄などの二価金属イオンを2個結合する。特に鉄との結合力が強いため，増殖の際に鉄を必要とする腐敗菌の生育を妨げる抗菌作用がある。卵白たんぱく質のうちでは，熱に対して最も不安定なたんぱく質であり，61℃で熱変性する。

　c. **オボムコイド**　卵白において約11%を占める糖たんぱく質である。糖の含有率が約22%と高いたんぱく質であるために，極めて熱安定性が高い（変性しにくい）。また，卵アレルギーの強力なアレルゲンである。

　d. **オボムチン**　卵白中に1.5~2.9%含まれる糖たんぱく質である。粘性が高く，濃厚卵白の組織維持や卵白の気泡の安定性にかかわっている。

表3-15 卵黄構成たんぱく質

卵黄構成たんぱく質	組成[注1] (%)	たんぱく質 分布[注2](%)	脂質分布[注3] (%)	分子サイズ (kDa)	その他性質
低密度リポたんぱく質 LDL₁, LDL₂	65	22	93	LDL$_1$=10 LDL$_2$=6	脂質含量が85〜89%の巨大なリポたんぱく質。卵黄の乳化性の主体である
高密度リポたんぱく質 α-, β-リポビテリン HDL	16	36	7	400	脂質含量が約20%のリポたんぱく質。アポたんぱく質は分子サイズが35〜140 kDaの8種類ある
リベチン	10	30	0	α-リベチン=80 β-リベチン=45 γ-リベチン=180	卵黄水溶性たんぱく質で親鶏の血清成分が移行したもの。α-は血清アルブミン，β-はα₂-グリコプロテイン，γ-グロブリンと免疫化学的に同一のたんぱく質である
ホスビチン α-, β-ホスビチン	4	12	0	35.5	卵黄中のリンの約70%が含まれ，構成アミノ酸の約50%がホスホセリン。鉄を強くキレートし，抗酸化作用がある
リボフラビン結合 たんぱく質	0.4	0.4	0	36	等モルのリボフラビンを結合する

注1：卵黄固形分中の卵黄構成たんぱく質の重量比（リポたんぱく質はリン脂質を含むので重量で計算する）。
注2：各卵黄たんぱく質におけるたんぱく質の存在割合。
注3：各卵黄たんぱく質における卵黄脂質の存在割合。
資料：瀬口正晴・八田一編『食品学各論（第2版）』化学同人，2012，p.51

　e.　**リゾチーム**　卵白中に3.4〜3.5%含まれる塩基性単純たんぱく質である。リゾチームは，一部のグラム陽性細菌の細胞壁を分解する酵素活性を有するため，抗菌作用を示す。安定性が高いため，起泡性やゲル形成能は低い。

　② **卵黄たんぱく質**

　卵黄たんぱく質は，脂質と結合したリポたんぱく質と水溶性たんぱく質から構成されている。リポたんぱく質には，低密度リポたんぱく質（low-density lipoprotein：LDL）や高密度リポたんぱく質（high-density lipoprotein：HDL）があり，水溶性たんぱく質にはリベチンやホスビチンなどがある（**表3-15**）。

　a.　**低密度リポたんぱく質（LDL）**　卵黄を遠心分離したときの上清画分（卵黄プラズマ）に存在するリポたんぱく質で，脂質が主成分（85〜89%）であるために比重（0.98）が小さい。

　b.　**高密度リポたんぱく質（HDL）**　卵黄中に約16%含有され，α-リポビテリン，β-リポビテリンとよばれるたんぱく質から構成される。LDLよりも脂質含量が低い（20%）ため，比重（1.05）が大きい。

　c.　**リベチン**　卵黄たんぱく質の約10%を占め，卵黄の主要な水溶性たんぱく質である。α, β, γ-リベチンの3種類が存在し，α-リベチンは血清アルブミン，β-リベチンはα₂-グリコプロテイン，γ-リベチンはγ-グロブリンに相当する。

　d.　**ホスビチン**　約10%のリンを含む糖たんぱく質であり，卵黄たんぱく質の約4%を占める。構成アミノ酸の約30%はセリンであり，そのセリンにリン酸基が結

表 3-16　卵の無機質およびビタミン　　（可食部 100 g 当たりの量）

| | ナトリウム (mg) | カリウム (mg) | カルシウム (mg) | マグネシウム (mg) | リン (mg) | 鉄 (mg) | 亜鉛 (mg) | 銅 (mg) | ビタミンA | | | | | | ビタミンD (μg) |
| | | | | | | | | | レチノール (μg) | カロテン | | β-クリプトキサンチン (μg) | β-カロテン当量 (μg) | レチノール活性当量 (μg) | |
										α (μg)	β (μg)				
全卵	140	130	46	10	170	1.5	1.1	0.05	210	0	1	12	7	210	3.8
卵黄	53	100	140	11	540	4.8	3.6	0.13	690	2	2	41	24	690	12.0
卵白	180	140	5	10	11	Tr	Tr	0.02	0	0	0	0	0	0	0

| | ビタミンE | | | | ビタミンK (μg) | ビタミンB$_1$ (mg) | ビタミンB$_2$ (mg) | ナイアシン (mg) | ビタミンB$_6$ (mg) | ビタミンB$_{12}$ (μg) | 葉酸 (μg) |
| | トコフェロール | | | | | | | | | | |
	α (mg)	β (mg)	γ (mg)	δ (mg)							
全卵	1.3	Tr	0.5	Tr	12	0.06	0.37	0.1	0.09	1.1	49
卵黄	4.5	Tr	1.6	Tr	39	0.21	0.45	0	0.31	3.5	150
卵白	0	0	0	0	1	0	0.35	0.1	0	Tr	0

資料：「日本食品標準成分表 2020 年版（八訂）」

合しているため，多くの二価の金属イオンと結合する。

（2）脂　質

脂質は卵白にはほとんど含まれず，卵黄（34.3 g/100 g）に含まれる。卵黄の脂質成分の組成は，主成分である中性脂肪 65%，リン脂質 30%，そしてコレステロール 5% で，脂肪酸組成は，オレイン酸 43.6%，パルミチン酸 25.1%，リノール酸 13.4%，ステアリン酸 8.6% の順に多く含まれる。卵黄のリン脂質は，ホスファチジルコリン（レシチン）約 70% であり，乳化性に関与している。また，コレステロール含量は 1,200 mg/100 g である。

（3）糖　質

卵白中に遊離の糖質（大部分がグルコース）が 0.4～0.5% 含まれ，たんぱく質に結合している糖が含まれる。

（4）無機質・ビタミン（表 3-16）

リン，カリウム，カルシウム，鉄，硫黄が含まれる。鉄は卵白にはほとんど含まれず，卵黄（4.8 mg/100 g）に局在しているが，卵黄構成たんぱく質であるホスビチンと強く結合しているために，卵の鉄の利用率は低いとされている。ゆで卵をつくるとき，ゆで時間が長いと卵黄の表面が緑黒色になるのは，加熱によって卵白に含まれる硫黄が硫化水素になり，卵黄中の鉄と反応して硫化鉄（Ⅱ）になるためである。リンのほとんどは，リン脂質ホスビチンと結合して存在する。また，ナトリウムと銅の含量は少なく，亜鉛は卵黄（3.6 mg/100 g）に含有される。

卵はアミノ酸スコアが全卵，卵黄，卵白ともに 100 であるが，ビタミン C は存在しないという特徴がある。脂溶性ビタミンであるビタミン A，D，E，K は卵黄に含

まれる。水溶性ビタミンでは，ビタミンB_1は卵黄に，ビタミンB_2は卵黄および卵白に含まれている。

（5）色 素

卵黄の色は飼料に由来するカロテノイド色素によるもので，ルテイン，ゼアキサンチン，クリプトキサンチン，β-カロテンである。

（6）そのほかの栄養的特徴

卵にはコレステロールが多く含まれるため，心臓病や動脈硬化等のリスク増加につながることから，摂取基準が設定されていた。しかし，卵の摂取量と冠動脈疾患および脳卒中罹患との関連性が認められないなどの理由から，厚生労働省は2015年に「日本人の食事摂取基準」からコレステロールの目標値を撤廃した。

④ 卵の調理・加工特性

（1）熱凝固性

卵にはたんぱく質が豊富に含まれるため，加熱によって凝固する性質があり，卵白と卵黄の熱凝固性は加熱温度と時間によって異なる挙動を示す。また，たんぱく質の熱凝固性は加熱温度と時間，たんぱく質の濃度と性質，共存する塩や糖の種類と濃度，pHの影響を受ける。

卵白は60℃前後から凝固がはじまり，62〜65℃で流動性を失って，白色やや半透明のゼリー状のゲルになり，80℃以上で完全に固化する（表3-17）。しかし，卵白に含まれるたんぱく質であるオボムコイドは糖含量が高い（22%）ため，耐熱性が高く，100℃で1分間加熱しても凝固しない。

卵黄は65℃で粘稠性を示してゲル化がはじまるが，ゲル化速度が卵白よりも速い

表3-17 加熱温度の違いによる卵白および卵黄の凝固状態の相違

加熱温度 (℃)	凝固状態	
	卵 白	卵 黄
55	液状，半透明で，ほとんど変化なし	ほとんど変化なし
60	乳白色半透明で，ややゼリー状	ほとんど変化なし
65	白色半透明のゼリー状で，水溶性たんぱく質が分離	粘りのある，やわらかい糊状
70	やわらかい凝固物ができ，水溶性たんぱく質が分離	流動性を失い，粘りのある半熟状
75	水溶性たんぱく質も凝固	弾力性のある，かたい半熟状
80	完全凝固	やや粘りがあるが，ほぐれやすい
90	同上	粘りがなく，よくほぐれる

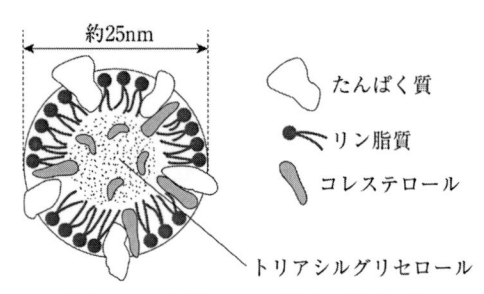

図3-9　卵黄LDLの構造（模式図）
資料：田主澄三・小川正編『食べ物と健康2』化学同人，2003，p.71

ため，70℃ で流動性を失い，粘りのある半熟状を示して，ほぼ完全に凝固する。このような，70～75℃ の温度帯における卵白と卵黄の熱凝固性の違いを利用して，温泉卵がつくられる。卵白たんぱく質の熱凝固性は，ハム，ソーセージ，かまぼこなどの結着剤および弾力補強剤としても利用される。

　また，卵は酸性（pH 2 以下）またはアルカリ性（pH 12 以上）で凝固する性質があり，あひるの卵を利用して製造されるピータンは，アルカリによる凝固を利用したものである。

（2）起泡性

　卵白と卵黄は強く撹拌すると泡立つ性質があるが，卵白の起泡性は特に優れている。起泡性は起泡力と泡沫安定性の2つの要因に分けられる。卵白に含まれるたんぱく質であるオボトランスフェリンとオボグロブリンは起泡力が特に優れ，一般的には変性を受けやすいたんぱく質ほど起泡力が大きい傾向があるとされている。また，卵白に砂糖を加えると泡沫安定性が著しく増すことを利用して，メレンゲがつくられる。

（3）乳化性

　互いに混じり合わない2つの液体の一方を他方に分散させることを乳化という。卵白と卵黄ともに乳化性を示すが，卵黄の乳化性が極めて優れている。卵黄の乳化性は，主にリポたんぱく質（低密度リポたんぱく質）によるものであり，リン脂質であるホスファチジルコリン（レシチン）は分子中に親水基と親油基をもつため，強力な界面活性剤として作用する（図3-9）。水中油滴（O/W）型のエマルションであるマヨネーズは，この卵黄の乳化力を利用して製造される。

5 貯蔵による鶏卵の変化

（1）貯蔵変化

　卵中の水分は気孔を介して徐々に蒸発するため，卵を貯蔵すると内容物の容積が減少するとともに，気室がしだいに拡大し，卵の比重が低下する。新鮮卵の比重は1.08～1.09 程度であるが，1.06～1.07 は古く，1.06 以下は腐敗卵である。通常，比重既

知の食塩水[*13] に卵を入れ，浮き沈みの様子から鮮度が判定される。

また，日数が経過すると，卵白中の二酸化炭素が気孔から放出されるため，卵白のpH は，pH 7.5（産卵直後）から pH 9.0〜9.5（数日後）まで上昇する。新鮮卵の濃厚卵白が白く濁っているのは，二酸化炭素が多く含まれているためである（卵白中に約55 mg/個）。ゆでると溶存する二酸化炭素が急速に気化して内圧が高まり，卵白と卵殻膜が卵殻に密着するため，ゆで卵の殻は，新鮮卵ではむきにくく，古い卵ほどむきやすくなる。この卵白 pH の上昇により，たんぱく質の分解および溶解が生じ，濃厚卵白の水様化，カラザや卵黄膜の強度低下が起こる。そのため，卵黄を卵の中央部に保持できなくなり，卵黄が卵殻に接触し，細菌に汚染される可能性が高くなる。一方，卵黄の pH は約 6.0 でわずかに増加する程度である。

（2）鮮度判定

① 外観検査

外観検査では，卵殻の色，卵の重量や形などを目視により観察したり，鈍端近くに光を当てて，反対側から透過光をみて，血液，異物，卵殻のひび割れなどを検査する。

② 割卵検査

a. ハウユニット　卵の重量と卵白の盛り上がりの高さから求められる鶏卵の鮮度を表す指標で，濃厚卵白の水様化に着目した方法である。ハウユニット $= 100 \times \log(\mathrm{H} - 1.7\,\mathrm{W}^{0.37} + 7.6)$〈H：濃厚卵白の高さ（mm）　W：卵の重量（g）〉から算出される。

産卵直後は 80〜90 程度であるが，卵の鮮度の低下にともない，濃厚卵白の水様化によって濃厚卵白の高さが低下するため，ハウユニットの値は小さくなる。

b. 卵黄係数　卵黄の高さ（mm）と直径（mm）の比率から求められる鶏卵の鮮度を表す指標で，卵黄係数＝卵黄の高さ（mm）/卵黄の直径（mm）から求められる。

卵黄膜は，新鮮卵ほど強度が高く，張りがあるために卵黄が盛り上がっている。しかし，卵の鮮度が低下すると，卵黄膜の強度が低下し，卵黄の高さが低下するとともに，卵黄の直径が増加するため，卵黄係数は小さくなる。新鮮卵の卵黄係数は 0.36〜0.44 である。

⑥ 卵の利用と機能性

鶏卵加工品は，液卵（全卵，卵白，卵黄液）や乾燥粉末卵などの一次加工品と，鶏卵の加工特性（熱凝固性，起泡性，乳化性）を利用したプリン，メレンゲ，マヨネーズなどの二次加工品がある。

[*13]　**比重既知の食塩水**：15℃ で 8 % 濃度＝1.059，10% 濃度＝1.073，12% 濃度＝1.089

（1）一次加工品

① 液 卵

割卵，卵殻を除去し，全卵液，卵黄液，卵白液に分離したものや，液卵に加塩または加糖したものがある。割卵の手間が省け，殻の廃棄処理が必要ないという利点がある。一方で，生液卵は微生物の汚染を受けやすいため，衛生管理が重要である。

② 凍結液卵

液卵を凍結し，−18℃ 以下で保存および流通するもの。凍結卵白は主に，かまぼこ，ちくわなどの水産練り製品に利用される。卵黄は凍結すると LDL が変性してゲル化するため，凍結卵黄は 10〜30％ の食塩や砂糖を添加して製造される。加塩卵黄はマヨネーズやドレッシングの原料として，加糖卵黄はプリンやアイスクリームの原料として利用される。

③ 乾燥卵

全卵乾燥卵または卵黄乾燥卵は，全卵液または卵黄液を殺菌後，噴霧乾燥（スプレードライ）によって製造される。最近では，凍結乾燥法（フリーズドライ）によっても製造される。卵白粉末の製造においては，卵白液中に含まれる還元糖が，メイラード反応によって褐変および溶解性や起泡性が低下する。これを防止するために，グルコースオキシダーゼにより脱糖処理を施した後に，乾燥する。乾燥卵は長期保存が可能であり，水産練り製品，畜産加工品，製菓・製パンに利用される。

（2）二次加工品

① 殻付き卵製品

温泉卵やゆで卵，および高濃度の食塩水や調味液に浸して製造する味付け卵がある。また，ピータンは石灰などの強アルカリを用いて，あひる卵のたんぱく質を変性凝固させたものである。

② シート状加工卵

薄焼き卵やクレープなどのシート状の卵加工品で，表面が加熱された円筒状のドラムを用いて製造される。全液卵，でんぷん，調味料などの混合液をドラムに付着させて焼成する。

③ ロングエッグ

かたさを調整するために，でんぷんなどを添加し，20〜50 mm の棒状に充填，加熱凝固されたゆで卵である。どの部分を切っても黄身と白身の割合が均一になるようになっており，外食産業を中心に利用されている。

④ マイクロ波加工卵

カップラーメンやインスタントラーメンなどの乾燥具材として，マイクロ波を利用して製造される。熱湯を加えて短時間（1〜3分以内）で復元する特徴があり，粒状に粉砕したものは「ふりかけ用」としても利用される。

⑤ **マヨネーズ**

　サラダ油，酢および卵（卵黄もしくは全卵）を用いて製造される水中油滴型の乳化食品である。卵黄リポたんぱく質の乳化性が利用され，JAS法に基づく「ドレッシング及びドレッシングタイプ調味料品質表示基準」において，原材料に占める食用植物油脂の重量の割合が 65% 以上のものと定義されている。

⑥ **栄養強化卵（特殊卵）**

　卵黄脂質の構成脂肪酸，脂溶性ビタミンおよび無機質などは，飼料から鶏卵へ移行することから，これを利用して成分を強化した卵の開発が行われている。現在，ヨウ素，ビタミン（A，D，E），α-リノレン酸，リノール酸，IPA（イコサペンタエン酸），DHA（ドコサヘキサエン酸）が使われている。

　a. ヨウ素強化卵　産卵鶏の飼料に，海藻や海藻から抽出されたヨウ素を添加して生産され，強化卵は1個当たり約 0.8 mg（一般鶏卵の約4倍）のヨウ素を含んでいる。

　b. α-リノレン酸強化卵　配合飼料に 10% のあまに油を添加することにより，α-リノレン酸を通常卵の約 12 倍含有する強化卵が得られる。

　c. IPA・DHA強化卵　IPA や DHA を多く含む魚粉や魚油を飼料に配合することで得られる。通常卵は IPA を含まず，DHA を約 300 mg/100 g 含むが，飼料に魚油を 5% 配合すると，鶏卵中の IPA が 50〜100 mg，DHA が 1,000〜1,500 mg/100 g に強化される。

演習問題

1．鶏卵に関する記述である。正しいのはどれか。1つ選べ。
  (1)　卵黄のたんぱく質のうち，含量的に最も多いものは LDL（低比重リポたんぱく質）である。
  (2)　アビジンは細菌の細胞壁を分解する活性のある酵素であり，卵の腐敗防止に役立っている。
  (3)　卵の乳化力は，主に卵白に多く含まれるレシチンによるものである。レシチンは分子中に親水基と親油基をもつ強力な界面活性剤としてはたらく。
  (4)　オボムチンは卵白たんぱく質の大部分を占めるたんぱく質であり，泡立ち性や熱凝固性など，卵を調理，加工する際の重要な特性を担っている。
  (5)　卵中のアレルゲン物質として，オボムコイドがある。これはトリプシン阻害活性をもつが，熱安定性は低い。

2．鶏卵に関する記述である。正しいのはどれか。1つ選べ。
  (1)　たんぱく質含量は，卵白と比べて卵黄で多い。
  (2)　ビタミン B₂ 含量は，卵黄と比べて卵白で多い。

　(3)　カルシウムとリン含量は，卵黄と比べて卵白で多い。

　(4)　ビタミンCは，卵黄にはまったく含まれていないが，卵白には含まれる。

　(5)　コレステロール含量は，有精卵と比べて無精卵で多い。

3．卵類に関する記述である。正しいのはどれか。1つ選べ。

　(1)　卵黄は，IPA のよい供給源である。

　(2)　ホスビチンは，卵白成分である。

　(3)　アビジンは，卵黄成分である。

　(4)　卵は産卵後，気孔から二酸化炭素が抜け出るため pH が上昇する。

　(5)　オボムチンは，低分子で濃厚卵白より水様性卵白に多く含まれる。

4．卵類に関する記述である。正しいのはどれか。1つ選べ。

　(1)　卵黄の色は，アスタキサンチンによる。

　(2)　卵は，アスコルビン酸を多く含む。

　(3)　鉄は，卵白よりも卵黄に多く含まれる。

　(4)　アレルゲンは，卵白よりも卵黄に多く含まれる。

　(5)　水分含量は卵白より卵黄のほうが多い。

5．卵類に関する記述である。正しいのはどれか。1つ選べ。

　(1)　卵殻の主成分は，リン酸カルシウムである。

　(2)　卵黄の脂質は，リン脂質が最も多い。

　(3)　卵白，卵黄ともに制限アミノ酸はない。

　(4)　オボアルブミンは，卵黄成分である。

　(5)　卵白の起泡性は，レシチンの作用による。

6．卵類に関する記述である。正しいのはどれか。1つ選べ。

　(1)　卵白たんぱく質のオボトランスフェリンは，総たんぱく質の 60〜65％ で，一番多
　　　いたんぱく質である。

　(2)　リゾチームは卵黄成分で，すぐれた抗菌力を有している。

　(3)　卵白のトリプシン阻害物質は，胃液中でも安定である。

　(4)　卵が古くなると，卵黄膜の強度が低下して，卵黄係数が上昇する。

　(5)　コレステロールは，卵黄の脂質不けん化物中に含まれている。

3-4 ▎魚介類

　魚介類（食用）の食料自給率は，1975（昭和50）年度は100％であったが，2020（令和2）年度では55％と大きく減少している。魚介類からの国民一人1日当たりの供給熱量は82.9 kcal，たんぱく質は12.6 g，脂質は3.9 gである。しかし，魚介類に含まれる脂質の摂取量は，肉類から供給される脂質の量の約3分の1である。脂質においては，魚介類には，生活習慣病予防に役立つ，ドコサヘキサエン酸（DHA）やイコサペンタエン酸（IPA）などが豊富なため，それらを多く摂取する日本型食生活が見直されている。畜肉の一般成分は部位によって変動するが，魚介類は同一種でも，季節，飼料生物，漁獲場所あるいは年齢等の違いにより影響を受け，成分が変化する。「日本食品標準成分表2020年版（八訂）」の収載数では，魚介類が最も多い。

❶ 魚介類の分類（表 3 ― 18 ）

　魚介類とは，魚や貝類などの水産動物の総称であり，脊椎動物の魚類，無脊椎動物

表3-18　主な魚介類の分類

遠洋性回遊魚類	まぐろ・かじき類	くろまぐろ，めばち，きはだ，びんなが，みなみまぐろ，まかじき，めかじき，ばしょうかじき
	かつお類	かつお，そうだがつお
	さけ・ます類	さけ，べにざけ
	さめ類	よしきりざめ，しゅもくざめ
近海性回遊魚類	いわし類	まいわし，うるめいわし，かたくちいわし
	さば類	まさば，ごまさば
	あじ類	まあじ，むろあじ，ぶり
	その他	にしん，さんま，ほっけ，とびうお，たちうお，ししゃも
底生魚類	たら類	まだら，すけとうだら
	ひらめ・かれい類	ひらめ，おひょう，あぶらがれい，まがれい
	にべ・ぐち類	にべ，しろぐち
	たい類	まだい
	その他	はも，まえそ，かさご，すずき，あんこう，とらふぐ，メルルーサ，ぼら，ちょうざめ，かわはぎ
淡水魚類		あゆ，こい，ぎんぶな，うなぎ，どじょう，わかさぎ，にじます
軟体動物	貝類	ほたてがい，まがき，あさり，はまぐり，うばがい，あわび，さざえ，ばい，あかがい，ばかがい，しじみ，たいらぎ
	いか・たこ類（頭足類）	するめいか，あかいか，けんさきいか，あおりいか，こういか，もんごういか，ほたるいか，まだこ，みずだこ
節足動物	えび・かに類（甲殻類）	たらばがに，ずわいがに，がざみ，けがに，くるまえび，うしえび，こうらいえび，いせえび，オマール，ほっこくあかえび
棘皮動物		うに類，なまこ類
刺胞動物		くらげ
原索動物		ほや

の軟体動物（貝類，いか・たこ類），節足動物（えび・かに類），棘皮動物（うに，なまこ），刺胞動物（くらげ），原索動物（ほや）などがある。また，いか・たこ類は頭足類，えび・かに類は甲殻類とも称される。

② 魚類の構造

　魚類の構造と部位の名称を，**図3-10**に示す。魚類は，頭部，体幹部（胴部），尾部から構成され，鱗が体表を覆っている。主な可食部分は，筋肉であるが，小魚の場合は，全体を食する場合が多い。

（1）筋　肉

　魚類の筋肉は，骨格筋であり，筋原線維の集合体である筋線維で構成されている。可食部の筋肉は，淡色の普通筋（普通肉）と，暗赤色の血合筋（血合肉）がある。普通筋は，筋収縮の速度が速いことから瞬発運動に適している。血合筋は，側線下にある表層血合筋と深部まで到達している深部（真正）血合筋がある。遊泳量の少ない沿岸魚などには普通筋が多く，遊泳量が多い回遊魚には，深部血合筋が発達している。血合筋の暗赤色は，ミオグロビンによるもので，ミオグロビンは鉄を含むため，加熱によって灰褐色になる。また，血合筋には脂質やビタミンD，鉄が豊富に含まれている。

　魚類のなかで，肉色が赤色でミオグロビンを多く含むものを赤身魚，ミオグロビンが少なく白色のものを白身魚という。赤身魚のなかでも，表皮の色が青色の魚を青魚とよぶ。

③ 魚介類の主要成分

（1）一般成分組成

　魚介類の一般成分組成を**表3-19**に示す。

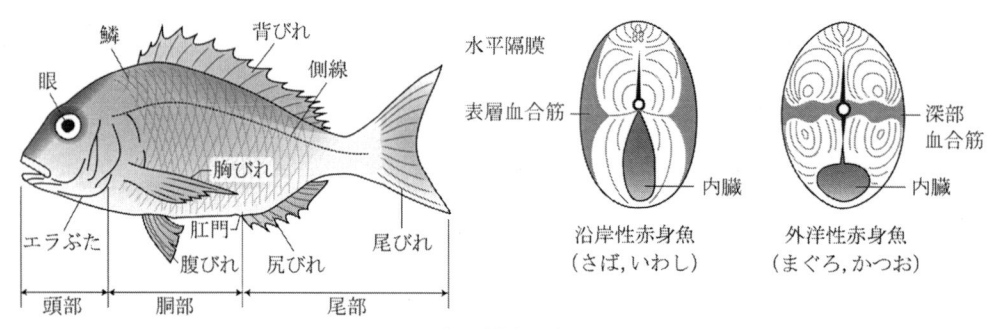

図3-10　魚の構造と部位の名称

表3-19 魚介類の一般成分組成　　　　　　（可食部100g当たり）

	エネルギー (kcal)	水分 (g)	たんぱく質 (g)	脂質 (g)	炭水化物 (g)	カルシウム (mg)	ビタミンA（レチノール活性当量）(µg)	ビタミンB₁₂ (µg)
まあじ	112	75.1	19.7	4.5	0.1	66	7	7.1
まいわし	156	68.9	19.2	9.2	0.2	74	8	16.0
うなぎ	228	62.1	17.1	19.3	0.3	130	2400	3.5
かつお（春獲り）	108	72.2	25.8	0.5	0.1	11	5	8.4
かつお（秋獲り）	150	67.3	25.0	6.2	0.2	8	20	8.6
まがれい	89	77.8	19.6	1.3	0.1	43	5	3.1
しろさけ	124	72.3	22.3	4.1	0.1	14	11	5.9
まさば	211	62.1	20.6	16.8	0.3	6	37	13.0
さんま	287	55.6	18.1	25.6	0.1	28	16	16.0
まだい	129	72.2	20.6	5.8	0.1	11	8	1.2
ひらめ	96	76.8	20.0	2.0	Tr	22	12	1.0
ぶり	222	59.6	21.4	17.6	0.3	5	50	3.8
くろまぐろ（赤身）	115	70.4	26.4	1.4	0.1	5	83	1.3
くろまぐろ（脂身）	308	51.4	20.1	27.5	0.1	7	270	1.0
あさり	27	90.3	6.0	0.3	0.4	66	2	52.0
かき	58	85.0	6.9	2.2	4.9	84	24	23.0
しじみ	54	86.0	7.5	1.4	4.5	240	25	68.0
あかがい	70	80.4	13.5	0.3	3.5	40	30	59.0
くるまえび	90	76.1	21.6	0.6	Tr	41	0	1.9
するめいか	76	80.2	17.9	0.8	0.1	11	13	4.9
まだこ	70	81.1	16.4	0.7	0.1	16	5	1.3

資料：「日本食品標準成分表2020年版（八訂）」

表3-20 たんぱく質の種類

種類	存在場所	主なたんぱく質
筋形質たんぱく質	筋細胞質，筋原線維間	ミオグロビン，パルブアルブミン，酵素類
筋原線維たんぱく質	筋原線維	アクチン，ミオシン
肉基質たんぱく質	結合組織，筋細胞膜	コラーゲン，エラスチン

（2）たんぱく質

　魚介類のたんぱく質は必須アミノ酸を多く含むため，栄養価が高い。魚介類の筋肉を構成するたんぱく質は，以下の3つに分類される（**表3-20**）。

① 筋形質（筋漿）たんぱく質

主に細胞の細胞質に存在している水溶性のたんぱく質で，含有率は 20～50％ 程度である。ミオグロビン，パルブアルブミン（カルシウム結合性アルブミン）などが主成分である。

② 筋原線維たんぱく質

水には溶けないが，塩溶液に溶ける線維状のたんぱく質で，筋肉の収縮に関与するアクチンとミオシンからなる。魚肉中に最も多く含まれ，含有率は 50～70％ 程度で，食用の主体となる。魚肉練り製品の特徴である弾力に富んだ触感「あし」は，アクチンとミオシンが結合したアクトミオシンによって形成される。

③ 肉基質たんぱく質

不溶性の線維状のたんぱく質で，含有率は 2～5％ 程度である。コラーゲンやエラスチンなどの硬たんぱく質が主であるが，魚肉中のコラーゲンやエラスチンの含量は畜肉類の数十％と比べて少ないので，魚の身のほうがやわらかい。また，魚のコラーゲンは，水とともにゆっくりと加熱することで，水溶性たんぱく質のゼラチンとなるが，冷却することで固まる。これは，煮魚の煮汁を冷却することで固まる煮こごりである。

（3）脂　質

脂質は魚介類の種類，大きさ，部位，季節，天然または養殖魚によって大きく異なる。また，産卵前には脂質含量が多くなり，産卵後には減少する。一般的に，脂が乗ることで美味となり，その魚の旬となる。脂質の脂肪酸組成は，飽和脂肪酸が 20～40％，不飽和脂肪酸が 30～70％ で，特に n-3 系多価不飽和脂肪酸の DHA や IPA を多く含む（表3-21）。また，6つの二重結合を有するスクアレンは，深海さめの肝臓に多く含まれている。不飽和度が高い魚油は酸化しやすく，干物や冷凍魚の油焼け

表3-21　DHA や IPA（EPA）を多く含む魚介類

（可食部 100 g 中に含まれる量，mg）

食品名	DHA 量	IPA 量	計	食品名	DHA 量	IPA 量	計
あんこう（きも，生）	5,100	3,000	8,100	しろさけ（イクラ）	2,000	1,600	3,600
さば（開き干し）	2,700	1,500	4,200	まいわし（缶詰，かば焼）	1,400	1,800	3,200
やつめうなぎ（干しやつめ）	2,800	2,200	5,000	かずのこ（乾）	1,700	1,300	3,000
くろまぐろ（脂身，生）	3,200	1,400	4,600	きちじ（生）	1,500	1,300	2,800
しろさけ（すじこ）	2,400	2,100	4,500	ぼら（からすみ）	1,900	1,100	3,000
さんま（皮なし，生）	2,100	1,400	3,500	やつめうなぎ（生）	1,500	1,500	3,000
しめさば	2,300	1,300	3,600	ぶり成魚（焼き）	1,900	1,000	2,900
あゆ（養殖，内臓，焼き）	2,300	1,800	4,100	たいせいようさば（焼き）	2,100	1,500	3,600
みなみまぐろ（脂身，生）	4,000	1,600	5,600	さんま（缶詰，味付け）	1,700	1,000	2,700
あゆ（養殖，内臓，生）	2,000	1,600	3,600	たいせいようさけ（養殖，焼き）	740	470	1,210

資料：「日本食品標準成分表 2020 年版（八訂）」

の原因になる。

（4）炭水化物

魚介類に含まれる炭水化物は，一般的にその量が少ない（約 1％ 程度）。あさりやかきなどの貝類ではグリコーゲンが多く，旬の時期には多量（5～6％ 以上）に蓄積する。

（5）ビタミン・無機質

ビタミンについては，ビタミンA，D，E，B_1，B_2，ナイアシンなどを多く含み，魚種，部位，季節によって変動する。特にビタミンAはうなぎややつめうなぎなどに多く含まれている。また，いしなぎなどの肝臓にはビタミンAが過剰に含まれる場合に，過剰症を引き起こすことがある。無機質としては，骨ごと食べられる小魚にはカルシウムが豊富に含まれる。鉄，亜鉛は貝類に多く，部位では，血合筋の部分には鉄が含まれる。

（6）エキス成分

魚介類の組織成分のなかでも，水や熱水で抽出される成分をエキス成分という。エキス成分は，遊離アミノ酸，核酸関連化合物，有機酸，糖などがあり，味や香りに影響を及ぼす。魚介類は種類が多く，エキス成分の組成が種類によって異なるため，それぞれ特徴的な味をもつ。

① 遊離アミノ酸

いか，たこなどの頭足類，はまち，かつお，きはだなどの血合筋にはタウリンが多く含まれており，コレステロール低下作用や胆汁酸分泌促進作用等の生理作用が認められている。また，えび・かに類，いか・たこ類などにはアルギニンが含まれている。なお，さばやあじなどの赤身魚には，ヒスチジンが多量に含まれているが，鮮度が低下すると細菌による脱炭酸作用によりヒスチジンがヒスタミンに変化し，アレルギー様食中毒の原因となる。

② ペプチド類

ペプチド類では魚の筋肉中に，かつお，きはだ，えそなどにアンセリン，うなぎ，きはだなどにカルノシンが含まれており，抗酸化性を示すことが知られている。

③ 核酸関連物質

魚介類の旨味成分であるイノシン酸やアデニル酸などの核酸関連物質はATPが分解して生成される。これらの核酸関連物質の旨味は，アミノ酸系旨味物質（主にグルタミン酸）との相乗効果によって増加する。

④ 有機酸

有機酸では，乳酸は赤身魚に多いといわれている。また，コハク酸はしじみやあさりに多く含まれており，特徴的な旨味を呈する。

⑤ **トリメチルアミンオキシド**

海産動物に多く含まれており，浸透圧の調整にかかわるといわれている。魚介類の死後に細菌のトリメチルアミンオキサイド還元酵素によってトリメチルアミンとなり，生臭みの原因となる。

⑥ **尿　素**

さめやえいなどの板鰓（ばんさい）類の筋肉中に多く，鮮度が低下するとウレアーゼにより尿素が分解し，アンモニアを生成することにより悪臭が発生する。

（7）色素成分

魚類の筋肉の色は，ミオグロビンによるものであり，ヘム色素の鉄が酸素と結合し，筋肉へ酸素を供給している。さけ・ます類の筋肉やいくら，まだい，きんめだいの表皮の赤色は，カロテノイド系色素のアスタキサンチンによるものである。えびやかに類では生の状態では，アスタキサンチンがたんぱく質と結合しているため青緑色であるが，加熱するとたんぱく質が脱離することで赤色になる。いか・たこ類をゆでたときに赤色になるのはオモクロームという色素による。

❹ 魚介類の死後変化

魚介類は，死後，筋原線維のアクチンとミオシンが結合し，アクトミオシンとなったまま，ATP の供給がなくなり，死後硬直を引き起こす。その後，時間の経過にともない自己消化が進み，再びやわらかくなる（解硬）。その後はゆっくりと鮮度が低下し，細菌が増殖し，腐敗がはじまる。

（1）死後硬直と旨味成分

死後硬直中の魚類は，ATP の分解によるイノシン酸一リン酸（IMP：イノシン酸）の生成（ATP→ADP→AMP→IMP）が起こる。この生成では，ATP から AMP までの反応が急激に起こり，イノシン酸の分解速度は遅いので，旨味をもつイノシン酸がかなりの速度で蓄積され，おいしさが増していく。

魚類は，肉基質たんぱく質が少ないこともあり，畜肉類に比べ筋肉がやわらかいことから，死後硬直中に食用となる。この点は畜肉との大きな違いであり，踊り食いや生きづくりなど，生きたままや硬直前に食べることもできる。畜肉の自己消化は「熟成」といわれるが，魚類の自己消化は「腐敗」のはじまりといえる。

（2）魚介類の ATP 分解経路

魚介類の ATP 分解経路は，図 3-11 に示したイノシン酸を経由する①と，アデノシンを経由する②の2つがあると考えられているが，種の違いによって，主にどちらの経路を取るかが異なっている。

魚類ではイノシン酸を経由する①の経路が主であり，頭足類，貝類などの軟体動物

① ATP → ADP → AMP → IMP → HxR → Hx

② ATP → ADP → AMP → AdR → HxR → Hx

ATP：アデノシン三リン酸　　ADP：アデノシン二リン酸　　AMP：アデノシン一リン酸　　IMP：イノシン酸　　HxR：イノシン酸　　HxR：イノシン　　Hx：ヒポキサンチン　　AdR：アデノシン

図3-11　魚介類のATP分解

ではアデノシンを経由する②の経路が主である。甲殻類などの節足動物は，上記の2つの経路を介するといわれている。

（3）鮮　度

解硬以降は，蓄積されたイノシン酸が次第に分解され，苦味のあるヒポキサンチンへと変化していくため，味は悪化し，おいしさも徐々に失われていく。さらに，鮮度低下の指標となる揮発性塩基窒素量（アンモニア，ジメチルアミン：DMA，トリメチルアミン：TMA など）が増加し，細菌による腐敗が進行する。硬直開始および持続時間，イノシン酸が分解されていく速度は，魚の種類，生理状態，疲労度，漁法，温度などによって異なる。一般に赤身魚は，白身魚に比べて硬直開始までの時間が早く，解硬開始時間も速い。時間をかけて苦悶死させた魚は，生け締めした魚に比べて硬直が速い。

魚肉の場合，ATPの分解程度と鮮度は関係していることから，鮮度の指標に K 値が用いられる。K 値は，ATPの全分解産物に対するイノシンとヒポキサンチン量の割合で表される[14]。K 値は低いほど鮮度がよい。

❺ 魚介類の利用

生鮮魚介類の一世帯当たりの年間購入数量・支出金額（令和2年度）を**表3-22**に示す。本項では年間消費量の多い魚介類の利用について述べる。

（1）魚　類

① さけ・ます類

サケ科に属し，海洋で成長し産卵期に河川に戻る魚と，淡水で一生を終える魚（陸封型）とがある。前者は，しろさけ，べにざけ（陸封型：ひめます），ぎんざけ，ますのすけ，さくらます（陸封型：やまめ），からふとますなどで，後者は，ひめます，やまめ，いわな，にじますなどである。通常，さけといえばしろさけを指し，漁獲量が最も多い。

ますのすけは，さけ・ます類のなかで大きさが最大なことから，キングサーモンと

---

[14]　$K 値（\%）=\dfrac{HxR + Hx}{ATP + ADP + AMP + IMP + HxR + Hx}\times 100$

表3-22 1世帯当たりの年間購入数量・支出金額

生鮮魚介	購入数量 (g)	支出金額 (円)	生鮮魚介	購入数量 (g)	支出金額 (円)
さけ	2,839	5,255	あさり	743	778
まぐろ	2,029	5,420	いわし	577	459
いか	1,220	1,928	たこ	646	1,482
ぶり	1,737	3,096	たい	557	1,125
さんま	440	536	かに	393	1,724
えび	1,470	3,117	かき	436	786
あじ	821	1,070	ほたて貝	571	1,230
さば	894	942	しじみ	260	367
かつお	718	1,297	他の鮮魚	4,712	7,168
かれい	743	929	他の貝	243	412

1世帯：二人以上の世帯（農林漁家世帯を除く）
資料：総務省「家計調査」（令和2年度）

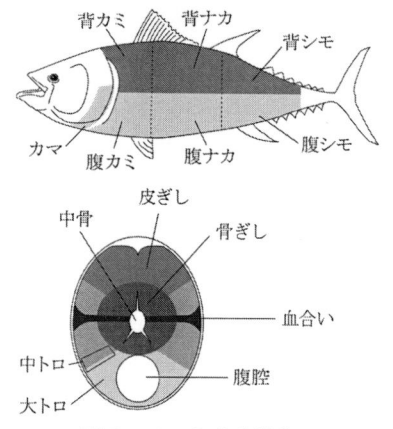

図3-12 まぐろ部位

もよばれる。紅ざけの肉色は，カロテノイド系色素のアスタキサンチンを多く含むため，鮮やかな紅色をしている。さけ・ます類の卵の塩蔵品がいくらやすじこ，さけの腎臓の塩辛がめふんである。

② まぐろ類

サバ科に属し，大型の外洋性の回遊魚である。くろまぐろ（ほんまぐろ），みなみまぐろ，きはだ，びんなが，めばちまぐろなどがある。くろまぐろは，背部が黒色で全長3mにも達する。一般にトロとよばれる脂身は，脂質含量が約25%と高い。まぐろの肉色は，多量に含まれるミオグロビンによるものである。劣化しないように-50℃以下で貯蔵される。まぐろの部位を**図3-12**に示す。

③ ぶり類

アジ科の回遊性大型魚である。体の側面にぜんご（ぜいご）をもたない点があじ類とは異なる。ぶり，かんぱち，ひらまさがある。名称が成長によって変わる。地方によってよび名が変わるが，東京地方のよび名は，わかし（15cm程度まで），いなだ（40cm程度），わらさ（60cm前後），ぶり（1m以上）である。関西方面では，つばす，はまち，めじろ，ぶりとよぶ。以前は，いなだくらいの若年魚をはまちとよんでいたが，現在は，養殖魚をはまちとよぶことが多い。沿岸に近づく冬には，寒ぶりと称して最もおいしい旬となる。

④ まだい

タイ科のなかでもまだいは代表的な魚であり，沿岸で漁獲される白身魚である。春から夏が旬であるが，現在では養殖魚が多くなり，年間を通して販売されている。まだいは，表皮の色が赤色をしており，美しいことから，祝儀魚として用いられる。

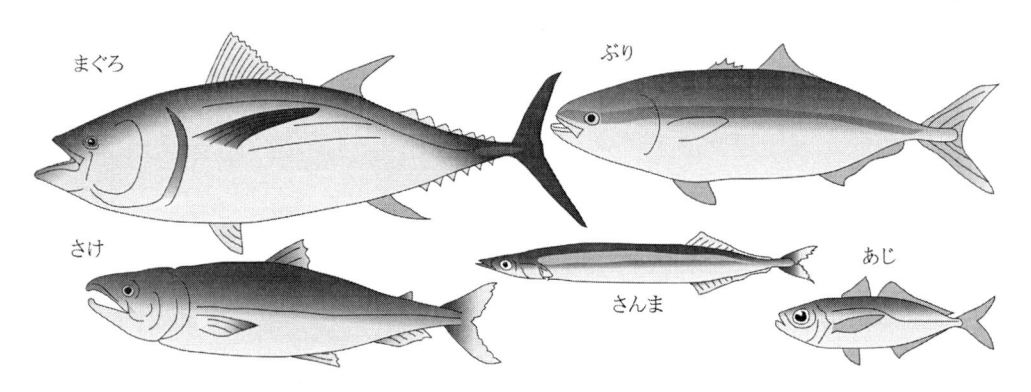

⑤ さんま

サンマ科の外洋性回遊魚で，9～12月頃には，北海道，東北三陸地域から房総沿岸で漁獲される。この時期には脂がのっていて（約20%），最もおいしくなる。さんまは旬の漁獲期と，その姿から秋刀魚とも書かれ，塩焼きや蒲焼きをはじめ，缶詰やさんま節などに加工される。

⑥ あじ類

アジ科に属し，まあじ，むろあじ，しまあじ，まるあじ，くさやむろなど種類が多い。ぜんご（ぜいご）があるのが特徴である。しまあじは，さしみやすし種に使われ，養殖も行われている。むろあじは，しまあじに比べ脂質含量が低く干物に向いている。

⑦ さ ば

サバ科の魚であり，一般的にまさばがよく利用されている。血合筋が多く，赤身魚である。脂質含有量が多く，IPA や DHA を多く含んでいる。

（2）貝 類

① あさり

ハマグリ科の二枚貝で，淡水が流れ込む内湾の砂泥質の海底に生息している。晩春と晩秋には産卵の影響で身が痩せている。グリコーゲン量，コハク酸量が旬に増え，これらが旨味に関与している。あさりは，ビタミン B_{12} をしじみ，あかがいに次いで多く含む（**表3-19**参照）。

② か き

かきはグリコーゲン，微量ミネラル，タウリンなどを含み，栄養豊富だということから海のミルクと称される。まがき，岩がき，すみのえがきなどがある。まがきの養殖は広島県，宮城県で盛んである。まがきは秋から冬が旬で，岩がきは産卵期がずれるため，夏が旬となる。

③ ほたてがい

イタヤガイ科の二枚貝で，北海道から東北にかけて分布し，水深10～30 m 程度の比較的浅い砂底に生息する。殻長20 cm ほどに成長する大型種もある。貝柱のほか，

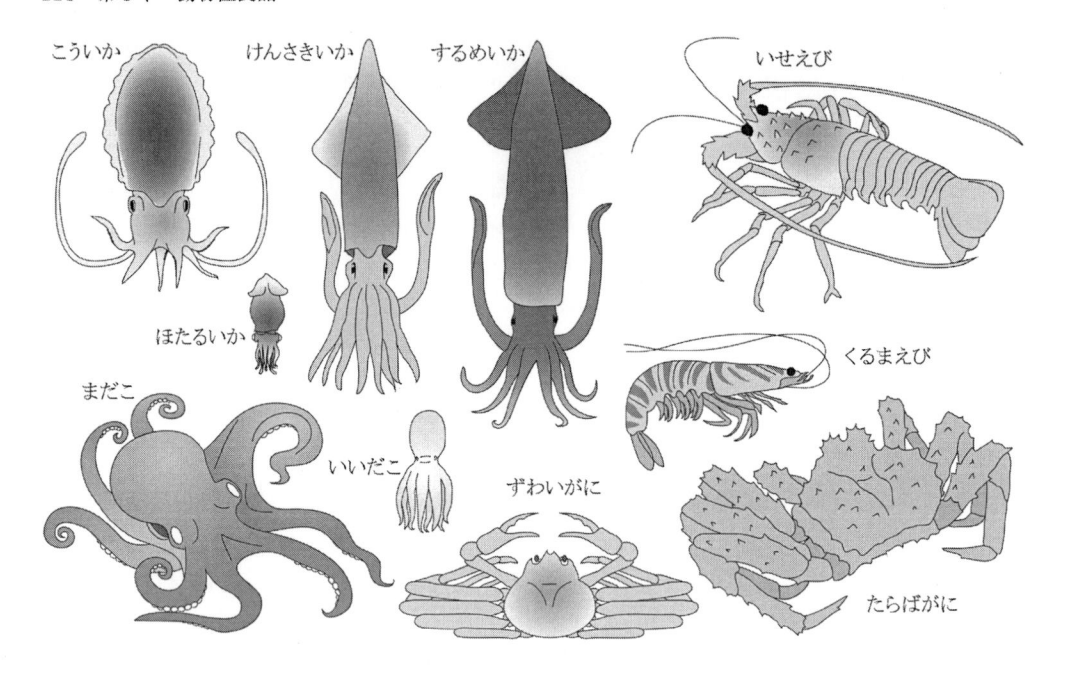

ひもも食用に利用されている。各種料理に用いられるほか，乾燥貝柱，缶詰，調理冷凍食品などに加工されている。

（3）いか・たこ類

① いか類

いかには，するめいか，やりいか，こういか，ほたるいか，けんさきいかなどがあるが，そのほか種類も豊富である。いかの表皮は強靭なコラーゲン線維が横と縦方向に走っていることから，加熱調理で丸まらないよう，2方向から切れ目を入れる。いかは，良質なたんぱく質やタウリンを含む。また，色素たんぱく質のヘモシアンを含む[15]。

② たこ類

たこは，まだこ，いいだこ，水だこがよく食されている。まだこは本州中部以南の沿岸で，水だこは東北や北海道の沿岸でとれる。まだこは春から夏，いいだこは冬から春，水だこは初夏が旬である。

（4）えび・かに類

① えび類

えび類は，さまざまな料理にも利用されており，世界各地で養殖されているものも多く，現在では各国から輸入している。いせえびは，茨城県以南の太平洋岸に生息し，

---

[15] いか・たこ類，えび・かに類の色素たんぱく質は，ヘモグロビンではなく，ヘモシアニンが含まれる。金属は鉄ではなく銅が含まれ，青色を呈する。

各地で養殖されている。また，近縁種であるロブスターはオマールともいい，海産ザリガニの一種である。くるまえびは，体長20 cm前後で黒色の縞模様をもち，体を丸めたときに，車輪のように見えることに，その名が由来している。しばえびは，体長15 cm前後で，くるまえびのような縞模様をもたず，淡緑色をしている。うしえびはブラックタイガーともよばれ，体長は15 cm前後である。

② かに類

主に食用とされるのは，たらばがに，ずわいがに，がざみ（わたりがに），毛がになどである。たらばがには，たら漁場と同じ海域で漁獲されることに，その名が由来している。ずわいがには，島根県以北の日本海に生息し，まつばがに，越前がにともよばれる。がざみと混同されやすい上海がには，ワタリガニ科ではなくイワガニ科に属する淡水性で，別種（チュウゴクモクズガニ）である。

（5）魚介類の加工品

魚介類は水分が多いため，鮮度が急速に低下して腐りやすい。また脂質も多価不飽和脂肪酸が多いため，酸化などの品質劣化も起こりやすい。そのため，保存には古くからいろいろな工夫が凝らされてきた。魚類の切り身や貝類，えび類などの冷凍食品，煮干しやするめなどの乾燥品，かつおやまぐろ，さば節などの節類，いか，たら，たこなどの燻製品，魚卵，魚の塩蔵品をはじめ，かまぼこ類や魚肉ハム・ソーセージなどの魚肉練り製品，塩辛，魚醤などの発酵食品，粕漬，魚の缶詰や瓶詰など，多種多様な水産加工品がつくられている。

演習問題

1．魚介類に関する記述である。正しいのはどれか。1つ選べ。
  (1) 魚介類の食料自給率は，20年前と比べて高くなっている。
  (2) いか・たこ類は節足動物である。
  (3) 魚類の筋肉に存在する筋形質たんぱく質は水溶性である。
  (4) 筋原線維たんぱく質は，アクチンやミオシンからなる。
  (5) 魚類のコラーゲン，エラスチンの含量は，畜肉類に比べて多い。

2．魚介類に関する記述である。正しいのはどれか。1つ選べ。
  (1) 白身魚は，たい，ひらめなどの近海の沿岸に生息する魚類に多い。
  (2) 遠洋性（外洋性）回遊魚は表層血合筋が発達している。
  (3) 血合筋の暗赤色はヘモグロビンによるものである。
  (4) 魚類の脂質含量は産卵後に多くなる。
  (5) 魚類の脂質含量は赤身魚より白身魚に多く含まれている。

3．魚介類に関する記述である。正しいのはどれか。1つ選べ。

(1)　魚類は死後硬直が起こらないため，漁獲したらすぐ食べることができる。

(2)　青魚にはヒスチジンが多く含まれ，細菌などによりヒスタミンに変化する。

(3)　K値とは，ATP の分解生成物総量に占めるイノシン酸とヒポキサンチンを足したものの割合である。

(4)　魚の鮮度を判定するための K 値が高いほうが新鮮である。

(5)　新鮮な海産魚には，トリメチルアミンが多く含まれている。

4．魚介類に関する記述である。正しいのはどれか。1つ選べ。

(1)　いわしには，n−3系列より n−6系列の不飽和脂肪酸が含まれる。

(2)　かつお節の旨味成分はイノシン酸によるものである。

(3)　えび・かに類を加熱すると赤色になるのは，カロテノイド類のクリプトキサンチンを含有しているからである。

(4)　タウリンは貝類や，いか・たこ類よりも魚類で多い。

(5)　あさりやしじみの旨味成分は，グアニル酸である。

参考文献

3-4

横山芳博・坂口守彦「魚介類筋肉の死後における ATP の代謝とその周辺」『比較生理生化学』15(3)，1998，pp.193−200

平岡芳信・佐々木嘉忠・園田浩二「愛媛県で水揚げされる魚介類の含窒素エキス成分量（第1報)」『愛媛県産業技術研究所研究報告』No.49，2011，pp.19−20

小関聡美・北上誠一・加藤登・新井健一「魚介類の死後硬直と鮮度（K値）の変化」『東海大学紀要』4(2)，2006，pp.31−46

食用油脂

　食用にできる油と脂のすべてを，一般に食用油脂という。油脂は，エネルギー値約9 kcal/gと，炭水化物やたんぱく質に比べ2倍以上のエネルギーをもっている。生体内では，生体膜の主要な構成成分やプロスタグランジン，ロイコトリエンなどの生理活性物質の前駆体など，人体の生理活性物質にかかわっている。油脂は，人間では生合成できないリノール酸，リノレン酸などの必須脂肪酸の供給源であり，またビタミンA，ビタミンEなど，脂溶性ビタミンの給源としても重要である。

4-1 ▌ 食用油脂の特徴

　油脂は，グリセロールに脂肪酸がエステル結合したトリアシルグリセロールが基本構造である。脂肪酸の種類によって，油脂の化学的，物理的性質が決まる。常温で固体のものを脂 (fat)，液体のものを油 (oil) というが，前者はパルミチン酸，ステアリン酸など長鎖の飽和脂肪酸が，後者はオレイン酸，リノール酸，リノレン酸などの不飽和脂肪酸が多く含まれている。

4-2 ▌ 食用油脂の種類

　食用油脂は，原料別に植物油脂，動物油脂，加工油脂に分類される（図4-1）。また，主な油脂の脂肪酸組成を表4-1に示す。

　植物油脂は，植物の種子や胚芽，果肉などから採油されたもので，n-6系不飽和脂肪酸を多く含む。植物油脂は，不飽和度を示すヨウ素価により乾性油（130以上），半乾性油（130〜100），不乾性油（100以下）に分類される（表4-2）。乾性油は，サフラワー油やひまわり油が分類され，リノール酸，リノレン酸などの不飽和脂肪酸が多く，空気中の酸素と結合して固化する性質をもつ。半乾性油は大豆油，とうもろこし

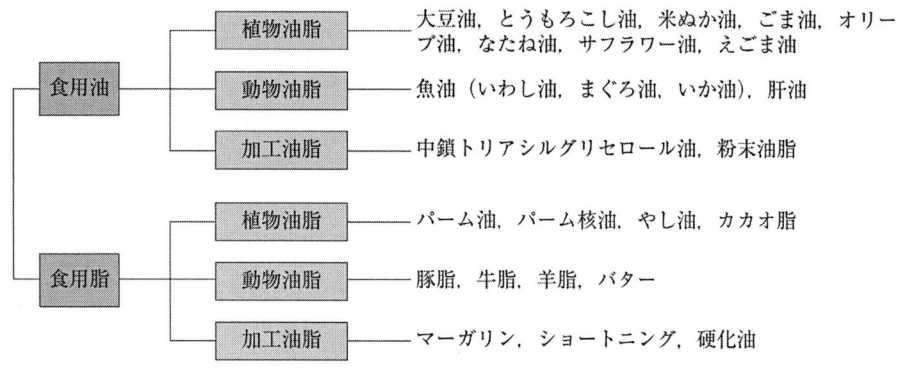

図4-1　食用油脂の種類

表4-1　主な油脂の脂肪酸組成

	油　脂	12:0	14:0	16:0	18:0	18:1 n-9	18:2 n-6	18:3 n-3	20:5 n-3	22:6 n-3	22:1 n-9
植物油　オレイン酸・リノール酸型	大豆油			10.3	3.8	24.3	52.7	7.9			
	なたね油（従来種）			3.4	1.2	16.5	16.2	9.5			41.4
	なたね油（キャノーラ種）			3.9	1.8	57.9	21.8	11.3			1.0
	とうもろこし油			11.2	2.1	34.7	50.5	1.5			
	綿実油		0.7	20.0	2.4	18.4	56.9	0.5			
	サフラワー油			7.3	2.6	13.4	76.4	0.2			
	オリーブ油			9.9	3.2	75.0	10.4	0.8			
	α-リノレン酸型										
	あまに油			6.6	2.9	14.5	15.4	60.6			
植物脂　飽和脂肪酸・オレイン酸型	パーム油		1.0	44.2	4.5	39.3	9.6	0.3			
	ラウリン酸型										
	パーム核油	47.3	16.4	9.1	2.3	16.8	0.3				
	カカオ脂										
	カカオ脂			25.6	34.6	34.7	3.3				
動物油（水産）	まいわし（生）		7.9	19.0	3.3	13.0	2.6	1.0	13.0	10.7	
	くろまぐろ（脂身, 生）		4.0	15.5	4.9	20.7	1.5	0.9	6.4	13.2	
動物脂（畜産）	牛脂*		3.0	25.6	17.6	43.0	3.3	0.3			
	豚脂		2.0	26.5	12.1	42.5	9.8	0.7			
	乳脂	3.7	12.0	29.6	11.1	24.6	2.6	0.7			

資料：「日本食品標準成分表2020年版（八訂）」，日本油化学協会編「油脂化学便覧（改訂3版）」丸善出版，1990，＊杉田浩一ほか編『新版日本食品大辞典』医歯薬出版，2017

表4-2　植物油脂のヨウ素価による分類　　　（　）はヨウ素価

乾性油（130以上）	半乾性油（130〜100）	不乾性油（100以下）
サフラワー油 ひまわり油 えごま油（しそ油）	大豆油 とうもろこし油 ごま油	オリーブ油 落花生油

油などがあり，乾性油と不乾性油の中間の性質をもち，リノール酸，オレイン酸が主成分である。不乾性油はオリーブ油などがあり，オレイン酸や飽和脂肪酸を主成分とし，空気中では固化しないので，化粧品や医薬品に用いられる。

　動物油脂は，豚脂（ラード），牛脂（ヘット），魚油などがあり，陸上動物由来の油脂は飽和脂肪酸が多く，魚油は n-3 系不飽和脂肪酸が多い。加工油脂は，原料から採油，精製工程後さらに加工したもので，マーガリン，ショートニングなどがある。

4-3 ▌ 食用油脂の製造および精製

　油脂の製造（採取）方法には，圧搾法，抽出法，融出法がある。植物油脂は，圧搾法，抽出法および併用法（圧抽法）が用いられ，動物油脂は融出法により採油される。

　圧搾法は原料に高い圧力をかけ，組織内の油脂を絞り出す方法である。油脂含量の高い種子類，カカオ，パームなどの採油に用いられる。抽出法は原料にヘキサンなどの溶剤を加えて油脂を抽出する方法で，油脂含量の低い米ぬか，大豆など植物原料からの採油に用いられる。圧抽法は圧搾法と抽出法の長所を生かした方法で，比較的油脂含量の高い植物原料からの採油に用いられる。融出法は動物原料の脂肪組織を加熱し，油脂を熔出させる方法である。原料のみを加熱する乾式法と，水を加えて加熱する湿式法がある。

　原料から採取された油脂を原油という。原油は，トリアシルグリセロール以外にたんぱく質，リン脂質，樹脂，遊離脂肪酸，色素および有臭物質などの不純物が含まれている。精製はこれらの不純物を除去し，食用に適した良質の油脂を製造するために行われる。

①脱ガム：リン脂質，たんぱく質，植物性粘質多糖（ガム質）などを除去する。

②脱酸：油脂中の食味を低下させる遊離脂肪酸を除去する。

③脱色：カロテノイド系，クロロフィル系，その他の色素類を吸着法により除去する。

④脱臭：低級脂肪酸，アルデヒド，ケトン，炭化水素などの揮発性物質を除去する。

⑤脱ろう：ウインタリングともいい，融点の高いトリアシルグリセロールやワックスを析出させ取り除く工程で，サラダ油の精製に必要である。

4-4 ▌ 植物油脂

（1）大豆油

　大豆の種子（脂肪含量約 20％）から抽出法により採取した油脂である。リノール酸（約 53％），オレイン酸（約 23％）が多い。

（2）とうもろこし油（コーン油）

とうもろこしの胚芽の部分（脂肪含量約 35 ％）から抽出法により採取した油脂である。リノール酸（約 55 ％），オレイン酸（約 30 ％）が多い。

（3）米ぬか油

玄米を精白してできる米ぬか（脂肪含量約 20 ％）から採取したもので，オレイン酸（約 43 ％），リノール酸（約 35 ％）が多い。抗酸化作用のあるオリザノールを含む。

（4）ごま油

ごまの種子（脂肪含量約 50 ％）から採取したもので，リノール酸（約 43 ％），オレイン酸（約 40 ％）が多い。抗酸化物質であるセサモール，セサミノールを含み，熱安定性が高い。ごま特有の芳香がある。

（5）オリーブ油

オリーブの果実（脂肪含量約 15 ％）から採取したもので，オレイン酸（約 77 ％）が多い。加工処理しないものをバージンオイル，精製処理したものをピュアオイルという。

（6）なたね油（キャノーラ油）

菜の花の種子（脂肪含量約 40 ％）から圧搾法により採取したもので，オレイン酸（約 62 ％）が多い。従来の品種はエルカ酸（エルシン酸）が 45 ％含まれ，心臓障害を起こす可能性があるとされていたが，現在は品種改良され，エルカ酸含量の少ないキャノーラ種が使用されている。

（7）サフラワー油（べにばな油）

べにばなの種子（脂肪含量約 20 ％）から採取したもので，リノール酸（約 75 ％）が多い。オレイン酸を主成分とした変種から採取した油脂で，ハイオレイック（高オレイン酸）油がある。

（8）パーム油

アブラヤシの果肉（脂肪含量約 50 ％）から採取した油脂で，パルミチン酸（約 44 ％）とオレイン酸（約 39 ％）が多い。やし油とは異なり，パーム油はヨウ素価が 58～44 である。

（9）パーム核油

パーム核油はアブラヤシの種子（脂肪含量約 53 ％）から搾油したもので，ラウリン酸（約 48 ％）が多く，パーム油とは異なり，やし油と脂肪酸組成が似ている。

（10）やし油

やし油はココヤシの種子（ココナッツ）から搾油したもので，パーム核油と同様にラウリン酸（約 47 ％）が多く，飽和脂肪酸が約 91 ％と高く，ヨウ素価が 7～11 である。

（11）えごま油（しそ油）

えごま（しそ科）の種子（脂肪含量約 45 ％）から圧搾法により採取したもので，α-リノレン酸（約 60 ％）が多い。ヨウ素価（不飽和度）が高く，酸化されやすい。

(12) あまに油

亜麻の種子(亜麻仁：脂質含量約41%)から搾油したもので，α-リノレン酸(約57%)が多い。精製・無精製のあまに油が販売されているが，いずれも加熱に弱く，酸化されやすいため，生食用として調理に用いることが推奨されている。

(13) サラダ油

マヨネーズ，ドレッシングなどに使われる精製食用油で，低温でにごりが生じないように，脱ろう処理（ウインタリング）が行われている。サラダ油の原料には，主になたね油，大豆油，米ぬか油，綿実油，とうもろこし油，サフラワー油などがある。

(14) てんぷら油

てんぷらなどの揚げ物に用いる油で，原料には，ごま油，大豆油，落花生油，なたね油，綿実油などが使われている。サラダ油はさらに精製されたものである。

4-5 ▌ 動物油脂

（1）豚脂（ラード）

豚の脂肪組織から融出法により採油されたもので，オレイン酸（約43%），パルミチン酸（約14%）が多い。融点（36〜43℃）が体温に近いので，口当たりがよい。

（2）牛脂（ヘット）

牛の脂肪組織から融出法により採油されたもので，オレイン酸（約45%），パルミチン酸（約26%），ステアリン酸（約15%）が多い。融点が40〜50℃と豚脂より高く，カレールウ，コンビーフなどに用いられる。

（3）魚　油

一般にいわし，さんま，にしんなどの油で，DHA（ドコサヘキサエン酸）やIPA（イコサペンタエン酸）などの高度不飽和脂肪酸含量が多く，酸化を受けやすい。硬化油として食用加工油脂原料，石けん原料になる。DHA，IPAなどn-3系の脂肪酸が注目され，動脈硬化症，心筋梗塞，狭心症，脳卒中などの予防効果が認められている。

4-6 ▌ 加工油脂

（1）硬化油

不飽和脂肪酸の二重結合に水素を付加させ，油脂中の不飽和脂肪酸を飽和脂肪酸に加工し，液状油を固体油に変えたものをいう。水素添加の度合いによりかたさを調節することができる。硬化油はマーガリンやショートニングの原料として用いられる。

（2）エステル交換油

　酵素反応や化学反応により，トリアシルグリセロールの構成脂肪酸を変換した油脂をいう。エステル交換で油脂の構成脂肪酸が変わるので，油脂の融点やかたさなどが変化し，加工性のよい油脂を製造できる。

（3）マーガリン

　食用油脂（植物油や硬化油など）に，水，食塩，乳化剤，着色料，酸化防止剤（ビタミンE）などの副原料を加えて乳化製造したものである。油中水滴型（W/O）のエマルションになっている。JAS規格では，マーガリンは油脂含量80%以上のものをいい，80%未満のものをファットスプレッドという。

（4）ショートニング

　食用油脂（動植物油や硬化油）に，乳化剤や窒素ガスを混合して乳化させたもので，水分はほとんど含まれず，ほぼ100%脂肪である。ショートニングはサクサク感という意味があるように，もろくくだけやすい性質（ショートニング性），攪拌時に細かい気泡を取り込む性質（クリーミング性）がある。ほかに可塑性，乳化性，分散性，安定性があるので，製菓，製パンに使用される。外観は白く，無味，無臭の油脂である。

（5）粉末油脂

　食用油脂に，ゼラチン，カゼインなどのたんぱく質やデキストリン，セルロース，乳化剤，酸化防止剤などを加えて乳化し，噴霧乾燥にて粉末としたものである。油脂粒の表面がたんぱく質や糖類などで被われているので，粒子が凝集せず，油脂の酸化も起こりにくい。ケーキミックス，粉末スープなどに利用されている。

（6）トランス脂肪酸

　不飽和脂肪酸の二重結合がトランス型の脂肪酸のことで，天然の不飽和脂肪酸はシス型で，トランス型はほとんどない。硬化油の製造工程で副反応により生成される。心臓疾患などのリスクが高まることが確認されており，米国ではトランス脂肪酸の表示の義務がある。牛乳や乳製品には，わずかにトランス脂肪酸が含まれている。

演習問題

1．油脂に関する記述である。正しいのはどれか。1つ選べ。
　（1）　オレイン酸は，動物油脂には含まれていない。
　（2）　脂肪酸の融点は，炭素数の増加にしたがって高くなる。
　（3）　硬化油は，マーガリンやショートニングの原料として用いられる。
　（4）　ヨウ素価が高い油脂ほど，酸化されにくい。
　（5）　オリーブ油は，乾性油である。

2．脂肪酸に関する記述である。**誤っている**のはどれか。1つ選べ。

(1) 不飽和脂肪酸のほうが，飽和脂肪酸よりも酸化されにくい。

(2) 不飽和度は，ヨウ素価により分類される。

(3) オレイン酸は，オリーブ油に多く含まれる。

(4) リノール酸は，大豆油に多く含まれる。

(5) DHA は，魚油に多く含まれる。

3．食用油脂に関する記述である。正しいのはどれか。1つ選べ。

(1) サラダ油の精製過程では，低温時に凝固沈殿しないようにウインタリング処理が行われる。

(2) 大豆油は，乾性油である。

(3) 動物性油脂は，n-3系不飽和脂肪酸を多く含む。

(4) 硬化油とは，不飽和脂肪酸の二重結合に窒素を添加して，飽和脂肪酸に加工したものである。

(5) ごま油には，抗酸化作用のあるオリザノールが含まれる。

4．油脂に関する記述である。正しいのはどれか。1つ選べ。

(1) あまに油の構成脂肪酸の多くは，リノール酸である。

(2) しそ油では，全脂質の約 60% がリノール酸である。

(3) ごま油や米ぬか油は熱に不安定なので，製造過程で酸化防止剤を添加している。

(4) やし油はラウリン酸が多く，飽和脂肪酸含量が高い。

(5) マーガリンは，水中油滴型エマルションである。

5．油脂に関する記述である。**誤っている**のはどれか。1つ選べ。

(1) 食用油脂とは，一般に食用できる油と脂をいう。

(2) 油脂は，1 g につき約 4 kcal のエネルギーとなる。

(3) 油脂には脂溶性ビタミンの吸収を助ける役割がある。

(4) 油脂は，リノール酸，リノレン酸などの必須脂肪酸の供給源である。

(5) 植物性油脂は，n-6系不飽和脂肪酸を多く含む。

参考文献

ダイアン・H・モーリス『アマニ flaxseed』日本アマニ（亜麻）協会翻訳，2008

榎戸真理・大橋きょう子「食用亜麻仁油の加熱調理における劣化の程度及び嗜好評価」『昭和女子大学大学院生活機構研究科紀要』25，2016，pp.35-49

甘味料・調味料・香辛料・嗜好飲料

5-1 ┃ 甘味料

　甘味料は，食品に甘味を加えるために使用される調味料である。

　甘味は生理的にはエネルギーを表す呈味成分であり，閾値はほかの呈味成分に比べ高く，生体に不可欠な要素である。甘味料は甘味を与えるほかにも，食品の物性を変化させたり，貯蔵性を向上させたりする効果をもつ。また，腸管内の有益細菌の増殖などの生理機能を有するものがあり，食品加工において幅広く利用されている。糖類の甘味度を**表5-1**に示す。

① 天然糖

（1）スクロース（ショ糖）

　砂糖の原料糖として知られ，てんさい，さとうきびに含まれる。保水性が高く，食品の保存性を高める目的で加工品に利用される。また，ほかの甘味料および機能性をもった糖質の合成原料としても用いられ，甘味度の基準となっている。

（2）フルクトース（果糖）

　一般の食品に含有する糖としては比較的甘味が強く，果実を中心に広く含まれている。αとβの立体異性体（アノマー）が存在し，低温状態ではβ型が増加してより甘く感じるようになる。

（3）グルコース（ブドウ糖）

　単糖の一種で，多くのオリゴ糖や，でんぷんおよびセルロースなどの多糖の構成糖として知られる。フルクトース同様，αとβの立体異性体が存在する。

（4）異性化液糖

　グルコース（ブドウ糖）の一部をグルコースイソメラーゼの作用でフルクトース（果糖）に変化（異性化）させたもので，液状の糖である。グルコースとフルクトースの

表5-1 糖類の甘味度

	甘味料	原料	甘味度
天然糖	ショ糖・スクロース（砂糖）	てんさい さとうきび	1
	フルクトース（果糖）	砂糖	1.2〜1.7（α型：0.6，β型：1.8）
	グルコース（ブドウ糖）	でんぷん	0.6〜0.8（α型：0.7，β型：0.5）
	異性化液糖	でんぷん	1〜1.2
糖アルコール	ソルビトール	グルコース	0.5〜0.7
	キシリトール	キシロース	0.9〜1.2
	マルチトール	マルトース（麦芽糖）	0.8〜0.9
	マンニトール	マンノース	0.4〜0.5
	エリスリトール	グルコース	0.8
オリゴ糖	グルコオリゴ糖 （カップリングシュガー）	でんぷん スクロース	0.6
	フラクトオリゴ糖 （ネオシュガー）	スクロース	0.5
	トレハロース	グルコース	0.45
配糖体	ステビオサイド	ステビアの葉	200
	グリチルリチン	甘草の根	100〜200
ペプチドたんぱく質	グリシン		0.7
	モナチン	キツネノマゴ科植物の根	1,000
	ソーマチン	クズウコン科植物の果実	2,000
合成甘味料	サッカリンナトリウム		200〜700
	アスパルテーム	アミノ酸 （L-アスパラギン酸，L-フェニルアラニン）	200
	アセスルファムカリウム （アセスルファムK）	酢酸	200
	スクラロース	スクロース	600

注：スクロース（ショ糖）を1として相対値で表している。

割合によって名称が異なり，グルコースがフルクトースよりも多いものを「ブドウ糖・果糖液糖」，フルクトースがグルコースよりも多いものを「果糖・ブドウ糖液糖」という。清涼飲料水に多く利用される。

❷ 糖アルコール

糖を還元させて生成した，天然にも存在する甘味料である（図5-1）。

糖のもつカルボニル基が還元されるため，アミノ・カルボニル反応が起こりにくい

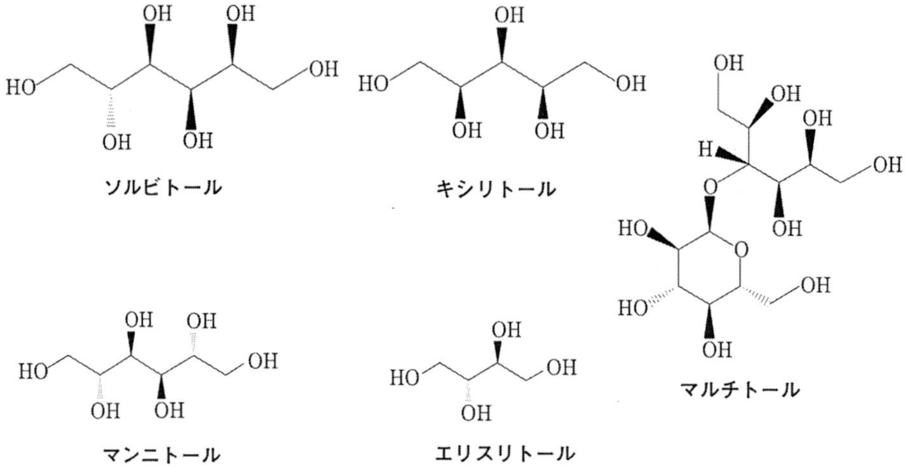

図5-1 糖アルコール

とされる。熱に安定，低エネルギーで非う蝕性のため，製菓を中心に広く利用されている。また，難消化性のため小腸で吸収されにくく，過剰に摂取すると緩下作用を起こすものもある。

（1）ソルビトール

別名ソルビット。グルコースを還元して得られる。糖アルコールのなかでは甘味度はやや低い。りんごに含まれる，いわゆる「蜜」の部分は果実のソルビトールが貯留したものである。清涼感があり，あめなどに利用される。

（2）キシリトール

キシロースを還元して得られる。非う蝕性の特徴から，あめやガムなどの製菓に使用される。

（3）マルチトール

マルトースを原料とし，還元麦芽糖ともいう。スクロースとほぼ同等の甘味度があるため，低エネルギー甘味料として砂糖の代替品で用いられる。

（4）マンニトール

別名マンニット。マンノースを還元して得られる。自然界では褐藻類に含まれる。強い利尿作用があり，医療用としても利用される。

（5）エリスリトール

グルコースを原料に酵母による発酵を経て生成される。果実や発酵食品にも含まれる。ほかの糖アルコールと比較して低エネルギーとして知られ，代替甘味料として使用されている。

③ オリゴ糖

（1）グルコオリゴ糖（カップリングシュガー）

スクロースに酵素を作用させグルコースを結合させた糖である。非う蝕性で食品に広く使われる。

（2）フラクトオリゴ糖（ネオシュガー）

スクロースから酵素反応を利用してつくられる糖類である。機能性糖質として，腸内のビフィズス菌に対し増殖作用をもつ。

（3）パラチノース

グルコースとフルクトースが α-1,6 グリコシド結合した二糖類である。スクロースに α-グルコシルトランスフェラーゼを作用させて得られる。非う蝕性で，小腸での吸収が遅いので急な血糖値の上昇はみられず，インスリン非刺激性である。

（4）トレハロース

グルコース 2 分子が α-1,1 グリコシド結合した二糖類で，非還元糖である。えび，きのこ，酵母など動植物に含まれている。さっぱりとした上品な甘みで，保湿効果，でんぷんの老化防止，脱臭効果などさまざまな機能性をもつ。

（5）ガラクトオリゴ糖

乳糖（ラクトース：グルコースとガラクトースが結合した二糖類）のガラクトース部位に数個のガラクトースを結合させた糖で，乳糖を原料として β-ガラクトシターゼによる転移反応を利用して生産される糖である。ビフィズス菌生育促進効果，整腸作用がある。

④ 配糖体

（1）ステビオサイド

南米原産の植物ステビアの葉に含有する甘味物質である。苦味をもつため，ステビオサイドから誘導されたレバウディオサイド A が用いられる。非う蝕性で，清涼飲料を中心に幅広く利用される。

（2）グリチルリチン

甘草の根に含まれる甘味物質である。甘味度はスクロースの約 100 倍あるが，特有の苦味から，医薬品や塩味を強くもつ食品（みそ，しょうゆ）などに利用される。

⑤ ペプチド・たんぱく質

（1）グリシン

スクロースの70％程度の甘味を有するアミノ酸である。えびやいかなどにも含まれる。また一部の細菌に対する増殖抑制効果も認められており，食品加工においても利用される。

（2）モナチン

南アフリカ原産のキツネノマゴ科植物の根の皮に含まれるアミノ酸の一種である。スクロースの約1,000倍もの甘味を有し，熱に安定的で加熱後も甘味が損なわれず，極めて低いエネルギーであることが大きな特徴である。

（3）ソーマチン

アフリカ原産のクズウコン科の植物ソーマトコッカス・ダニエリの果実から得られる分子量約20,000のたんぱく質である。スクロースの約2,000倍の甘味をもつ。

⑥ 合成甘味料

（1）サッカリン[*1]ナトリウム

スクロースの約300倍の甘味をもつ。苦味を有するため，単独よりも複数の甘味料と混合して用いることが多い。サッカリン自体はコールタールから発見された物質で，現在わが国では食品に使用されることは少ない。

（2）アスパルテーム[*2]

L-フェニルアラニンとL-アスパラギン酸の2種類のアミノ酸が結合したジペプチドのメチルエステルの甘味料である。加熱することで甘味が低下するため，熱に安定的なアセスルファムカリウムと混合して使用されることが多い。フェニルアラニンを含むため，フェニルケトン尿症（PKU）患者には禁忌である。

（2）アセスルファムカリウム（アセスルファムK）

非う蝕性で熱および酸性に安定的な甘味料である。スクロースやアスパルテームと混合して使用することで甘味が増す。サッカリンやステビアのような渋味，苦味はなく，砂糖に近い甘味である。

（3）スクラロース[*3]

スクロースから合成されるスクロースの約600倍の甘味度をもつ甘味料である。耐酸性，耐熱性があり，食品加工に多く利用される。

[*1]　**サッカリン**：安息香酸スルファミド
[*2]　**アスパルテーム**：α-L-アスパルチル-L-フェニルアラニンメチルエステル
[*3]　**スクラロース**：4, 1′, 6′-トリクロロガラクトスクロース

5-2 調味料

調味料には甘味，塩味，酸味を満たす砂糖，食塩，食酢などの基本調味料，天然の原材料から抽出，精製した天然調味料，しょうゆ，みそなどの発酵調味料，アミノ酸系，核酸系，有機酸系などの旨味調味料，各種調味料を混合した複合調味料，配合調味料，風味調味料などがある。

① 塩味料

食塩の主成分は塩化ナトリウムであり，調味料として不可欠なものである。食塩は生体内では浸透圧の維持，体液の電解質のバランス，体液量の調節，神経，筋線維の興奮などの役割を果たす。

食塩は，岩塩，天日塩，煎ごう塩の3種類がある。岩塩は地中より掘り出した塩で，天日塩は海水の水分を自然蒸発させて結晶化した塩である。

煎ごう塩は海水を濃縮後，煮詰めて結晶を採取する工程からなり，主にイオン交換膜による電気透析法により海水を濃縮し，真空蒸発缶で煮詰めて結晶化する方法が用いられる。副産物として塩化マグネシウム，硫酸マグネシウム，塩化カリウムなどを含むにがりが得られる。

食塩の塩化ナトリウム含量は，精製塩で99.5%以上，食卓塩で99%以上，並塩は95%以上である。精製塩に固結防止のため塩基性炭酸マグネシウム0.4%を加えたものが食卓塩である。海水中の溶存塩類量を**表5-2**，食塩の塩化ナトリウム含量を**表5-3**に示す。

減塩タイプの食塩として，塩化ナトリウムの一部を塩化カリウムに代替されたものが利用されている。

食品加工においての食塩の役割は，塩味の付与，水分活性の低下による貯蔵効果，脱水，防腐作用，たんぱく質の変性（グルテンの形成，かまぼこのアクトミオシンの可溶化，焼き魚の焼塩による熱凝固など），酵素阻害（りんごの褐色防止）などがある。

表5-2 海水中の溶存塩類量

成　分	濃度（g/kg 海水）
塩化ナトリウム	27.2
塩化マグネシウム	3.8
硫酸マグネシウム	1.7
硫酸カルシウム	1.3
硫酸カリウム	0.9

表5-3 食塩の塩化ナトリウム含量

食塩の種類	塩化ナトリウムの濃度
食卓塩	99%以上
精製塩	99.5%以上
家庭塩	95%以上
並　塩	95%以上
原　塩	95%以上
天　塩	約92%

表5-4　食品中の酸味料

分　類	名　称	所　在
無機酸	炭　酸	炭酸飲料，ビール
	リン酸	清涼飲料水
有機酸	酢　酸	食酢，漬け物
	乳　酸	漬け物，ヨーグルト，チーズ
	コハク酸	清酒，貝，果実
	リンゴ酸	りんご，もも，うめ
	酒石酸	ぶどう，パインアップル
	クエン酸	かんきつ類，うめ，その他の果実
	L-アスコルビン酸	果実，野菜
	L-グルコン酸	干しがき

資料：種村安子ほか著『イラスト食品学総論』東京教学社，2007，p.110

❷ 酸味料

　酸味料は，食品に酸味を付与し，清涼感や味を調える目的で使用されるほかに，保存，抗酸化，pH調整用の目的として使用される場合もある。食酢，レモンなどの天然果汁のほか，乳酸，コハク酸，リンゴ酸，酒石酸，クエン酸などがある（**表5-4**）。

❸ 旨味調味料

　旨味調味料はアミノ酸系，核酸系，有機酸系の調味料があり，これらを単独で使う単一調味料と，複数使用する複合調味料がある。食品中の旨味物質の含量を**表5-5**

表5-5　食品中の旨味物質の含量

食品名	遊離グルタミン酸[注1] 〔mg/100 g〕	食品名	5'-イノシン酸[注2] 〔mg/100 g〕	食品名	5'-グアニル酸[注2] 〔mg/100 g〕
チーズ	1,680	煮干し	863	しいたけ（乾）	156.5
まこんぶ	1,603	土佐節（二級）	687	まつたけ	64.6
しいたけ（乾）	1,060	しらす干し	439	えのきたけ	21.8
トマト	246	土佐節（一級）	416	しいたけ（生）	16～45
キャベツ	102	かつお	285	しょうろ	5.8
しいたけ（生）	71	た　い	215	豚　肉	2.5
ブロッコリー	30	さ　ば	215	牛　肉	2.2
かつお節	23	いわし	193	鶏　肉	1.5
鶏　肉	22	豚　肉	122		
たまねぎ	21	牛　肉	107		
牛　肉	10	鶏　肉	76		
豚　肉	9				
するめいか	3				

注1：山口静子監修『うま味の文化・umamiの科学』丸善，1999
注2：福場博保・小林彰夫編『調味料・香辛料の辞典』朝倉書店，1991

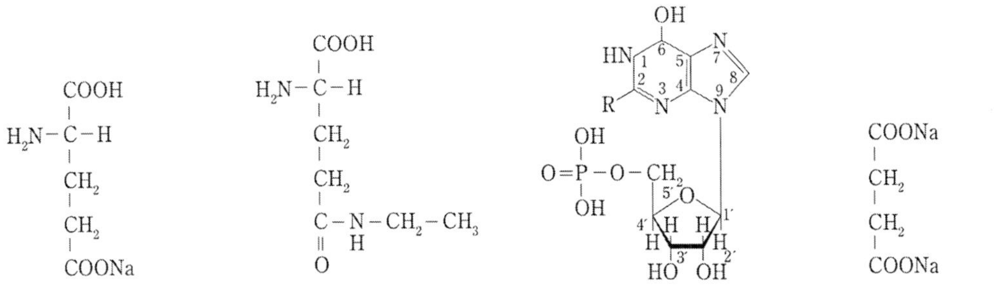

L－グルタミン酸ナトリウム（MSG）　L－グルタミン酸－γ－エチルアミド（テアニン）　5′－ヌクレオチド IMP（R＝H）：イノシシ酸 GMP（R＝NH_2）：グアニル酸　コハク酸ニナトリウム

図5－2　旨味物質の構造式

に，旨味物質の構造式を図5－2に示す。

（1）アミノ酸系調味料

L-グルタミン酸ナトリウム（MSG）はこんぶの旨味成分であり，工業的にはでんぷん糖化液，廃糖蜜からグルタミン酸成生産菌の発酵法により得られる。テアニンはグルタミン酸-γ-エチルアミド誘導体で，緑茶の旨味である。

（2）核酸系調味料

イノシン酸ナトリウム（IMP）はかつお節，肉類の旨味成分であり，グアニル酸ナトリウム（GMP）はしいたけの旨味成分である。IMPやGMPは，酵母の核酸分解酵素を作用させる核酸分解法により製造される。

（3）有機酸系調味料

コハク酸ナトリウムは貝類の旨味成分のほか，清酒の旨味成分でもあり，アルコール発酵の副産物として生じる。

（4）複合調味料

MSGはIMPやGMPなどを混合して使用すると，相乗効果により旨味が増強する。食品の呈味物質の味の強さを比較するのに閾値が用いられるが，単独に比べ混合して用いたほうが閾値は小さく，旨味を感じることができる。

④ 天然調味料

天然調味料は，原材料からの成分を抽出する方法により直接熱水で溶出させ濃縮したエキス系天然調味料（スープストック）と，酸や酵素により加水分解したアミノ酸系調味料とに分類される。加水分解物は動物性たんぱく質を分解したHAP（hydrolyzed animal protein），植物性たんぱく質を分解したHVP（hydrolyzed vegetable protein）がある。天然調味料は風味調味料の原料となる。

⑤ 風味調味料

　風味調味料は日本農林規格（JAS）で「旨味調味料および風味原料に，糖類，食塩（香辛料を除く）を加え，乾燥し，粉末状，顆粒状などにした調味料」としている。調理の際，風味原料は，かつお節，こんぶ，貝柱，干ししいたけなどの粉末または抽出濃縮物である。風味調味料は吸湿性が強く，風味の劣化が生じやすいので，その管理には乾燥，酸化防止に工夫が必要である。

⑥ ドレッシング類（マヨネーズ）

　マヨネーズは食用植物油脂，醸造酢，卵を主な原料とし，食塩，砂糖，香辛料などを加え，混合，撹拌したもので，卵黄レシチンの乳化作用により，水中油滴型（O/W）エマルションを形成したものである。

⑦ ソース類

　ソースは，広い意味では液体または半固形状の調味料をいう。最近は，ハンバーグソース，パスタソースなど料理別の専用ソースが増えており，種類は多い。日本では，ソースといえば一般にウスターソース（Worcester sauce）類である。ウスターソースは，イギリス貴族がインドで香りの強いソースの存在を知り，その調合法をイングランド西部のウスターに持ち帰り試作後，世界に広まったことに由来する。塩味，酸味のほか，野菜や香辛料を多く用いるため，香りや辛味に富む調味料である。

　JAS では，ウスターソース，中濃ソース，濃厚ソース（とんかつソース）の 3 種類に分けられ，粘度が異なる（**表 5-6**）。ウスターソースは粘度が少なく，不溶性固形分はほとんど含まれない。ウスターソースにトマト，りんごのパルプ質やデキストリン，コーンスターチなどの糊料を加えて粘度を上げると，中濃ソース，濃厚ソースとなる。

表 5-6　ソースの粘度

種　類	粘　度	
ウスターソース	100 cps 以下	食塩 8.6%，酢酸 1.5%
中濃ソース	100 cps 以上 1,500 cps 未満	食塩 5.8%，酢酸 1.3%
濃厚ソース	1,500 cps 以上	

注：cps は粘度を表す単位。
　　水が約 1 cps，オリーブオイルが約 100 cps，はちみつが約 10,000 cps である。

5-3 ┃ 香辛料

　香辛料とは，西洋料理を中心に用いられてきた薬味のことである。香辛料の歴史は古く，古代エジプトから中世ヨーロッパなどの文献に広く登場している。なかでも，ローマ帝国時代に広く流通するようになったインド原産のこしょうは，当時，金などの貴金属と等価で取引きされた記述があるなど，珍重された様子がうかがえる。

　香辛料は使用する部位によってスパイスとハーブに大別され，それぞれの特徴から，辛味や香り付け，矯臭や芳香，色付けを目的に多くの種類が存在する。また，抗菌性や抗腫瘍活性などの三次機能をもつものも報告されており，健康維持の観点から注目を集めている。

❶ 辛味性スパイス

（1）とうがらし（Red pepper）

　中南米原産のナス科の植物で，国産のものもあるが，主に中国からの輸入に頼っている。辛味種以外にはししとうなどの甘味種があり，肉厚で辛味のないものをピーマンとよぶ。辛味成分はカプサイシンで，体内において産熱効果がある。

（2）さんしょう（Japanese pepper）

　ミカン科の植物の果実で，独特の香気はジテルペンやシトロネラールである。辛味成分はサンショオールとよばれる。若芽は吸い物や木の芽あえなどに用いられる。

（3）こしょう（Pepper）

　コショウ科の実でインドが原産地である。現在は赤道付近の東南アジアやブラジルでも栽培されている。通常は，生の実を乾燥させて水分を除いたものをすりつぶして用いることが多い。未熟な漿果を外皮がついたまま乾燥させたものが黒こしょう，完熟した漿果を取り除いて乾燥させたものが白こしょうとよばれる。辛味成分はピペリンやシャビシン（チャビシン）であり，外皮に多く含まれる。香りはリモネン（かんきつの香り），ピネン（松の葉の香り）である。

（4）からし（Mustard）

　アブラナ科の一年草の種子を乾燥させたもので，古くから練りからしとして使われていた和からしと洋からしがある。からしに含まれるシニグリンとシナルビンが，酵素であるミロシナーゼによって辛味成分であるアリルイソチオシアネートに分解されて生じる。

（5）わさび（Wasabi）

　アブラナ科の多年草で日本が原産地である。冷涼な山間部で湧水を利用して栽培さ

れる（わさび田）。根茎をすりおろして薬味として用いる一方，茎葉も漬け物にして食用にする。辛味は，からしにも含まれるシニグリンが酵素ミロシナーゼの分解によって生じるアリルイソチオシアネートである。

（6）しょうが（Ginger）

ショウガ科の多年草。東南アジア原産で，根茎を食用とする。日本ではすりおろしたり，酢漬けにしたりと辛味や食感を利用することが多いが，西洋では乾燥させて製菓や製パンの風味付けに用いられる。辛味成分はショウガオール，ジンゲロールなどである。

② 香味性スパイス

（1）オールスパイス（Allspice）

フトモモ科の植物の果実で，乾燥させたものを粉砕し食用にする。肉料理，ソースなどの香り付けに用いられる。

（2）シナモン（Cinnamon）

桂皮とよばれることもあるクスノキ科の樹皮。樹皮を剥ぎ取り乾燥させたもので，粉末にしたものがよく用いられる（シナモンパウダー）。

（3）バジル（Basil）

シソ科の一年草。地中海沿岸が原産地とされる。生のまま使用されるほか，乾燥させて破砕したものもイタリア料理を中心に用いられる。

（4）クミン（Cumin）

セリ科の植物で，種子を香辛料として用いる。酸味を感じさせるような特有の香気があり，カレーパウダーにも含まれる。

（5）ナツメグ（Nutmeg）

ニクズク科の常緑樹で，インドネシアやスリランカが主産地。肉厚の果実の種子をナツメグ，種子の周りを覆う赤く薄い外皮をメース（Mace）とよぶ。甘い香気が特徴で，肉料理やソースに使用される。メースはナツメグに比べ，香気は弱い。

（6）レモングラス（Lemon grass）

インド原産のイネ科の植物の葉茎。生の状態で，タイ料理の「トム・ヤム・クン」などに使われるほか，乾燥品や，蒸気で蒸して油を抽出し，香料としても利用される。

（7）パセリ（Parsley）

セリ科の植物で，別名オランダゼリ。葉が細かく縮れた種と，葉が小さく平たい種（イタリアンパセリ）がある。地中海沿岸が原産地で，古くから料理に使用されてきた。セリ科特有の香気があり，料理の付け合せや色彩を与える目的で生食・乾燥の両方で利用される。

（8）ミント（Mint）

シソ科の多年草。製菓などの付け合せや，精油原料として利用される。さわやかな香気はメントールによるもの。

（9）しそ（Perilla）

中国原産で赤じそ，青じそなどの品種がある。主な色素成分はアントシアン系色素のシソニンで，pH 依存的に色が変化する。強い芳香があり，製油の原料にもなる。

③ 芳香性スパイス

（1）クローブ（Clove）

フトモモ科の常緑樹の蕾を乾燥させたもので，丁子（チョウジ）ともいう。強く甘い香気が特徴で，主成分はオイゲノールである。肉料理の矯臭にも用いられる。

（2）コリアンダー（Coriander）

セリ科の一年草で，地中海沿岸が原産とされる。種子以外に葉茎も利用され，地域によってコエンドロ，香菜（ツァンサイ），パクチーともよばれる。

（3）タイム（Thyme）

シソ科の植物で，別名たちじゃこう。ヨーロッパ原産で，乾燥させたものを魚介類の生臭さを抑える目的で用いる。

（4）ガーリック（Garlic）

にんにくとして知られるユリ科の植物の鱗茎。独特の香気はアリシンによるもの。アリシンは，含硫アミノ酸のシステインから誘導されるアリインが酵素アリイナーゼで分解された産物である。アリシンはビタミン B_1 と結合するとアリチアミンとなり，吸収されやすくなる。

（5）オレガノ（Oregano）

シソ科の多年草で，別名ハナハッカ。地中海沿岸地域から中央アジアにかけて広く分布している。強い香気で，主に乾燥させた葉をイタリア料理（ピッツァ）やスペイン料理で用いる。

④ 着色性スパイス

（1）ターメリック（Turmeric）

ショウガ科の多年草で別名ウコン。しょうがに類似した根茎を乾燥させて粉砕し，食用にする。特徴的な黄色色素はクルクミン（curcumine）である。

（2）サフラン（Saffron）

アヤメ科の植物で雌しべを乾燥させたもの。地中海沿岸原産で，赤黄色のカロテノ

イド系色素クロシンを含む。1つの花からの収穫量がわずかなため，比較的高価である。

（3）パプリカ（Paprika）

ナス科の植物で，とうがらしの一種であるパプリカ由来のカロテノイド系色素である。天然着色料として幅広く利用されている。

（4）クチナシ（Gardenia）

アカネ科の樹木の果実。主な色素成分は，サフランと同じくカロテノイド系色素のクロシンで，天然着色料として加工食品に多用される。

5 混合スパイス

（1）カレーパウダー（Curry powder）

10種類以上の香辛料を混合させたスパイス。カレーソースの基本となるもので，特有の色はターメリックによるもの。多くはコリアンダー，クミン，シナモンなどが含まれるが，決められた調合が存在せず，インドでは各家庭で種類や量が異なる。

（2）五香粉（ウーシャンフェン）

中国料理に利用される混合スパイス。主に，花椒（サンショウの一種），桂皮（シナモン，カシア），丁子（クローブ），陳皮（みかんの果皮），八角（スターアニス）で構成される。

（3）チリパウダー（Chili powder）

スペイン料理やメキシコ料理で多用される混合スパイス。とうがらし，オールスパイス，オレガノ，ガーリック，クミン，パプリカなどが含まれる。

（4）ケイジャンスパイス（Cajun spice）

米国南部ルイジアナ州のケイジャン料理に使用される混合スパイス。とうがらし，こしょう，ガーリック，オレガノなどを含み，肉料理を中心に利用される。チリパウダーに類似しているが，多くはカイエンヌペッパー（Cayenne pepper）という完熟のとうがらしを使用しており，強い辛味が特徴である。

（5）七味とうがらし

日本で古くから薬味として使用されている。主に，とうがらし，陳皮，さんしょう，麻の実，青のり，ごま，ケシの実の7種類で構成される。製造元によって調合は異なるが，辛味はとうがらしの量で調整されることが多い。

香辛料の成分を**表5-7**にまとめた。

表5-7 香辛料と辛味成分，香味・芳香成分，着色成分

香辛料と主な辛味成分			
とうがらし	カプサイシン	しょうが	ジンゲロール，ショウガオール
こしょう	ピペリン，シャビシン	さんしょう	サンショオール
からし，わさび	アリルイソチオシアネート	にんにく	ジアリルジスルフィド
香辛料と主な香味・芳香成分			
クローブ, オールスパイス	オイゲノール	カルダモン, ローズマリー, ローレル	シネオール
ナツメグ，メース	α-ピネン，サビネン	コリアンダー	リナロール
シナモン	シンナムアルデヒド	バニラ	バニリン
香辛料と主な着色成分			
サフラン	クロシン，クロセチン	ターメリック（うこん）	クルクミン

資料：大石祐一・服部一夫編著『食べ物と健康—食品学』光生館，2013，p.174

5-4 ┃ 嗜好飲料

　栄養摂取が目的ではなく，味，香り，食感，刺激など人の嗜好を満たすために飲用される飲み物を嗜好飲料といい，酒，茶，コーヒー，ココア，清涼飲料などがある。ここでは非アルコール（アルコール含量1%未満）について述べる。

❶ 茶

　茶はツバキ科の常緑樹の新芽や若葉を加工してつくられる。製造法の違いにより，不発酵茶（緑茶），半発酵茶（ウーロン茶など），発酵茶（紅茶），後発酵茶（プアール茶，黒茶など），加工茶（ジャスミン茶，花茶など）に分類される（**図5-3**）。

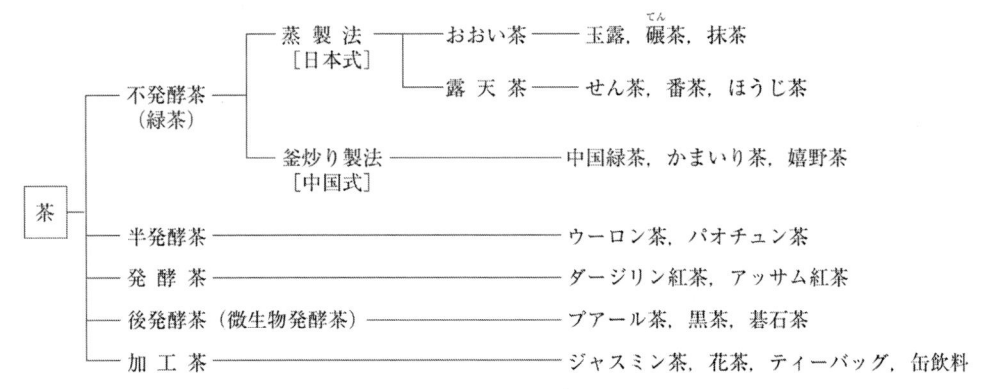

図5-3 茶の種類

表5-8 緑茶の成分

苦 味	カフェイン：脳の覚醒作用，利尿作用
渋味, 苦味	カテキン類（エピガロカテキンガレート，エピカテキンガレートなど）：抗酸化作用，抗がん作用，血圧上昇抑制作用，コレステロール低下作用，抗菌，抗ウイルス作用，抗アレルギー作用，う蝕予防など
旨 味	テアニン（γ-グルタミルエチルアミド）：グルタミン酸の旨味増強 アミノ酸：リラックス効果
甘 味	アミノ酸類，糖類
芳 香	青葉アルコール（*cis*-3-ヘキセノール），メルカプトヘキサナール：さわやかな芳香

表5-9 紅茶の成分

赤色色素	テアフラビン（赤色系），テアルビジン（赤褐色）：赤色を呈する テアフラビン類：抗変異原性，血圧上昇抑制作用，抗ウイルス作用
芳 香	テルペンアルコール類（リナロール，ゲラニノール）：花香

（1）緑 茶

緑茶（日本茶）は，一般的によく飲まれているせん茶，2回目以降に摘んだ二番茶，三番茶を原料とする番茶などの露天茶，遮光して栽培されたやわらかい若葉からつくられる玉露，抹茶などがある。

緑茶の製造工程では茶葉を蒸気で加熱するので，ポリフェノールオキシダーゼやクロロフィラーゼは失活し，製品は酵素褐変を受けず，緑色は保持される。ビタミンCもアスコルビナーゼの分解を受けず，製品に残存している。

緑茶は，まろやかな苦味，渋味，旨味，甘味，芳香をもつ（**表5-8**）。緑茶葉に含まれる渋味や苦味成分であるエピガロカテキンガレートなどのガレート型カテキンは，脂肪吸収抑制効果があることから特定保健用食品の関与成分として利用されている。

（2）紅 茶

紅茶は茶葉をしおれさせ（萎凋），圧力をかけよく揉み（揉捻），発酵させて酸化酵素の作用を十分に進行させ，乾燥して製品とする。ビタミンCやクロロフィルは分解されるが，カテキン類は酸化重合してテアフラビンなどを形成する。紅茶の成分を**表5-9**に示す。

（3）ウーロン茶

ウーロン茶は中国茶の一種で，茶葉を日光にさらし，室内で萎凋を行い，酸化反応を進ませてから，釜炒り加熱して発酵を停止させた半発酵茶である。緑茶，紅茶とは異なる独特の香気をもつ。台湾では，ウーロン茶より発酵の弱いパオチュン茶がある。

ウーロン茶に含まれるウーロン茶重合ポリフェノールは，発酵の工程で茶葉に含まれるカテキン類が重合したものであり，血中中性脂肪の上昇を抑制するとして特定保健用食品の関与成分として利用されている。

表5-10 コーヒーの成分

苦　味	カフェイン：脳の覚醒作用，利尿作用
渋味, 苦味	クロロゲン酸（タンニン物質）：活性酸素消去能，抗酸化作用
酸　味	クエン酸，酢酸，リンゴ酸など
芳　香	2,3-ブタンジオン，フラネオール，2-フルフリルチオール，アルキルピラジンなど

表5-11 ココアの成分

苦　味	テオブロミン：カフェインと同様の生理機能，利尿作用，筋肉弛緩作用など
渋味, 苦味	カテキン類（プロシアニジンなど）：抗酸化作用，胃粘膜傷害の予防作用，動脈硬化予防作用など

（4）プアール茶

　中国のプアール茶は，緑茶を加湿，堆積し，微生物によって発酵させた後発酵茶の一つで，二次加工茶である。プアール茶は乾燥茶葉を1〜3年熟成し，独特なカビ臭がある。

2 コーヒー

　コーヒーはアカネ科コフィア属の木になる成熟した果実の種子（生豆）を焙煎，粉砕したものである。焙煎した豆や粉体にしたものをレギュラーコーヒーとよぶ。この熱湯浸出液を，凍結乾燥法や噴霧乾燥法で水分を除去したものがインスタントコーヒーである。コーヒー特有の色や芳香は，焙煎時のアミノ・カルボニル反応によるものである[*4]。コーヒーの成分を**表5-10**に示す。コーヒーに含まれるカフェインを90％以上除去したものがカフェインレスコーヒーである。コーヒー本来の苦味は主にカフェインであり，カフェインレスコーヒーの苦味は，コーヒー豆を焙煎する過程で糖類がカラメル化したものや有機物が炭化したものである。

3 ココア

　ココアは，まずアオギリ科のカカオ樹の果実の種子（カカオ豆）を堆積，発酵させ，乾燥してココア豆とする。この豆を焙煎後，外皮などを除去した胚乳部を摩砕（ココアマス）し，圧搾して約50％含まれる脂肪分（ココアバター）を一部除去し，乾燥微粉末化したものがココアである。ココアの成分を**表5-11**に示す。

[*4] カフェインレスのコーヒーが苦いのは，コーヒーの苦味は主にカフェインであるが，コーヒー豆を焙煎する過程で糖類がカラメル化したもの，有機物が炭化したものが，苦味をつくるためである。

表5-12 ミネラルウォーター類の分類

分 類	源 水	処理方法
ナチュラルウォーター	特定水源より採水された地下水	ろ過，沈殿および加熱殺菌に限る
ミネラルウォーター	ナチュラルウォーターの源水と同じ	ろ過，沈殿および加熱殺菌以外に，複数の原水の混合，ミネラル分の調整，ばっ気，オゾン殺菌，紫外線殺菌など
ボトルドウォーター	飲用適の水（純水，蒸留水，河川の表流水，水道水等）	処理方法の限定なし

④ 清涼飲料

清涼飲料は，清涼感，爽快感をもつアルコールを含まない飲料（アルコール分1％未満）で，食品衛生法では「乳酸菌飲料，乳および乳製品を除くアルコール分1％未満の飲料」とされる。炭酸飲料，果実飲料，スポーツドリンク，茶系飲料，ミネラルウォーターなどがある。

（1）炭酸飲料

JASでは「飲用適の水に二酸化炭素を圧入したもの，およびこれに甘味料，酸味料，フレーバリング等を加えたもの」としている。フレーバリングとは炭酸飲料に香りまたは味を付けるために使用するもので，香料，果汁，植物からの抽出物，乳または乳製品などがある。炭酸水，サイダー，ラムネ，コーラ，ジンジャーエールなどがある。

（2）果実飲料

果実飲料とは，果実の搾汁またはピューレを原料として10％以上含有する飲料である。果汁10％未満のものは清涼飲料水と表示する。

（3）その他の飲料

ミネラルウォーター類はナチュラルウォーター，ミネラルウォーター，ボトルドウォーターの3種類に分類される（**表5-12**）。

演習問題

1. 食品の甘味料に関する記述である。**誤っている**のはどれか。1つ選べ。
   - （1） スクロースは砂糖の成分であり，甘味度の基準となっている。
   - （2） フルクトースは，グルコースより甘味度が高い。
   - （3） グルコースは，でんぷんやセルロースの構成糖である。
   - （4） 異性化糖とは，スクロースを加水分解してグルコースとフルクトースにしたものである。
   - （5） 甘味の閾値は，ほかの呈味成分に比べて高い。

2．糖アルコールに関する記述である。正しいのはどれか。1つ選べ。

  （1）　ソルビトールは，マンノースを還元して得られる。

  （2）　キシリトールは，キシロースを還元して得られる。

  （3）　マルチトールは，マンニットを還元して得られる。

  （4）　マンニトールは，マルトースを還元して得られる。

  （5）　エリスリトールは，ほかの糖アルコールより高カロリーである。

3．オリゴ糖に関する記述である。正しいのはどれか。1つ選べ。

  （1）　グルコオリゴ糖は，ネオシュガーである。

  （2）　フラクトオリゴ糖は，カップリングシュガーである。

  （3）　パラチノースは，ブドウ糖と果糖が $\alpha-1,6$ グリコシド結合した二糖類である。

  （4）　トレハロースは，ブドウ糖が $\beta,\beta-1,1$ グリコシド結合した二糖類である。

  （5）　ガラクトオリゴ糖は，ショ糖にガラクトースを結合させた糖である。

4．甘味料に関する記述である。正しいのはどれか。1つ選べ。

  （1）　ステビオサイドは，甘草の根に含まれる甘味物質である。

  （2）　グリチルリチンは，南米原産のステビアの葉に含有する甘味物質である。

  （3）　ソーマチンはアフリカ原産のクズウコン科の植物の果実から得られ，ショ糖の2000倍の甘味をもつ。

  （4）　アスパルテームは，L−フェニルアラニンとL−アスパラギン酸の2種類のアミノ酸が結合したエチルエステルである。

  （5）　スクラロースは，サッカリンやステビアに比べ，渋味，苦味がある。

5．調味料の組み合わせである。**誤っている**のはどれか。1つ選べ。

  （1）　アミノ酸系調味料 ― L−グルタミン酸ナトリウム（MSG）

  （2）　核酸系調味料 ― イノシン酸ナトリウム（IMP）

  （3）　有機酸系調味料 ― L−グルタミン酸−γ−エチルアミド

  （4）　天然調味料 ― 動物性たんぱく質分解物 HAP

  （5）　天然調味料 ― 植物性たんぱく質分解物 HVP

6．香辛料に関する記述である。正しいのはどれか。1つ選べ。

  （1）　からしは，アブラナ科の葉を乾燥し粉末にしたものである。

  （2）　クローブ（丁子）の香気成分は，オイゲノールである。

  （3）　サフランは，球根を乾燥させたものである。

  （4）　こしょうの辛味成分は，サンショオールである。

  （5）　バジル（バジリコ）は，ナス科の植物である。

7. 嗜好飲料に関する記述である。正しいのはどれか。1つ選べ。

(1) ココアの苦味成分の代表的なものは，カフェインである。

(2) コーヒーの苦味成分の代表的なものは，テオブロミンである。

(3) 緑茶の旨味成分の代表的なものは，カテキン類である。

(4) アルコール飲料は，酒税法で 1 % 以上のアルコールを含有する飲料とされている。

(5) 炭酸飲料は，二酸化炭素（炭酸ガス）を圧入したもので，体内でのアルコール吸収を促す。

8. 嗜好飲料に関する記述である。正しいのはどれか。1つ選べ。

(1) 紅茶は，茶葉を発酵させて作る。

(2) テアニンは，茶の苦味成分である。

(3) コーヒー中のカフェインは，焙煎により半減する。

(4) みりんのアルコール濃度は，1 % 未満である。

(5) 果汁入り飲料の果汁の割合は，JAS規格で 1 % 以上とされている。

9. 嗜好飲料に関する記述である。正しいのはどれか。1つ選べ。

(1) 緑茶は，発酵茶である。

(2) 番茶は，茶の新芽や若葉を使った茶である。

(3) ウーロン茶は，不発酵茶である。

(4) 紅茶に含まれる赤色色素は，非酵素的反応で生成する。

(5) 紅茶は，ビタミンCをほとんど含まない。

参考文献

5-1・3

櫻井芳人監修/荒井綜一・倉田忠男・田島眞編『新・櫻井総合食品事典』同文書院，2012

ジル・ノーマン著『スパイス完全ガイド』山と渓谷社，2006

ナンシー・J・ハジェスキー著『ハーブ＆スパイス大事典』日経ナショナルジオグラフィック社，2016

6章

調理加工食品

6-1 ┃ 冷凍食品

　日本冷凍食品協会によると，冷凍食品とは「前処理を施し，急速凍結を行って−18℃以下の凍結状態で保持した包装食品」と定義されている。凍結した食品であってもこの定義に当てはまらないものは，「冷凍品」として区別されている。冷凍食品の規格としては，凍結する食品の種類による区分のほか，食べるときに加熱が必要か否かの区分などがある。

　冷凍食品は，鮮度を保持したまま長期保存が可能である。前処理後に急速凍結され−18℃以下で管理されることにより，食品の風味や成分を保持することができ，微生物による汚染や酵素のはたらきが停止する。冷凍食品の品質保持期間は，食品による差はあるものの，−18℃以下の管理が徹底していれば約1年間である。長期保存が可能なことから，季節や天候などに左右されにくく食材の価格が安定している。また，不可食部がほとんど除かれているため，食品の廃棄量を減らす，調理時間が短縮できるなどの利点がある。一方で，凍結前と同じ食品組織には復元しにくいことや，凍結させるための装置設備の消費エネルギーが大きいという欠点もある。

　凍結による品質劣化には，組織のスポンジ化や変色，油やけ（脂質酸化）などがある。これらを防止する方法には，食品に薄い氷の膜（グレーズ）をかけて空気を遮断し，凍結中の水分の昇華や表面の酸化を防止するグレーズ処理，塩水（ブライン）浸漬により解凍時のドリップを防止するブライン処理，脂質の酸化防止のための抗酸化剤含液への浸漬，変色要因となる酵素を失活させ凍結時の組織破損や変色を防止するためのブランチング（熱湯や蒸気による短時間加熱）処理などがある。一度解凍したものは，一般の生鮮食品と同等の取り扱いが必要となり，解凍状態で長時間放置すると腐敗を招く。冷凍食品は適切に包装されていることが条件であるが，その包装材料は耐寒性が求められるほか，長期保存を前提として内容物の酸化や退色，香り成分の消散などを抑制する効果の高いものがよい。

6-2 レトルトパウチ食品

　レトルトパウチ食品とは，プラスチックやアルミ箔を張り合わせたフィルム（図6－1）を用いた空気や光を通さないパウチ（袋）や容器に食品を入れ，ヒートシールによって密封後，高圧釜で120℃，4分間と同等以上の加圧加熱殺菌（レトルト殺菌）を行った容器詰食品である。気密性と遮光性を有するものに限りJASではレトルトパウチ食品という。中に入れる食品は限定されず，多様な商品が流通している。

　レトルトパウチ食品の包装材料には，気体透過性がなく，遮光性，加圧加熱耐性があり，かつヒートシール性，衝撃強度，突き刺し強度の大きいものが適している。透明なプラスチックフィルムだけを重ね合わせたものは光による品質劣化が少ない食品に用いられ，アルミ箔を使用しないので電子レンジで加熱が可能である。これは食品衛生法による容器包装詰加圧加熱食品と表示される。

　製造工程は缶詰とほぼ同じで，常温で流通でき，長期保存が可能（約2年間）である。缶詰や瓶詰に比べて軽量で開封しやすく，容器の厚さが薄いため殺菌時や使用時の加熱も短時間で済み，内容物の熱による損失も少ない。レトルト殺菌したものは，食品衛生法により「気密性容器に密封し，加圧加熱殺菌」と表示される。

　しかし，開封後は保存機能がなくほかの食品と同じ状態となるため，早めに消費するか，低温で保管する必要がある。また，よく似た外観・形状でもレトルト殺菌をしていない食品もあり，それらは冷蔵で流通しているため購入後の保管場所には注意が必要である。

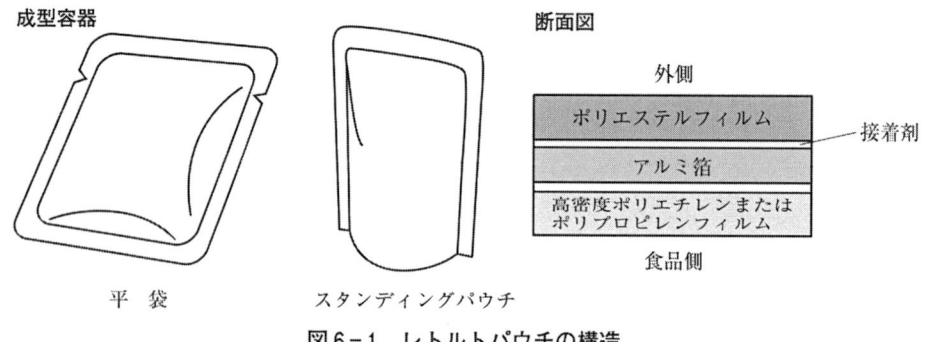

図6-1　レトルトパウチの構造

演習問題

1．冷凍食品に関する記述である。正しいのはどれか。1つ選べ。
 (1)　冷凍食品の賞味期限は，ほとんどのものが1か月である。
 (2)　包装は，凍結した食品の酸素や細菌汚染などによる品質劣化を防止するためである。
 (3)　凍結後の貯蔵や流通は，品質保持のため，－1℃以下で行う。
 (4)　冷凍食品は解凍後，再冷凍しても，品質は保持されたままである。
 (5)　製造時において，食品の高品質を保つために，冷凍は長時間かけて行う。

2．冷凍食品に関する記述である。正しいのはどれか。1つ選べ。
 (1)　冷凍食品は，解凍状態で長時間放置しても腐敗しない。
 (2)　冷凍食品の保存は，季節や天候などに左右されやすい。
 (3)　冷凍食品の価格は，食材の価格で毎日変動する。
 (4)　冷凍食品は，不可食部がほとんど除かれていないので，食品の廃棄量を増やす。
 (5)　凍結による品質劣化には，組織のスポンジ化や変色，油やけ（脂質酸化）などがある。

3．レトルトパウチ食品に関する記述である。正しいのはどれか。1つ選べ。
 (1)　包装材料は，気体透過性がある。
 (2)　包装材料は遮光性，加圧加熱耐性があり，衝撃強度の小さいものが適している。
 (3)　アルミ箔とプラスチックフィルムを重ねて光線を通さないものがJASで定義されている。
 (4)　透明なプラスチックフィルムを重ねたものは，アルミ箔を重ねたものに比べ，光による劣化が少ない。
 (5)　常温で流通できるが，長期保存ができない。

参考文献
鴨居郁三監修/堀内久弥・高野克己編『食品工業技術概説』恒星社厚生閣，2008
日本缶詰協会編『かんづめハンドブック（改訂版)』日本缶詰協会，2013
日本冷凍食品協会編『冷凍食品Q&A（改訂)』日本冷凍食品協会，2015

微生物利用食品

　微生物を利用した食品は発酵食品といわれ，独特の風味を呈するものが多い。わが国には日本酒や焼酎などのアルコール飲料，みそ，しょうゆなどの調味料のように，多くの伝統的な発酵食品が存在し，日本の食文化の中心を担っている。本章ではこれらを中心に，代表的な発酵食品について紹介する。

7-1 ▌ アルコール飲料

　酒類は糖あるいはでんぷんの糖化物を原料にして，酵母によりアルコール発酵したものである。アルコール飲料（酒類）とは，「アルコールを1度以上含む飲料」と定義されており，製造法により，醸造酒，蒸留酒，混成酒の3種に分けられる（**表7-1**）。
　清酒，ビール，果実酒（ワイン）などの醸造酒は，アルコール度が低く，エキス分が高い。醸造酒の発酵形式には，糖化の工程がなくアルコール発酵のみの単発酵，糖化とアルコール発酵を分けて行う単行複発酵，両者が同じ容器内で並行して進行する並行複発酵がある。焼酎，ウイスキー，ブランデーなどの蒸留酒は，エキス分が低く，アルコール度が高い。混成酒は，醸造酒や蒸留酒に果実の成分などを含ませた酒である。

表7-1　アルコール飲料

	発酵形式	例
醸造酒	単発酵	果実酒（ぶどう酒，りんご酒），乳酒
	単行複発酵	ビール（糖化と発酵が別々に行われる）
	並行複発酵	清酒（糖化と発酵が同時に行われる）
蒸留酒	単発酵	ブランデー
	単行複発酵	ウイスキー
	並行複発酵	焼酎
混成酒		リキュール，梅酒，みりん

（1）清　酒

　清酒（日本酒）は蒸した精白米に麹菌を接種して米麹をつくり，これに蒸米，水，酵母，乳酸を加えて，酒母をつくる。さらに米麹，蒸米，水，酒母を添加してもろみをつくる。麹，蒸米の添加を 3 回に分けて行い（3 段仕込：初添，仲添，留添），約 20日間発酵してもろみを熟成させ，圧搾，沈殿除去（おり引き）し，ろ過したものが生酒であり，火入れにより加熱殺菌したものを製品とする。アルコール度数は 15〜16.5％ で，グルコース，マルトースなどの糖類，乳酸，コハク酸，リンゴ酸などの有機酸，各種アミノ酸，エステル類が旨味や香りを形成している。酒税法により，清酒は原料や製法が一定の基準を満たす特定名称酒と，それ以外の普通酒に分けられ，特定名称酒は本醸造酒，純米酒，吟醸酒などの特定名称を表示できる。

（2）ビール

　大麦麦芽[*1] とホップ，水を原料とし，麦芽のアミラーゼにより糖化した後，酵母により発酵した醸造酒である。大麦麦芽のほかに米やとうもろこしなどの副原料を用いた場合には，これらの重量が麦芽の 50％ 以下であることが条件とされる。ビールは，製造に用いられる酵母の違いにより，上面発酵ビールと下面発酵ビールに分けられる[*2]。ビールの特有の苦味と香りはホップの主成分であるイソフムロン（フムロンが異性化したもの）である。ホップは整腸作用，防腐作用がある。

（3）ぶどう酒（ワイン）

　ぶどう果実に含まれるショ糖や果糖を原料として，酵母により発酵される醸造酒である。ぶどう酒は，糖化の工程がない単発酵により製造される。赤ワインと白ワインに大別され，赤ワインは，つぶした果実を丸ごと発酵させた後に搾ったものである。白ワインは，果実から果皮や種を除いた後の果汁を原料として発酵させたものである。製造には，有害菌の抑制や酸化防止のために亜硫酸塩を用いる。アルコール発酵終了後，樽に詰めて熟成することで，味にまろやかさが加わる。これは，熟成中に樽に棲みつく乳酸菌により，リンゴ酸が乳酸に変化されるマロラティック発酵による。

（4）焼　酎

　米，大麦，さつまいもなどの原料を麹菌で糖化した後，酵母により発酵させてもろみを製造し，その後蒸留したものである。焼酎は，連続式蒸留により製造される甲種（ホワイトリカー），単式蒸留により製造される乙種（本格焼酎），甲種・乙種混和（乙種を 5％ 以上混和）に大別される。連続式蒸留は，複数の蒸留によりアルコール分が高くなるが，エキス分が低くなる。一方，単式蒸留では蒸留を 1 度だけ行い，アルコー

---

*1　**大麦麦芽**：ビールには主に二条大麦が使われる。
*2　**上面発酵ビール**：発酵終期に炭酸ガスの気泡とともに酵母が浮上し，アルコール度数が高く，色が濃く，エールやスタウトがこれにあたる。**下面発酵ビール**：発酵終期に酵母は沈殿し，色が淡く，すっきりした味で，日本やドイツを含め世界で多く生産されている。

ル度は甲種に比べて低いが，原料（発酵もろみ）のエキス分を多く含み，味わいや芳香の豊かな焼酎になる。乙種のアルコール度は25度ほどである。

（5）ウイスキー

原料に大麦麦芽のみを使うモルトウイスキー（スコッチウイスキーなど）と大麦以外の穀類（とうもろこし，ライ麦など）のでんぷんを用いるグレーンウイスキー（バーボンウイスキーなど）がある。穀類の原料を糖化，アルコール発酵を行い，発酵液を蒸留して樽貯蔵，熟成させたものである。アルコール度数は37〜45%である。香気成分はエステル類，プロパノール，高級アルコールなど300種以上の成分からなる。

（6）ブランデー

果実酒を蒸留したものである。蒸留酒をカシ樽に詰め，約5年貯蔵・熟成する。熟成により琥珀色の液となり，甘味が増し，特有の芳香をもつようになる。香気成分はエステル酸や高級アルコールである。アルコール度はウイスキーと同様に40度ほどである。

（7）スピリッツ

ジン，ウォッカなどの蒸留酒のことをいう。ジンはライ麦やとうもろこしの原料を発酵後，かんきつ系の果皮やスパイスを加えて蒸留したものである。ウォッカは，大麦やじゃがいもを原料に発酵，蒸留させたものである。世界中にアルコール度40〜90度までのさまざまな種類の蒸留酒が存在する。

（8）リキュール

醸造酒や蒸留酒をベースにし，糖類，香料，色素，果汁などを加えて貯蔵・熟成した混成酒と定義される。わが国では酒税法上，エキス分2%以上のものをいい，エキス分2%以下のスピリッツと区別される。

（9）みりん

みりんは主に調味料として用いられている本みりんと飲料用の本直しがある。本みりんは蒸したもち米と米麹に焼酎またはアルコールを加え，糖化熟成した後に圧搾，ろ過したもので，アルコール度数は約14%，糖度は約40%である*3。

7-2 ┃ 発酵調味料

発酵調味料は料理に多様なバリエーションを与えるだけでなく，さまざまな加工品の原料となっている。特にアジア諸国には，大豆を主な原料とした多種の発酵調味料が存在する。

---

*3　アルコールを添加せず，米と米麹のみで熟成させ，搾汁後に糖類や酸味料により調味したものをみりん風調味料といい，調味料類その他に分類される。

表7-2 みその分類

みそ	原料による分類	味や色による分類		主な銘柄	産　地	麹歩合[1]	食塩(%)	醸造期間
普通みそ	米みそ	甘みそ	白	白みそ 京風白みそ	近畿各府県と岡山,広島,香川	15〜30	5〜7	5〜20日
			赤	江戸みそ	東京	12〜20	5〜7	5〜20日
		甘口みそ	淡色	相白みそ 中甘みそ	静岡,九州地方	8〜15	7〜12	5〜20日
			赤	中みそ	徳島,その他	10〜15	11〜13	3〜6か月
		辛口みそ	淡色	信州みそ	関東甲信越,北陸,その他全国に分布	5〜10	11〜13	2〜6か月
			赤	仙台みそ 赤みそ	関東甲信越,東北,北海道,その他	5〜10	11〜13	3〜12か月
	麦みそ	甘口みそ		麦みそ	九州,四国,中国地方	15〜25	9〜11	1〜3か月
		辛口みそ		麦みそ 田舎みそ	九州,四国,中国,関東地方	8〜15	11〜13	3〜12か月
	豆みそ			豆みそ 八丁みそ たまりみそ	中京地方(愛知,三重,岐阜)	(全量)	10〜20	5〜20か月
加工みそ	醸造なめみそ…金(径)山寺みそ,醬,浜納豆,寺納豆など 加工なめみそ…鯛みそ,鳥みそ,柚子みそ,そばみそ,山椒みそ,かつおみそなど							

1) 麹歩合:大豆に対する麹の割合,麹歩合が高いほど甘口みそになる
麹歩合=米または麦の重量／大豆の重量×100
資料:筒井知巳編『食品加工及び実習』樹村房,2002,p.105

(1) み そ

みそは,普通みそと加工みそに大別される。

普通みそは,煮豆に麹と食塩を加えて発酵,熟成させたもので,麹の種類によって米みそ(米麹),麦みそ(麦麹),豆みそ(豆麹)に分けられる。また,麹歩合や食塩の量によって辛みそや甘みそ,醸造期間の違いによって赤みそや白みそなどに分けられ,地域特有のみそが多数存在する(**表7-2**)。麹菌(*Aspergillus oryzae*)はアミラーゼやプロテアーゼを生産し,原料のでんぷんやたんぱく質を加水分解して,糖質やアミノ酸を生成する。酵母はアルコールを生産し香気成分を生成し,乳酸菌は乳酸を産生し,原料臭の除去や酸味に関与している。

加工みそには,なめみそ(おかずみそ),調味みそ,乾燥みそなどがある。代表的ななめみそである金山寺みそは,大豆や小麦(または裸麦)を原料にした麹に食塩,塩漬野菜などを仕込み,6か月以上発酵・熟成させて製造する。

(2) しょうゆ

しょうゆは,脱脂大豆と小麦を原料にして麹を製造し,それに食塩を添加したもろ

みを発酵・熟成後，その圧搾液に火入れをして製造される。熟成中に糖質やアミノ酸が生成し，甘味や旨味が形成される。アルコールやエステル類の香気成分も産生させ，アミノ・カルボニル反応により着色，香気成分が生成する。日本農林規格（JAS）により，濃口しょうゆ，淡口しょうゆ，溜しょうゆ，白しょうゆ，再仕込みしょうゆに大別される。また，製造方法には上記のように製造した本醸造方式，たんぱく質分解液やアミノ酸液を添加することによって製造時間を短縮できる混合醸造方式および混合方式がある。現在，全体の約8割は本醸造方式により製造されている。

（3）コチュジャン

古くから朝鮮半島で用いられている調味料で，もち米麹ととうがらしが主な原料であり，地域によっては大豆や麦芽を加えて練りあわせ，発酵させてつくる。

（4）豆板醬

そらまめ，とうがらし，大豆，米などが原料となる中国の調味料である。コチュジャン同様，わが国で一般的な調味料となっており，中華料理などの調味に用いられる。

（5）食　酢

食酢は醸造酢と合成酢に大別される。醸造酢は穀物や果実を用いて製造された酒を原料にして，酢酸菌により発酵してつくられる。合成酢は，氷酢酸または酢酸を希釈し，砂糖や酸味料などで調味したものである。穀物酢のうち，米の使用量が 40 g/L 以上のものを米酢，180 g/L 以上で長期間の発酵・熟成を経て製造されるものを米黒酢という。果実酢は，ぶどうやりんご果汁の使用量が 300 g/L 以上であるものをぶどう酢またはりんご酢という。

（6）魚醤油

魚介類に食塩を添加して漬け込み発酵，熟成させた調味料で，秋田県のしょっつる，香川県のいかなご，石川県のいしるなどがある。

7-3 ▌ 発酵乳製品

発酵乳製品は，食品衛生法に基づく乳等省令（乳及び乳製品の成分規格等に関する省令）により成分規格や製造基準などが定められている。乳酸菌飲料類は，無脂乳固形分により発酵乳，乳製品乳酸菌飲料，乳酸菌飲料に大別され，原料は牛乳，羊乳，山羊乳などでつくられる。

（1）乳酸菌飲料類

① 発酵乳

乳酸発酵のみにより製造される酸乳と，乳酸発酵とアルコール発酵によるアルコール発酵乳がある。乳酸発酵の代表的なものにヨーグルトがある。アルコール発酵乳の

代表的なものにケフィア*4 やクミス*5 などがある。

② 乳製品乳酸菌飲料および乳酸菌飲料

脱脂乳を原料に乳酸菌で発酵したもので，副原料として砂糖やブドウ糖果糖液糖などを添加して味が調製されている。

（2）チーズ

ナチュラルチーズは牛乳や羊乳，山羊乳を原料として，乳酸発酵や凝乳酵素（キモシンを主成分とするレンネット）処理によりたんぱく質や脂質を凝固させ，それを長期間熟成したものである。プロセスチーズは1種類または2種類以上のナチュラルチーズを加熱溶解し，調味後に成型したわが国独特のチーズであり，殺菌されているため保存性が高い。

7-4 ┃ その他の微生物利用食品

（1）漬け物

漬床や漬液の違いにより，地域特有のさまざまな漬け物が存在する。糠漬や粕漬，こうじ漬，キムチなどの漬け物は乳酸菌や酵母などが関与する発酵食品である。野菜を食塩水に漬けると浸透圧の作用により脱水し，食塩が植物細胞内に浸透することにより漬け物の塩味が付与される。また，酵素による自己消化作用により独特の風味が生成される。発酵漬け物の塩分は原料野菜の5～10% と低いが（非発酵漬け物は20%程度），乳酸菌などが酸味を付与するため，保存性の高い漬け物となる。

（2）かつお節

わが国独特の魚の乾物で，かつおを煮熟し，焙乾して乾燥させた後にカビ付けをすることによって水分が極限まで除かれたものである。削って食用とされるのが一般的である。かつお節は，たんぱく質がカビにより分解され，イノシン酸などの旨味成分が豊富に含まれるため，主に調味料の原料として利用される。

（3）なれずし

魚介類を食塩に漬けた後，米飯を魚に詰めて約1年発酵・熟成させたものである。乳酸菌や酵母などの微生物の作用により，pH が低下して保存性が増す。また，たんぱく質の分解により旨味が生成される。滋賀県の郷土料理であるふなずしや北海道から北陸にかけて食されるいずしが有名である。

---

*4 ケフィア：コーカサス地方を中心につくられている発酵した乳酸飲料。
*5 クミス：アジア遊牧民間で飲用されている馬乳酒。

（4）納 豆

　納豆は蒸煮大豆を納豆菌（*Bacillus subtillis* var. *natto*）で発酵させた糸引納豆と，蒸煮大豆と香煎（麦こがし）を合わせ，麹菌で発酵させた後，塩水に漬けて熟成させた塩納豆（浜納豆）がある。糸引納豆は納豆菌を用い，納豆菌のアミラーゼやプロテアーゼの作用により大豆の組織を軟化させるため，消化がよい。粘質物はグルタミン酸のポリペプチド（ポリ-γ-グルタミン酸）とフルクタン（フルクトースの重合体）の混合物である。一方，塩納豆は麹菌を使用するため，粘質物を生じない。

演習問題

1．微生物利用食品に関する記述である。正しいのはどれか。1つ選べ。
　(1)　ビールは，糖化とアルコール発酵を同時に行う並行複発酵酒である。
　(2)　ワインの醸造において，酸化防止のために亜硝酸塩を使用する。
　(3)　清酒は，麹菌と酵母により発酵が行われ，アルコール濃度は5％程度である。
　(4)　グレーンウイスキーは，とうもろこしを主原料とする蒸留酒である。
　(5)　焼酎の甲類は本格焼酎とよばれ，単式蒸留器を用い蒸留される。

2．アルコール飲料に関する記述である。正しいのはどれか。1つ選べ。
　(1)　ワインは，複発酵酒である。
　(2)　赤ワインの製造には，果皮を除去したぶどうを用いる。
　(3)　上面発酵ビールは，ラガービールとよばれる。
　(4)　清酒の製造に用いる米は，精米歩合が高いほど良質な酒となる。
　(5)　ブランデーのアルコール濃度は，ワインよりも高い。

3．微生物利用食品に関する記述である。正しいのはどれか。1つ選べ。
　(1)　しょうゆの原料は，大豆，大麦，食塩である。
　(2)　みその製造には，麹菌，酵母，乳酸菌が関与している。
　(3)　食酢はアルコール発酵後，乳酸菌による酢酸発酵によりつくられる。
　(4)　ナチュラルチーズは，プロセスチーズを加熱溶解して成形したチーズである。
　(5)　みりんは，蒸したもち米にアルコールを入れてつくり，醸造酒に分類される。

4．微生物利用食品と関与する微生物の組み合わせである。正しいのはどれか。1つ選べ。
　(1)　ワイン ― 麹カビ
　(2)　しょうゆ ― 酢酸菌
　(3)　ヨーグルト ― 青かび
　(4)　ビール ― 酵母
　(5)　浜納豆 ― 納豆菌

バイオ食品

　バイオ食品とは，バイオテクノロジーを用いた食品のことをいう。バイオテクノロジーは，生物のはたらきを活用して，役立つ物質や農作物などを生産する技術を包括している。厚生労働省では，バイオテクノロジー応用食品として，遺伝子組換え食品（組換え DNA 技術応用食品）とゲノム編集食品の 2 項目を掲げている。

8-1 ┃ 遺伝子組換え食品（組換え DNA 技術応用食品）

❶ 遺伝子組換え食品

　遺伝子組換え食品とは，他の生物から有用な性質をもつ遺伝子を取り出し，その性質をもたせたい植物などに組み込む技術（遺伝子組換え技術）を利用して作られた食品のことをいう。現在，日本で流通している遺伝子組換え食品には，遺伝子組換え作物とそれから作られた食品と，遺伝子組換え微生物を利用して作られた食品添加物がある。

❷ 遺伝子組換え食品の利点

　従来，育種技術が不可能であった害虫抵抗性や除草剤耐性の農作物が作れるようになった。たとえば，害虫抵抗性のとうもろこしを作ることにより，農薬散布の必要がなく，農薬散布では効果のない害虫の繁殖を抑えられること，除草剤耐性の大豆により，雑草を取り除く作業を行わないなどの土耕作業の効率化や土壌の土が舞い上がる深刻な環境問題に対する環境保全にも大きな利点がある。

　遺伝子組換え技術が，従来の品種改良と異なる点は，人工的に遺伝子を組み換えるため，生物の種類に関係なくいろいろな生物を品種改良の材料にすることができ，農作物などの改良の範囲を大幅に拡大でき，改良の期間が短縮できることである。

　今後は，農作物の栽培に適さなかった土地で栽培できる作物，特定の栄養成分を含む作物などさまざまな利点のある農作物の開発が考えられる。食品としての安全性を考えて，遺伝子組換え食品の開発がこれからも行われる。

③ 日本の遺伝子組換え食品

　厚生労働省によって安全性審査を経たものに，じゃがいも，大豆，てんさい，とうもろこし，なたね，わた，アルファルファ，パパイヤ，からしなの農作物9作物とキモシン，α-アミラーゼ，プルラナーゼ，リパーゼ，リボフラビン，グルコアミラーゼ，α-グルコシルトランスフェラーゼの食品添加物64品目がある（2022年2月現在）。ほかに，審査継続中の食品および添加物の対象品種がある。

④ 遺伝子組換え食品の表示

　遺伝子組換え食品は，安全性が確認されたものだけ製造，輸入，販売される仕組みとなっており，安全性が確認された遺伝子組換え農作物とその加工食品について，食品安全基本法および食品衛生法，カルタヘナ法[*1]に基づく表示制度により，表示が義務付けられている。農作物8作物とこれらを原材料[*2]とした加工食品33食品群および高オレイン酸遺伝子組換え大豆とこれを原材料として使用されている加工食品（大豆油など）がある（2018年）。表示は義務表示と任意表示がある（**表8-1**）。

8-2 ┃ ゲノム編集食品

　ゲノム編集技術とは，生物がもともともっている特定の遺伝子の塩基配列を狙って切断し，その部分に変異を起こす技術である。偶然に頼らず，狙った遺伝子を改変できるのが特徴である。この技術により，品種改良が効率的に行えるようになる。ゲノム編集技術は，SDN-1，SDN-2，SDN-3[*3]の3種類に大別される（**表8-2**）。SDN-1は，目的とする塩基配列を切断し，その修復時の塩基の欠失，挿入，置換などの変異を期待するものである。SDN-2は，標的配列を切断する際に，任意の変異を挿入

---

*1　遺伝子組換え生物等の使用等の規則による生物の多様性の確保に関する法律
*2　遺伝子組換え農産物が主な原材料（原材料の上位3位以内で，かつ，全重量の5%以上を占める）でない場合は，表示義務はない。
*3　SDN：Site-Directed Nuclease（部位特異的核酸分解酵素）の略。DNAの鎖を切るはさみの役目をする酵素

表8-1　遺伝子組換え食品の表示

【義務表示】
・分別生産流通管理*された遺伝子組換え食品を原材料とする場合
⇒「遺伝子組換え」と表示
・組換え，組換えでないものを分別していない食品を原材料とする場合
⇒「遺伝子組換え不分別」と表示
・従来のものと組成，栄養価などが著しく異なる遺伝子組換え食品を原材料とする場合
⇒例：「高オレイン酸遺伝子組換え」と表示

【表示不要または任意表示】
・分別生産流通管理*された遺伝子組換えでない食品を原材料とする場合
⇒表示不要または「遺伝子組換えでない」と表示
・加工後に組み換えられたDNAおよびこれによって生じたたんぱく質が，広く認められた最新の技術に
　よっても検出できない加工食品（大豆油，しょうゆなど）
⇒表示不要（任意で表示することも可）

＊分別生産流通管理：遺伝子組換え作物と非遺伝子組換え作物を生産，流通及び加工の各段階で混入が起こ
らないよう管理し，そのことが書類などにより証明されていること。

表8-2　ゲノム編集の種類

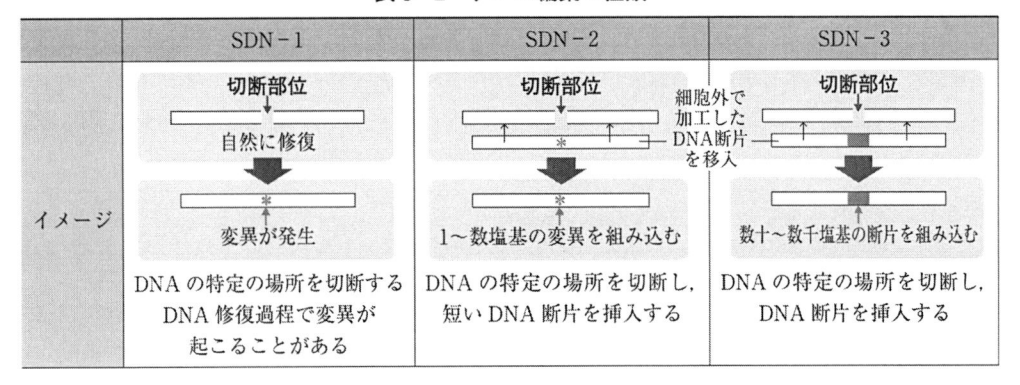

	SDN-1	SDN-2	SDN-3
イメージ	切断部位／自然に修復／変異が発生／DNAの特定の場所を切断するDNA修復過程で変異が起こることがある	切断部位／1～数塩基の変異を組み込む／DNAの特定の場所を切断し，短いDNA断片を挿入する	切断部位／細胞外で加工したDNA断片を移入／数十～数千塩基の断片を組み込む／DNAの特定の場所を切断し，DNA断片を挿入する

した DNA 断片を導入する技術であり，1 から数塩基の変異を正確に導入する技術である。SDN-3 は，標的配列に外部から挿入した数十から数千塩基の断片を導入する技術である。現在，ゲノム編集食品に利用されている技術は SDN-1 のみである。実用化に向けて研究が進んでいるゲノム編集食品の例を**図8-1**に示す。遺伝子組換え技術との大きな違い（**表8-3**）は，SDN-1 によるゲノム編集は自然界でも起こりうることで，DNA 検査による判別ができないことである。

8-3 ┃ その他のバイオ食品

　遺伝子工学の技術のほか，発生工学を用いたバイオ食品がある。発生工学とは生物の配偶子（精子・卵）や初期胚を操作して有用生物を育種または増殖する技術である。

甘くて長持ちトマト　　　肉厚のマダイ　　　　　病気に強い小麦

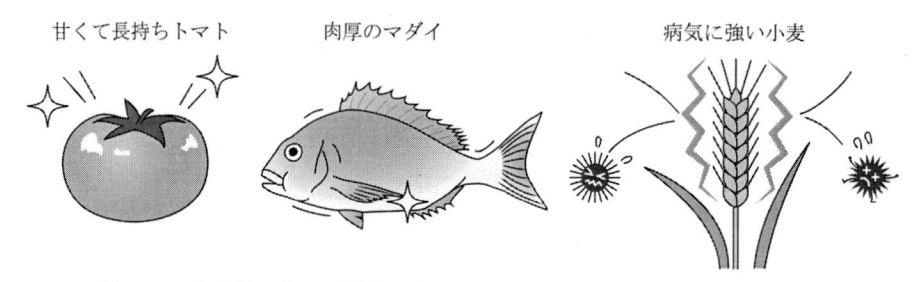

図8-1　実用化に向けて研究が進んでいるゲノム編集食品（SDN-1 技術）

表8-3　ゲノム編集技術と遺伝子組換え技術の違い

	ゲノム編集技術（SDN-1）	遺伝子組換え
方　法	その作物の遺伝子を変える	他の生物の遺伝子を加える
遺伝子の変化の特徴	・遺伝子の一部を欠失させる ・自然界でも起こりうる	・外来の遺伝子を導入する ・自然界では起こらない
DNA 検査による判別	できない	できる
食品衛生法上の取り扱い	届出	安全性審査

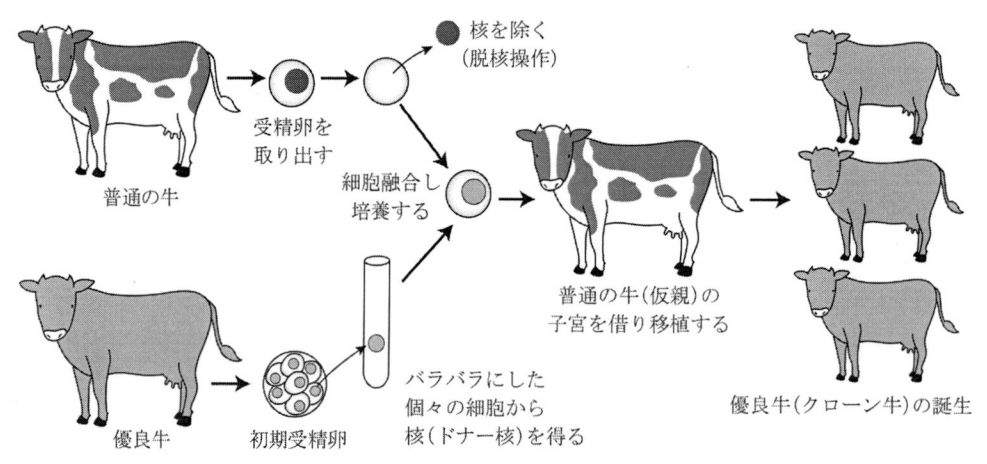

図8-2　核移植による優良牛の生産

① 核移植

核移植は，牛や羊などのクローン家畜の生産に応用されている。クローンとは，1個の細胞または生物から無性生殖的に増殖した生物の一群のことを示し，受精卵クローン技術と体細胞クローン技術がある。核を除去した卵に受精卵核または体細胞核を挿入し，仮親に移植して個体発生させて，同一の遺伝形質をもつ個体群であるクローンを得ることができる（**図8-2**）。

② 細胞培養

　細胞培養とは，動物または植物から細胞を取り，人工環境で増殖させることをいう。食品では，植物細胞の大量培養により，赤色色素などの有用物質を生産する技術が確立されている。現在，牛などの動物の細胞を培養により増やし，増やした細胞を用いて組織形成してつくられるステーキ肉などの培養肉の生産が研究されている。

　地球温暖化によるここ数十年の気候変動は，人間の生活や自然の生態系にさまざまな影響を与えている。氷河の融解や海面水位の変化，洪水や干ばつなどの影響，陸上や海の生態系への影響，食料生産や健康など人間への影響が観測され始めている。バイオテクノロジーを用いた新しいバイオ食品は，これからの時代に必要なものとなっていくだろう。

演習問題

1．遺伝子組換え食品に関する記述である。**誤っている**のはどれか。1つ選べ。
  (1)　バイオテクノロジーとは，生物のはたらきを利用して，役立つ物質や農作物などを生産する技術である。
  (2)　遺伝子組換え食品とは，他の生物から有用な性質をもつ遺伝子を取り出し，植物などに組み込む技術を利用して作られた食品のことをいう。
  (3)　遺伝子組換え技術が，従来の品種改良と異なる点は人工的に遺伝子を組み換えることである。
  (4)　遺伝子組換え農作物は，現在，じゃがいも，大豆，てんさい，とうもろこし，なたね，トマト，アルファルファ，パパイヤ，からしなの9作物がある。
  (5)　遺伝子組換え食品は，安全性が確認されたものだけ製造，輸入，販売される仕組みとなっている。

2．ゲノム編集食品に関する記述である。**誤っている**のはどれか。1つ選べ。
  (1)　ゲノム編集とは，生物がもともともっている特定の遺伝子の塩基配列を狙って切断し，その部分に変異を起こす技術である。
  (2)　ゲノム編集は，偶然に頼らず，狙った遺伝子を改変できるのが特徴である。
  (3)　SDN-1によるゲノム編集は，自然界でも起こりうる。
  (4)　SDN-1によるゲノム編集は，DNA検査により判別ができる。
  (5)　ゲノム編集による特定の遺伝子の塩基配列を切断するハサミの役割は，部位特異的核酸分解酵素である。

食品の加工

9-1 食品加工の意義・目的

　生鮮食品は水分が多く腐敗しやすいうえ，自然環境に影響を受けやすく供給量が常に一定にならず安定しない。しかし，食品を加工することにより，食品の腐敗を遅らせて保存性を高めるだけでなく，生食できない食品を摂食可能にし，消化吸収を向上させ，嗜好性に優れ，安全な状態で，安定して供給できるようになる（図9-1）。さらに，発酵食品のように風味の改質などが行われ，原料とは別の食品にすることもできる。

　これまでに人類は，経験的に加工・保蔵法を学び獲得してきたが，それらの原理は現代でも同じように利用されている。加えて近年は，簡便性，低価格化（コピー食品），脂質代替素材の使用，三次機能をもつ食品素材の添加（機能性食品），有害物（健康を阻害する微量成分）の除去などが消費者のニーズとして高く，これらに対応した多様な形態・機能をもつ食品が求められており，加工技術の発達とともに新しい加工食品が開発されている。

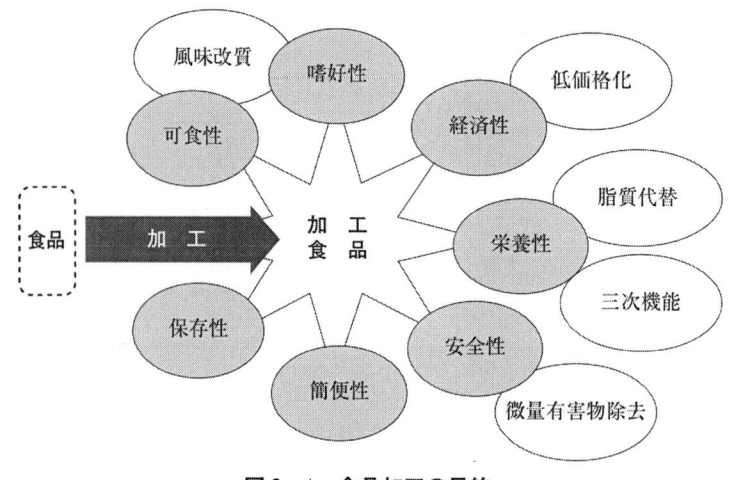

図9-1　食品加工の目的

9-2 食品の保蔵法

食品の品質を変える要因は，微生物，酵素，空気中の酸素，食品中の反応性に富んだ化学物質による成分間反応などがある。一般にこれらは好ましくない方向へ変化するので変質ともいう。食品の保蔵は，これらの要因による影響を取り除くか抑制することで，保存性を高める方法である。そのうちいくつかは経験的に獲得した方法であり，現代でも利用している。また，生産から消費までの流通過程で一貫して低温で品質を保持する流通システム（コールドチェーン）が発達し一般化したことは，食品保蔵に大きな効果をもたらし，現代では欠かせない保存法となっている。

表9-1に，食品の保存法と変質要因について簡単にまとめた。

表9-1　食品の保存法と変質要因

		変質要因				
		微生物	酵素作用	酸　化	成分間反応	その他
保存法	水分制御	○	○	▼	▼	
	酸の作用	○	○		○	
	低　温	○	○	○▼	○	
	高　温	○	○	▼	▼	
	燻煙作用	○				
	放射線利用	○				発芽防止，熟度調節
	ガス貯蔵	○		○		生理作用抑制
	食品添加物	○		○		

▼条件により変質促進

① 水分制御による保存（水分活性，乾燥，塩蔵，糖蔵）

（1）水分活性と微生物

食品の腐敗，変質とかかわるのは自由水である。水分活性（Aw）とは，純水の蒸気圧に対する食品の蒸気圧（＝相対湿度/100）で示される値で，食品中の自由水の指標となる。微生物の生育は水分活性の影響を強く受け，微生物の種類によって最低生育水分活性は異なるが，水分活性が0.6以下になるとほとんどの微生物が生育できない。したがって，水分活性を低くすれば微生物による腐敗や変質は防止できる。しかし，化学的・物理的要因による劣化（酸化，褐変反応，テクスチャーの変化など）が生ずる場合がある（図9-2）。以下に水分活性を制御する方法を述べる。

（2）濃縮・乾燥

蒸発やろ過などによって水を除いて水分活性の調節をする方法として，濃縮および

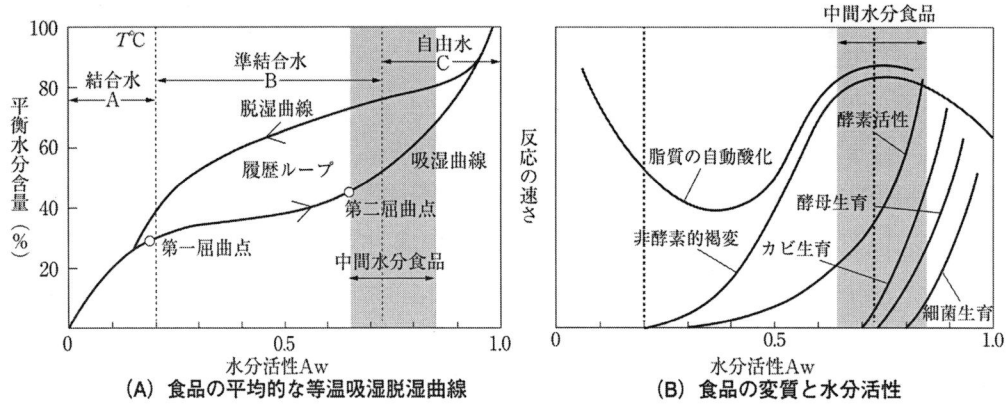

図9-2　食品の変質と水分活性

資料：森田潤司・成田宏史編『食品学総論（第3版）』化学同人，2016，p. 19，p. 21 に加筆

乾燥がある。これにより微生物の活動を抑制して保存性を高め，同時に容積の縮小による流通コストの低減，安定供給が可能となる。

　乾燥の前処理として濃縮を行うことにより，乾燥処理で使用するエネルギー消費量を減らすことができるので，一定の水分まで濃縮した食品をさらに脱水し乾燥することもある。主な乾燥方法には，天日乾燥，加熱乾燥，真空乾燥がある。

（3）浸透圧の利用

　浸透圧を利用して水分活性を調節する方法には，食塩を用いる塩蔵と糖類を用いる糖蔵がある。浸透圧上昇により細菌原形質は破壊され，微生物の生育ができなくなる。

① 塩　蔵

　食品に食塩を添加する効果は，浸透圧の上昇による細胞内からの脱水，食塩の細胞内侵入による水分活性の低下，塩素イオンによる静菌作用，溶存酸素の低下による好気性菌類の増殖抑制，酵素活性の低下による自己消化の抑制などである。

　飽和食塩水でも水分活性は 0.75 までしか低下しないので，すべての微生物を完全に生育阻止はできないが，一般細菌は食塩濃度5%，ボツリヌス菌などの病原細菌は10% 前後で抑制できる。しかし，耐塩性の微生物などは20% 以上の高濃度下においても生育が可能なものもある。酵母やカビ類は細菌に比べて耐塩性が高いが，酸性下では耐塩性は著しく低下する。

　食塩添加方法には，立塩法，振塩法（撒き塩法），両者の併用などがある。立塩法は食塩水に食品を浸漬する方法で，空気との接触がなく食塩を均等に浸透できるが，施設や設備が必要で，高濃度の食塩水をつくるために多量の食塩が必要である。振塩法は，食品に直接塩を振りかける方法で，脱水効率がよいため比較的少量の食塩でもできるが，食塩の分布が均等になりにくく，空気との接触部分が酸化しやすくなる。

そのほか，減圧法，注射法など塩蔵時間を短縮する方法もある。食塩の浸透速度は温度が高いほうが速くなるが，微生物による変敗が起こるため，低温が好ましい。

② 糖 蔵

塩蔵と同じように，浸透圧の上昇による脱水作用，水分活性低下作用により食品の保存性を高める方法である。糖類は食塩よりも分子量が大きく浸透圧も低いため，一般微生物が生育できなくなる糖濃度は 50〜60% と，塩蔵よりも濃度が高い。

2 酸の作用による保存

酸を添加して pH を下げることで，微生物の生育を阻害する方法である。微生物の最適生育 pH は，カビ・酵母は pH 4〜6，一般細菌は pH 7 付近である。食品の保存に広く利用され，低塩化による抗菌力の低下を補っている。同じ pH ならば，無機酸よりも有機酸のほうが効果は高く風味もよい。

有機酸の抗菌力は解離度の低いほうが強力で，酢酸＞乳酸，コハク酸＞リンゴ酸＞酒石酸，クエン酸の順である（**図 9-3**）。酢酸は有機酸類のなかで最も抗菌力が強い。ピクルスなどの酢漬けのほか，ヨーグルト，チーズ，しょうゆ，みそ，日本酒などでは，発酵過程での乳酸菌による乳酸の生成により保存性が向上する。

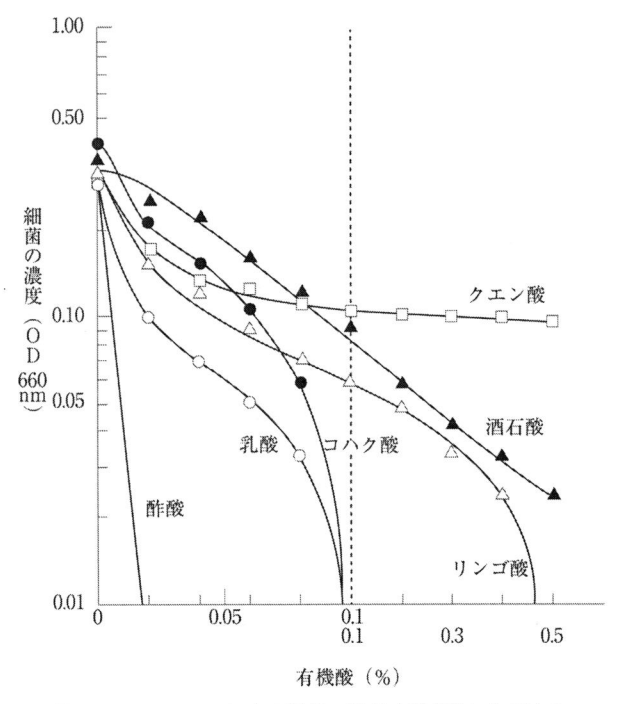

注：OD 660 nm における細菌の濁度は細菌数に比例する

図 9-3 微生物の生育に与える有機酸の影響

資料：西村公雄・松井徳光編『食品加工学（第 2 版）』化学同人，2012，p. 102

③ 低温による保存

　食品を低温で保存することで，微生物の活動や増殖を抑制し，青果物の呼吸量，酵素反応や酸化反応などの食品成分の化学変化を抑制することができる。

（1）微生物と最適生育温度

　微生物は最適生育温度で最も活動・増殖しやすいが，その温度からずれると増殖は遅延する。ほとんどの細菌の最適生育温度は約 37℃ で，病原菌と腐敗菌の大部分がこれに該当し，5〜10℃ では通常生育できない。カビは 20〜35℃，酵母は 25〜32℃ である。しかし，食品から見出された微生物のなかには −10℃ 程度でも生育可能なものがいるので，低温を利用した場合でも 0℃ 以下で生育できる微生物があることを認識する必要がある。低温性細菌の多くは，水産物に付着して持ち込まれることが多い。食品の水分が凍結するまで生育でき，たんぱく質分解能をもつことから，たんぱく質食品の鮮度低下の原因菌となるものが少なくない。

（2）青果物の呼吸量抑制

　植物性食品は収穫後も生命活動を続けているため，貯蔵成分を消耗し品質が低下する。しかし，温度を 10℃ 低下させると呼吸量を 1/2〜1/3 に抑制することができるため，保存期間が延長する。ただし，一部の青果物には変色や組織の軟化などの低温障害（生理的障害）や凍結障害（物理的障害）が発生するものもある。低温障害は，一般的に熱帯や亜熱帯原産の青果物，ウリ科，ナス科，カンキツ科に多くみられる。

（3）食品成分の化学変化の抑制

　品質の低下を起こす反応として，酵素的褐変やプロテアーゼによる自己消化，リパーゼによる脂質の加水分解などの酵素反応や，油脂やアスコルビン酸の自動酸化などの酸化反応が知られている。これらの反応も温度を 10℃ 低下させると，反応速度が約 1/2〜1/3 に低下するが，脂質に関する反応は −10℃ 付近でも無視できず，−20℃ でも進行するといわれている。

（4）低温貯蔵法

　低温貯蔵とは，10℃ 以下の温度で保存することである。保存温度帯や凍結の有無により，冷蔵法，凍結法，半凍結法がある。近年では，生産から消費までの流通過程で一貫して低温で品質を保持する流通システム（コールドチェーン）が確立している。

① 冷蔵法

　−2〜10℃ の凍結開始温度以上の低温で保存する方法である。氷を使用する場合は氷蔵という。また，チルドは −5〜5℃ の範囲，氷温貯蔵は 0℃ から氷結点までの温度帯で保存する方法で，いずれも凍結させることなく氷結点に近い低温で，冷蔵よりも鮮度保持効果を高めた貯蔵法である。

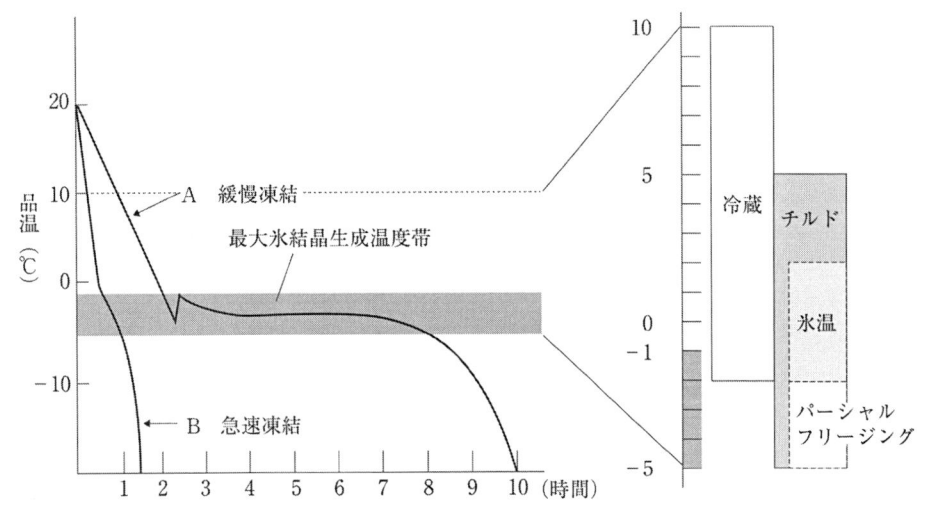

図9-4　食品の凍結曲線と低温貯蔵の温度域

資料：國崎直道・川澄俊之編著『新食品・加工概論』同文書院，2004，p.20に加筆

①冷凍前の細胞

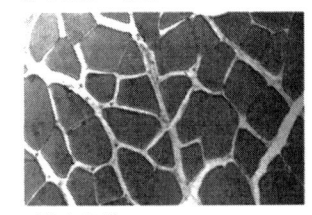

正常な組織。

②急速凍結した細胞

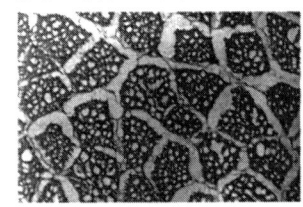

凍結すると組織内に小さな氷の結晶が発生し，組織の損なわれ方が少ない。

③ゆっくり凍結した細胞

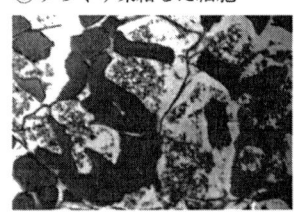

氷の結晶が大きいため，組織が損なわれている。

図9-5　凍結速度と細胞の状態

資料：日本冷凍食品協会編『冷凍食品Q&A（改訂）』日本冷凍食品協会，2015，p.9

②　凍結法

　食品を冷凍して保存する方法である。凍結とは，自由水部分に生じる氷結晶の氷結率（全水量に対する氷結晶量）が80％に達した状態をさす。多くの生鮮食品は-1℃で氷結晶が生じ（氷結点），-5℃で凍結する。この-1〜-5℃の範囲を最大氷結晶生成帯（**図9-4**）といい，この温度帯を急速に通過させて微細な氷結晶を作る急速凍結で品質劣化を小さくできる（**図9-5**）。しかし，ゆっくり通過させると緩慢凍結となり氷結晶が大きく成長し，組織に障害を与えるため，解凍時に内容成分が流出して風味やテクスチャーが劣化するなどの品質低下の原因となる。

③　半凍結法

　-2〜-5℃の温度帯で，表面は凍結しているが内部は未凍結の状態で保存する方法で，パーシャルフリージングともよばれる。-2℃付近ではたんぱく質の変性や脂質の変質が少なく，魚肉や畜肉の鮮度や風味が保持される。

④ 高温による保存

　食品を加熱処理すると，付着していた微生物が殺菌または滅菌されるため，微生物による腐敗を防止して，食品の保存性を高めることができる。また，食品中の変質にかかわる酵素を失活させて品質低下を抑制できる。加熱殺菌は食品の殺菌法としてよく使われる方法である。

　加熱殺菌には乾熱法と湿熱法があるが，食品には殺菌効果の高い湿熱法のほうが主に用いられる。殺菌温度により，低温殺菌（100℃以下），高温殺菌（100℃以上）に大別される。温度が高いほど殺菌効果は大きいが，食品の品質への影響も大きい（品質には加熱時間の長さが影響する）。したがって，できるだけ低い温度で短時間の加熱条件が望ましいが，高温の場合には，100℃付近で長時間を要するよりも温度を上げて短時間加熱するほうが劣化は少なくなる。低温殺菌は，清酒，ビール，しょうゆ，ジュースなどの缶詰や瓶詰に用いられる。また，牛乳にも用いられ，病原菌の殺菌や酵素の不活性化ができるが，耐熱性細菌などの滅菌には至らないため，殺菌後は低温で保存する必要がある。高温殺菌は，レトルト殺菌ともよばれ，水分の多い水産物，畜産物，野菜類などの缶詰，レトルト食品の殺菌に用いる。

　加熱処理の際には，微生物の耐熱性を考慮する必要がある。一般には真菌類のカビ・酵母は50〜70℃で死滅するものが多いが，カビの胞子は耐熱性が80℃以上と大きいものもある。細菌類の耐熱性はさまざまであるが，栄養細胞の耐熱性は小さく，胞子の耐熱性はかなり大きい。無胞子の細菌や病原菌の耐熱性は小さく60〜80℃であるが，食中毒細菌には，胞子形成細菌で120℃以上の高温を必要とするもの，生産した毒素の耐熱性が大きいものがある。ウイルスは耐熱性が小さく70℃前後で不活性化する。

　微生物の耐熱性は，食品のpHによっても影響を受ける。酸性域では，生育が可能な微生物は胞子を形成せず，細菌胞子は生育が抑えられる。嫌気性食中毒菌のボツリヌス菌の胞子はpH 4.6未満では生育できないため，缶詰などの密封食品の場合，pH 3.7〜4.0の食品では90〜100℃，pH 3.7以下の食品では70〜80℃の低温殺菌でよい。pH 4.6以上の低酸性食品については，ボツリヌス菌の耐熱性をもとに120℃4分間と同等以上の高温殺菌が必要である。

　乾熱法には，焙焼や焼成などのほかに電磁波（**図9-6**）を利用したマイクロ波加熱や赤外線加熱もある。マイクロ波（波長10^6nm〜10^8nm）は，照射によって水分子同士が摩擦し発熱する誘電加熱現象を利用して加熱する方法である。食品の内部まで浸透して内部から高速で加熱され，加熱効率も高い。日本では電子レンジと同じ2,450 MHzの周波数が主に使用されている。調理済み食品の再加熱，冷凍食品の解凍，食品の乾燥，膨化食品の製造，包装食品の簡易殺菌などに用いられる。

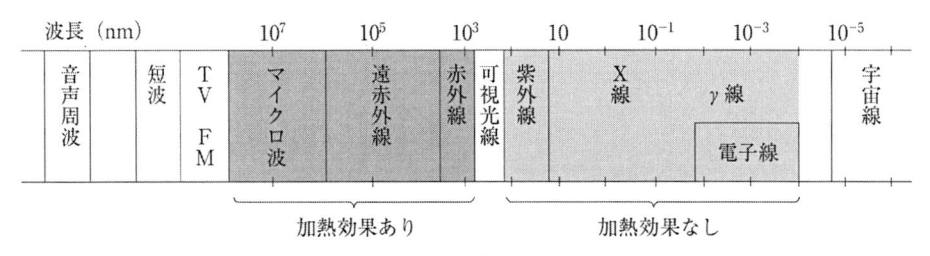

図9-6 電磁波の種類

資料：高野克己・竹中哲夫編『食品加工技術概論』恒星社厚生閣，2008，p.27（単位表記を変更）

赤外線（波長 780 nm～10^6nm）は，マイクロ波よりも短い波長である。波長によって，近赤外線，中赤外線，遠赤外線に分類され，2.5 μm よりも長い波長を遠赤外線といい，2.5～3.0 μm が利用されている。遠赤外線は，食品表面を直接加熱することができ加熱効果は高いが，透過力は弱いため，食品の内部まで浸透はせず表面で吸収され熱に変わり，その熱が食品内部へ伝導することで全体が加熱される。

⑤ 燻煙作用による保存

食品を燻煙することにより，煙成分の吸着と乾燥を同時に進めて保存性を高めるとともに，食品に燻煙の風味や色が付与される。冷蔵設備の整った近年では，後者の目的で使用される場合が多くなっており，水産物，畜産物，一部の農産物に使用される。燻煙成分中には，フェノール性化合物やアルデヒド類，有機酸などの化合物が400～500種類含まれ，病原細菌や腐敗細菌に対して静菌および殺菌作用を示すものがある。食品の表面に付着したこれらの成分が細菌による汚染から内部を保護することにより保存性を向上させる。燻煙材には，サクラ，ナラ，カシなどの樹脂分の少ない堅材が使用される。

燻煙法の種類を**表9-2**に示す。このうち冷燻法は，長期間かけて行われるため燻

表9-2 燻煙方法の種類

燻煙方法	主な目的	処理方法	製品の塩分と水分	主な製品と特徴
冷燻法	貯蔵	15～30℃，1～3週間	8～10%，40%以下	骨付きハム，ベーコン，ドライソーセージ，スモークサーモン
温燻法	調味	50～80℃，1～12時間	2～3%，50%以上	ボンレスハム，ロースハム，ソーセージ類（最も一般的な方法）
熱燻法	調味	120～140℃，2～4時間		ひめます，スペアリブ（たんぱく質が熱変性）
液燻法	調味	木酢液に浸漬して乾燥		日本で開発され，くじらベーコンに利用された

資料：瀬口正晴・八田一編『食品学各論（第3版）』化学同人，2016，p.154

煙成分の浸透と食品の乾燥が進み，燻煙による保存効果が期待できるため，燻煙後に加熱工程をともなわない製品に用いられる。

⑥ 放射線利用による保存

放射線は，紫外線よりも波長が短い電磁波の一種（**図9-6**）であるが，食品に照射することにより，有害胞子の増殖防止，微生物の殺菌，殺虫，植物の発芽や発根抑制，熟度調節等の効果が期待できる方法である。食品に何も添加することなく，非加熱（冷殺菌）で保存性の向上が期待できるため，加熱により品質が損なわれる食品に有効である。

国際的な取り決めにより，放射線の食品照射には γ 線，β 線および X 線の3種のみの使用に限定されており，このうちコバルト60を線源とする γ 線の利用が一般的である。γ 線は透過力が高いため，不均一な形態や厚みのある食品にも有効であり，また包装済でも殺菌可能で内部の再汚染がないなどの利点がある。

現在，欧米諸国をはじめ各国では，香辛料，乾燥野菜，穀類，食肉，生鮮食品や包装容器などへの利用が国によって認可されている。日本では，食品衛生法による規制により，ばれいしょの発芽防止を目的とした γ 線照射のみが許可されている。照射食品には照射した旨を表示する義務がある。

⑦ ガス貯蔵による保存

食品の保存環境における空気組成を変化させ，品質低下を防止し，保存期間の延長を図る方法で，CA貯蔵，MA貯蔵，ガス置換，減圧（真空）貯蔵などがある。

（1）CA貯蔵

植物は収穫後も生命活動を続けているため，品質の変化が起こる。植物性食品の生理作用には① 呼吸，② 水分の蒸散，③ 生長，④ 追熟があるが，呼吸作用が大きいと成熟，蒸散，発芽，老化などの変化も急速に進み，貯蔵成分を消耗してしまう。

CA貯蔵は，貯蔵庫内を酸素濃度3〜7％，二酸化炭素濃度2〜10％の空気組成に制御することで，青果物の呼吸を抑制し保存性を高める方法である。高湿度，低温と組み合わせて行われる。成熟過程の後半で呼吸量が一過性上昇現象（クライマクテリック・ライズ）を示す果実は，追熟できることで知られるが，CA貯蔵により呼吸を抑制し追熟を抑えることで鮮度を保つ効果がある。しかし，設備とその維持管理に関する経費が必要なため，西洋なしとりんごの保存に利用されている程度である。

（2）MA貯蔵

青果物をポリエチレン（PE），ポリプロピレン（PP）等の袋などで包装して低温保

存する方法で，内部の空気組成が低酸素・高二酸化炭素の状態となり，簡易のCA貯蔵効果が得られる。包装するフィルムの素材は，青果物の種類や量に合わせた厚さや通気性が選択される。流通時など短期間の鮮度維持に効果的で，CA貯蔵に比べて安価で容易である。

（3）ガス置換

酸素を窒素や二酸化炭素などで不活性ガスに置換し，食品の酸化反応や好気性微生物の増殖抑制をはかる方法である。三層プラスチックラミネートの袋に精米を入れてガス置換し密封する，冬眠米に用いられている。米のたんぱく質が二酸化炭素を吸収する性質を利用したもので，真空パック状になり常温で5年間保存可能である。

（4）減圧（真空）貯蔵

保存・貯蔵時に減圧することで，酸化反応や好気性微生物の増殖を抑制する方法である。青果物ではCA貯蔵と同様の効果があるだけでなく，成熟にともなって発生するエチレンガスを吸引排気することができるため，鮮度保持期間が延長する。乾燥食品では，切り餅の真空パック包装に利用されている。

⑧ 食品添加物による保存

食品添加物は，食品の保存性や嗜好性，栄養的価値の向上を目的として添加されるもので，使用できるものは食品衛生法により定められている。食品添加物には，化学的合成品か天然物かにかかわらず安全性と有効性を確認して厚生労働大臣が指定する指定添加物と，天然添加物として長年使用されてきた実績のある既存添加物，そのほかに天然香料や一般飲食物添加物がある。さらに，使用基準（添加対象食品や使用量などの基準）のあるものとないものがある。食品表示法では，原則として用いられたすべての添加物について物質名での表示を義務付けているが，加工助剤，キャリーオーバー，栄養強化目的，小包装食品については表示が免除される。

食品の保存性を高め，食中毒の予防を目的とする食品添加物としては，保存料，殺菌料，防カビ剤（防ばい剤），酸化防止剤，日持ち向上剤，アルコールがある。

（1）保存料

加工食品の腐敗や変敗の原因菌の発育を阻止して保存性を高めるが，殺菌効果はない。対象となる微生物の種類や食品のpH，保存条件により効果が異なるため，対象食品への適切な使用法とともに低温貯蔵を併用すると効果が向上する。

（2）殺菌料

短時間で効果を発揮し，付着微生物を殺菌するため，食品の腐敗，変敗を防止する。漂白作用もあるため，漂白剤としても用いられる。塩素系殺菌料（次亜塩素酸ナトリウムなど）は，野菜，果実，飲料水のほか装置や器具の殺菌に用いられている。酸素

系殺菌料（過酸化水素）は，かずのこの殺菌に限り使用が認められている。これらの殺菌料は，使用後の工程で分解または除去されるため残存しないことが条件となっており，食品表示が免除（加工助剤）されている。

（3）防カビ剤（防ばい剤）

輸出国で収穫後に使用（ポストハーベスト）され，輸送貯蔵中のカビの発生を防止する。微量で効果を発揮する。食品衛生法で認められているのは，イマザリルなど5種類で，使用量は残存上限量として設定されている。これらは，輸入かんきつ類やバナナに用いられている。日本では，収穫後の農薬処理は認められていない。

（4）酸化防止剤

食品中の油脂や食用油脂製品の酸敗防止，果実や野菜の加工品などの変色や褐変防止に使用される。単独使用よりも，2種以上の併用や有機酸（クエン酸やリンゴ酸など）と併用すると相乗効果を示す。使用基準のない酸化防止剤には指定添加物のアスコルビン酸およびその誘導体4種のほか，既存添加物では，d-トコフェロール，カテキン，ハーブ抽出物など45種がある。

（5）日持ち向上剤

保存料より弱い静菌効果であるが，保存期間が数日間程度の食品に対して短期間の腐敗や変敗を抑制するために使用される。使用されている物質は天然物やその抽出物が多い。食品衛生法では，日持ち向上剤という用途名はないため物質名で表示される。また，保存が主目的ではない食品添加物（調味料，酸味料，乳化剤など）のなかにも，日持ち向上剤として使用されている物もある（**表9-3**）。そのため，日持ち向上剤を使用していても保存料不使用と表示している例もある。

（6）アルコール

保存の目的で使用できるのは，一般飲食物添加物のエタノール（エチルアルコール）のみである。エタノールは，胞子形成細菌以外の広範囲の微生物に対する殺菌作用と静菌作用がある。単独での使用は60〜80％と高濃度で殺菌効果を示すが，食品の物性や風味を損ねる場合もある。有機酸と併用すると20％でも殺菌効果を示し，アル

表9-3　日持ち向上剤として使用される添加物の例

主目的の用途名	物質名の例
調味料	グリシン，アラニン
酸味料	酢酸，乳酸，クエン酸，アジピン酸
乳化剤	グリセリン脂肪酸エステル，ショ糖脂肪酸エステル
栄養強化剤	チアミンラウリル硫酸塩
香辛料等抽出物	わさび抽出物，茶抽出物，オイゲノール
増粘安定剤	キトサン
酵　素	リゾチーム

コール製剤として用いられている。静菌作用を目的として利用する場合，異常発酵の防止，貯蔵中の成分変化の抑制，風味の改善，色調の鮮明化に効果を示す。食品表面への噴霧や含浸シートにして利用するなどのほか，近年では低塩化の傾向にある食品にエタノールを添加することで静菌効果を補っている。

9-3 食品の加工法

① 物理的加工

物理的操作による加工法には，搗精（とうせい），粉砕，混合，分離，乾燥，濃縮，蒸発，蒸留，抽出，吸着，吸収，冷凍，冷蔵などがある。

a．搗精（精白） 玄米から果皮，種皮，糊粉層（糠層），胚芽を除去する操作をいう。

b．粉　砕 固体原料を細かい粒子にする操作をいう。

乾式粉砕	小麦などの穀類を挽く　など
湿式粉砕	いもの磨砕（でんぷん製造時）や香辛料の粉砕　など

c．混　合 2種類以上の成分が混じり合い，均一な状態にする操作をいう。

固体と固体	パン粉ととうもろこし，香辛料の混合　など
液体と液体	水とアルコール　など
固体（粉体）と液体	チョコレートと乳製品　など
液体と気体	水と炭酸ガス　など

d．分　離 成分を分け取ることを目的として行う操作をいう。

篩分け	固体粒子の混合物から粒度の差で分離，品質の等級分け
圧　搾	固体から液体の分離（果実搾汁など）
ろ　過	液体から固体の分離（懸濁液から固体分離：生しょうゆもろみ分離など）
遠心分離	遠心力より比重差で分離（固体から液体，果実清澄，動植物油脂の精製，牛乳からクリーム分離など）
蒸　留	2成分以上の混合液を加熱して沸点の差を利用し分離（蒸留酒，油脂の脱臭，脂溶性ビタミンなど）

e．乾　燥 揮発性の液体を含む物質から液体を除く操作をいう。

自然乾燥法	日干し法，陰干し法（太陽熱利用）：魚介類，海藻類，きのこ類，野菜類
人工乾燥法	通風：干ししいたけ　焙乾等加熱乾燥法：かつお節　加圧法：米菓子　送風法：野菜・魚介類　噴霧法：果汁・コーヒー・牛乳・みそ汁など　被膜法：マッシュポテト　マイクロウェーブ法：ドライフルーツ　真空法：野菜など

　f．濃　縮　溶液中の溶質濃度を高める操作をいう。この操作の目的は，乾燥製品の前処理，溶質成分の分離，物性や風味の付与，保存性を高める，貯蔵・輸送経費の軽減などである。蒸発法などの加熱による濃縮，限外ろ過，逆浸透などの膜処理（半透膜利用）がある。

　g．低温貯蔵　食品を低温（一般に10℃以下）に保持することにより，品質劣化を防止する操作をいう。

冷　蔵	+10～-2℃ 程度の貯蔵
冷　凍	-18℃ 以下
氷温貯蔵	+2～-2℃ の氷結点に近い温度帯での保存
チルド	一般食品 +5～-5℃，食肉や魚介類など +1～-1℃ をさすこともある
パーシャルフリージング	-3～-5℃ の氷結直後の温度帯，表面凍結で内部未凍結の状態（半凍結）
フリーズフロー	-10～-15℃，多糖食品は凍結しない状態を利用，ホイップクリームやケーキ類・デザート類は冷凍庫で保存しても解凍せずに使用
凍結貯蔵	-18～-40℃ の温度帯で冷凍保存，-18℃ 付近：冷凍食品の貯蔵や流通，-30℃ 以下：刺身用まぐろの貯蔵など
予　冷	食品を効率よく低温貯蔵するため，温度の高い食品をあらかじめ冷却し，貯蔵庫内の温度変化を少なくすること 空気予冷：冷却空気を吹付ける　冷水予冷：水や氷水と接触　真空予冷：減圧容器内で食品の水分を蒸発させ蒸発潜熱により急速冷却
最大水結晶生成帯	-1～-5℃，氷結晶が成長する温度帯を30分以内で素早く通過させ，急速冷凍により氷結晶を小さくし解凍時のドリップ量が減少，旨味などの成分の流出が軽減
コールドチェーン	生鮮食品の出荷から販売までの流通経路を低温で流通させる方式（低温流通体系），衛生面や栄養面でも優れている

❷ 化学的加工

　化学的操作による加工法には，剥皮，水素添加（硬化），エステル交換，加水分解，沈殿，ゲル化，乳化，抽出，吸着，吸収などがある。

　a．剥　皮　果実缶詰，びん詰製造時に目的に応じて薬品処理を行う操作をいう。

みかん缶詰：身割りしたものに 0.5%～1% 塩酸溶液で 25℃～35℃，30～50分間処理し，細胞間物質のプロトペクチンを可溶化する。水洗後，1～0.8% 水酸化ナトリウム溶液で 25℃～35℃，10～25分間処理し，セルロース，ヘミセルロースを溶解除去してじょうのう膜を溶解する
もも缶詰：2～4% 水酸化ナトリウム溶液で剥皮する

　b．水素添加（硬化）　不飽和脂肪酸の二重結合に水素を添加し，飽和脂肪酸にする操作をいう。水素添加の副産物のトランス脂肪酸が，心疾患のリスク因子として問題になっている。この操作の目的は，① 酸化安定性（油脂の不飽和度を減少），② 物性安定性（油脂に可塑性），硬度を付与，色調改善，におい，風味の改善である。

c．エステル交換　グリセリドの脂肪酸の配置を変える反応である。

アスドリシス：油脂と脂肪酸の反応　アルコリシス：油脂とアルコールの反応 インターエステリフィケーション：油脂と油脂との反応

d．加水分解　食品原料を主に酸で分解する反応をいう。

水あめ製造	でんぷんをシュウ酸で加水分解し，炭酸カルシウムで中和し，ろ過，濃縮，脱色，脱塩，濃縮してグルコースとデキストリン主成分の水あめとする
化学しょうゆ製造	脱脂大豆を 20% 塩酸溶液で加水分解し，中和後，得られたアミノ酸混合物に加塩，ろ過して化学しょうゆとする

e．沈　殿　比重の違いで分離するが，主に化学反応により凝固，沈殿する。

大豆たんぱく質， 牛乳たんぱく質の調製	たんぱく質は等電点で沈殿する性質があり，これを利用する
豆腐製造	豆乳に硫酸カルシウム，塩化マグネシウム（塩沈殿），グルコノ-δ-ラクトン（グルコン酸による酸沈殿）の凝固剤で沈殿凝固を利用する

f．ゲル化　食品の食感を改善するためにゲル化剤を使用する。

寒天，ペクチン：ゲル化剤・増粘剤 アルギン酸，グアーガム，キサンタンガム，プルラン：増粘剤・安定剤 でんぷん：増粘剤 ゼラチン（コラーゲン）：ゲル化剤・増粘剤

g．乳化　普通の状態では混合しない 2 種の液体を混合する操作をいう。食品では，水中油滴型 O/W 型はマヨネーズ，油中水滴型 W/O 型はバター，マーガリンである。親水性の強い乳化剤は O/W 型，疎水性の強い乳化剤は W/O 型をつくりやすい。

試薬による乳化剤	O/W 型：ショ糖脂肪酸エステル・ステアロイル乳酸カルシウム W/O 型：グリセリン脂肪酸エステル・プロピレン脂肪酸エステル
天然乳化剤	O/W 型：大豆レシチン・卵黄・カゼイン・アルブミン　W/O 型：大豆レシチン

h．抽　出　固体，液体原料から溶媒を用いて目的物質を溶出分離する操作をいう。種実からの油脂の抽出，インスタントコーヒー，紅茶，ウーロン茶，緑茶などのエキス分の抽出，てん菜糖製造工程のショ糖の溶解，抽出などに用いられる。

抽出に使用する溶剤	水，ヘキサン，ベンゼン，エタノール，アセトンなど
性　質	目的物質を選択溶解，化学的安定性，毒性・腐蝕性がない，沸点が比較的低い，蒸発潜熱・比熱が低い，融点が低く引火の危険がない，安価，製品に影響がない

i．吸　着　気体，液体を多孔質あるいはイオン交換能をもった固体に接触し，特定の成分が固体に捕捉されるのを利用する分離操作をいう。吸着剤は活性炭，酸性白土，シリカゲル，骨炭，イオン交換樹脂などがある。

活性炭	多孔質で内部の表面積が広い、油脂、水、水溶性脱色、精製に使用
酸性白土	含水ケイ酸アルミニウムを主成分、油脂の脱色、脱臭に使用
シリカゲル	二酸化ケイ素で多孔質の網状構造、空気中の水分除去、除湿剤
骨炭	リン酸カルシウムを主成分、水溶性の脱色
イオン交換樹脂	多孔質の陰・陽イオン吸着能の合成樹脂、水の精製など

j. 吸収　溶媒を混合気体に接触させ、混合気体の溶解度の違いを利用して、目的とする気体を溶媒に溶解し、ガス溶液を製造する操作をいう。炭酸飲料は二酸化炭素を水に吸着させて製造する。ポンプで加圧したり、水を冷却して溶解度を高めてつくる。

❸ 生物的加工

生物利用による加工法には、酵素を利用した加工、微生物を利用した加工、その他の利用法がある。

（1）酵素を利用した加工

酵素は植物、動物、微生物由来酵素を大量に調製でき、特定の成分に作用して特定の物質を生成するので、利用しやすい利点がある。機能性食品の製造や新規食品の開発なども期待できる。酵素の食品素材への利用について表9-4に、酵素の食品素材への利用について表9-5に示す。

（2）微生物を利用した加工

発酵食品の製造には微生物の利用が必要である（表9-6）。

表9-4　酵素の食品素材への利用

食品素材	酵素（起源）	酵素作用	使用目的
麦芽糖	β-アミラーゼ（カビ、細菌）	でんぷん、デキストリンの分解	麦芽糖の製造
ブドウ糖	グルコアミラーゼ（カビ、細菌）	でんぷん、デキストリンの分解	ブドウ糖の製造
果糖	イヌリナーゼ（カビ、酵母）	イヌリンの分解	果糖の製造
果糖濃縮液	グルコースイソメラーゼ（放線菌）	グルコースの異性化	果糖・異性化糖の製造
転化糖	インベルターゼ（酵母）	ショ糖の分解	転化糖の製造、糖の晶析防止
シクロデキストリン	シクロデキストリン合成酵素	でんぷんのデキストリン環状化	苦味や不快臭等のマスキング、香料の安定化や徐放助剤等
イノシン酸	リボヌクレアーゼ（放線菌、カビ）	RNAの分解	イノシン酸の製造

表9-5 酵素の食品への利用

食 品	酵素（起源）	酵素作用	使用目的
ビール	パパイン（パパイア）プロテアーゼ（カビ，細菌）	たんぱく質の分解	ビール中の冷却凝固物（たんぱく質-タンニン複合体）の沈殿防止
	β-グルカナーゼ（カビ，細菌）	β-グルカンの分解	麦芽由来β-グルカンの分解によるろ過の目詰まりの防止
清 酒	アミラーゼ（カビ）	でんぷんの分解	四段掛けにおける蒸し米の糖化とエキスの増加
	プロテアーゼ（カビ，細菌）	たんぱく質の凝集	たんぱく質性沈殿（白ボケ）の沈降促進
み そ	プロテアーゼ（カビ，細菌）	たんぱく質の分解	大豆たんぱく質の分解促進
しょうゆ	プロテアーゼ（カビ，細菌）	たんぱく質の分解	たんぱく質分解促進による速醸
パ ン	α-アミラーゼ（カビ）	でんぷんの分解	パン生地の調整，発酵の促進，生地体積の増加，鮮度・やわらかさの保持
	プロテアーゼ（カビ，細菌）	小麦グルテンの分解	パン生地伸展性の増強，混捏時間の減少，生地体積の増加，焼き上がり色調の改善
チーズ	レンニン（キモシン）（子牛胃，カビ）	カゼインの部分分解	カードの生成
	リパーゼ（カビ，膵臓）	脂肪の分解	脂肪酸の生成によるチーズフレーバーの改良
	カタラーゼ（カビ）	過酸化水素の分解	牛乳の殺菌に用いた過酸化水素の除去
アイスクリーム・牛乳	ラクターゼ（酵母）	乳糖の分解	乳糖の晶析防止，牛乳の乳糖除去
肉	パパイン（パパイア）プロテアーゼ（カビ，細菌）	たんぱく質の分解	調理前または缶詰前の肉の軟化，自己消化の促進
果 汁	ペクチナーゼ（カビ）	ペクチンの分解	果汁混濁原因物質ペクチンの分解，搾汁効果の増強，果皮分解物の除去
	ナリンギナーゼ（カビ）	ナリンギンの分解	かんきつ類苦味成分の分解除去
	ヘスペリジナーゼ（カビ）	ヘスペリジンの分解	みかん缶詰の白濁原因物質の分解
	アントシアナーゼ（カビ）	アントシアンの分解	過剰色素を含む果汁・ジャムの脱色
チューインガム	ラッカーゼ（きのこ）	ポリフェノール化合物の酸化	消臭効果

表9-6 微生物の発酵食品への利用

食品名	原料	主な微生物		
		カビ	酵母	細菌
ワイン	ぶどう		*Saccharomyces* 属（ワイン酵母）	
ブランデー	ぶどう		*Saccharomyces* 属（ワイン酵母）	
ビール	大麦，麦芽		*Saccharomyces* 属（ワイン酵母）	
ウイスキー	大麦，麦芽		*Saccharomyces* 属（ワイン酵母）	
清 酒	米，米麹	*Aspergillus* 属（こうじかび）	*Saccharomyces* 属（清酒酵母）	
焼 酎	米，米麹，麦，そば，さつまいも	*Aspergillus* 属（こうじかび）	*Saccharomyces* 属（清酒酵母）	
みりん	米，アルコール	*Aspergillus* 属（こうじかび）		
み そ	大豆，麹（米，麦，大豆）	*Aspergillus* 属（こうじかび）	*Zygosaccharomyces* 属 *Candida* 属（耐塩性酵母）	*Tetragenococcus* 属（耐塩性乳酸菌）
しょうゆ	大豆，小麦	*Aspergillus* 属（こうじかび）	*Zygosaccharomyces* 属 *Candida* 属（耐塩性酵母）	*Tetragenococcus* 属（耐塩性乳酸菌）
旨味調味料	グルコース，糖蜜硫安，尿素など			*Corynebacterium* 属 *Bacillus* 属
米 酢	米	*Aspergillus* 属（こうじかび）	*Saccharomyces* 属（清酒酵母）	*Acetobacter* 属（酢酸菌）
かつお節	かつお	*Aspergillus* 属（こうじかび）		
納 豆	大豆			*Bacillus* 属（納豆菌）
チーズ	牛乳	*Penicillium* 属（青かび）		*Streptococcus* 属 *Lactobacillus* 属（乳酸菌）
ヨーグルト	牛乳			*Streptococcus* 属 *Lactobacillus* 属 *Leuconostoc* 属（乳酸菌）
漬け物	野菜			*Lactobacillus* 属 *Leuconostoc* 属 *Tetragenococcus* 属（乳酸菌，耐塩性乳酸菌）
パン	小麦		*Saccharomyces* 属（パン酵母）	

9-4 食品の流通および包装

1 消費と流通

（1）卸売市場の役割

国内の食材流通の中心的役割をもつ卸売市場は，日常の食生活に欠かすことのできない生鮮食料品や花きを，日本国内はもとより諸外国からも集荷して，適正な価格を付け，速やかに分荷し，国民の台所に送る役割を担っている。

2020（令和2）年6月から民間による開設が認められるようになった。この改正卸売市場法は，2020年6月21日に施行された。認定基準では，卸売場，仲卸売場，倉庫（冷凍または冷蔵を含む）の合計が**表9−7**の面積以上になるように定めている。

（2）新卸売市場法の主な改正点

特に大きな変更点は「第三者への販売禁止の廃止」「直荷引き禁止の廃止」「中央卸売市場を民間業者も開設可能になる」「商物一致の廃止」の4つである。

①　第三者への販売禁止の廃止

卸売業者が集荷した生鮮食品を市場内の仲卸業者や売買参加者以外にも販売できるようになった。

②　直荷引き禁止の廃止

これまで原則禁止されていた市場内の仲卸業者と産地との直接のやり取りが可能となった。

③　中央卸売市場を民間業者も開設可能

卸売市場は大きく分けて農林水産大臣の認可を得た地方公共団体のみが運営できる「中央卸売市場」と都道府県知事の認可を受けて運営する「地方卸売市場」からなる。法改正後「中央卸売市場」は農林水産大臣から認可されれば民間業者も開設できる。

④　商物一致の廃止

仲卸業者が仕入れた食材を産地から飲食店や小売店へ直送することが可能となった。

表9−7　認定を受けることのできる卸売市場の面積

区分	面積
①　野菜および果実	10,000 m²
②　生鮮水産物	10,000 m²
③　肉類	1,500 m²
④　花き	1,500 m²
⑤　それ以外の生鮮食料品	1,500 m²

表9-8 各種プラスチックの特徴

---

① **ポリエチレン（PE）**
・安全性が高く，食品と直接触れる内面包材として使用される。
・気体遮断性，耐熱性は低い。
・価格が安く，全プラスチック包材の 50% 近いシェアを占める。
② **ポリエチレンテレフタレート（PET）**
・安定剤や添加物を含まないため，安全性が高い。
・PET ボトルとしてよく使われる。
・気体遮断性が高い。
・テレフタル酸とエチレングリコールから製造される。
③ **ポリ塩化ビニリデン（PVDC）**
・気体遮断性，耐熱性に優れる。
・ソーセージなどのケーシングや，家庭用のラップフィルムとして多量に使用される。
・塩素を含むため，燃焼によりダイオキシンが発生する可能性がある。
④ **ポリ塩化ビニル（PVC）**
・可塑剤としてフタル酸エステルを使用している。
・塩素を含むため，燃焼によりダイオキシンが発生する可能性がある。
⑤ **ポリカーボネート（PC）**
・原材料はビスフェノール A
・気体遮断性は低い。
・使用温度が −100℃〜230℃ と非常に幅広いので，プリンなど高温下で充填する食品や，冷凍食品用カップとして使われる。

---

② 器具と容器包装

各種プラスチックの特徴を**表9-8**に示す。

9-5 ┃ 加工食品の規格と表示

① 食品表示法

　食品衛生法（厚生労働省），JAS 法（農林水産省），健康増進法（厚生労働省）に分かれていた食品の表示についての義務が，2009（平成21）年の消費者庁の設置により，消費者庁において一元管理されるようになり，2015（平成27）年4月に施行された食品表示法（所轄：消費者庁）に統合された。食品表示法は 2018（平成30）年の改正により，食品の安全性の強化が図られている。

　食品表示法の施行にともない，食品衛生法では「第四章 表示及び広告」の主体が「厚生労働大臣」から「内閣総理大臣」に，「第五章 食品添加物公定書」では「厚生労働大臣」から「厚生労働大臣及び内閣総理大臣」に変更されている。JAS 法では食品の表示に関する部分が削除され，法律の名称そのものが「農林物資の規格化及び

品質表示の適正化に関する法律」から「日本農林規格等に関する法律」に変更され，健康増進法では「第六章 特別用途表示，栄養表示基準等」が，「第七章 特別用途表示等」にと「栄養表示基準」の部分が削除され，主体が「厚生労働大臣」から「内閣総理大臣」に変更されている。また，「栄養表示基準」は「食品表示基準」の一部に引き継がれている。

　食品表示法による規制は，販売された食品に対して行われる。ここで販売とは，有償の譲渡に加え，不特定または多数への無償の譲渡も含まれる。

❷ 加工食品の表示

　食品に関する表示を統括するものとして，食品表示法に基づき食品表示基準が策定された（平成 27 年 4 月施行）。食品表示基準に基づく食品表示制度は，5 年の猶予期間ののち 2020（令和 2）年 4 月から完全実施されている。一般的な加工食品に求められる表示項目には，「名称」「保存の方法」「消費期限又は賞味期限」「原材料名」「原料原産地名」「添加物」「アレルゲン」「内容量又は固形量及び内容総量」「栄養成分の量及び熱量」「食品関連事業者の氏名又は名称及び住所」「製造所又は加工所の所在地及び製造者又は加工者の氏名又は名称」等があげられている。これらに加え，「L−フェニルアラニン化合物を含む旨」「指定成分等含有食品に関する事項」などの表示義務が示されている。この食品表示基準は，策定後，年に数回改正され，2022（令和 4）年 3 月に 25 次改正が実施されている。

　「L−フェニルアラニン化合物を含む旨」では，アスパルテームを含む食品は「L−フェニルアラニン化合物を含む」等と表示する。また，「指定成分等含有食品に関する事項」では，特別の注意を必要とする成分又は物として指定された成分等（コレウス・

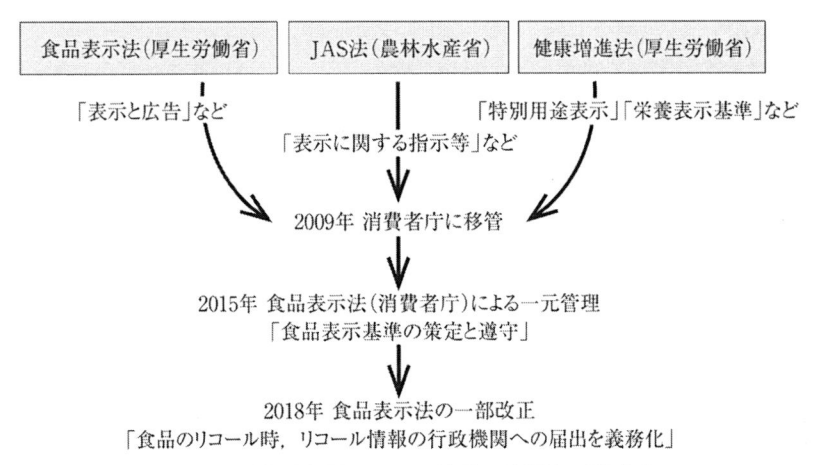

図9−7　食品表示にかかる法律の範囲と所轄官庁

表9-9 加工食品の表示項目

項目	表示の概要
名称	表示をしようとする加工食品の内容を表す一般的な名称を表示する。 乳及び乳製品は定義[*1]に従って種類別を表示する。 基準別表第4[*2]に別途名称の表示方法が定められている食品はそれに従って表示する。 基準別表第5[*3]に定められた食品の名称は，その加工食品以外に使用することはできない。
保存の方法	食品の特性に従って表示する。 食品衛生法第13条第1項に規定されている販売用の食品・添加物[*4]は，その記載に従う。
消費期限・賞味期限	品質が急速に劣化する食品には「消費期限」，それ以外の食品には「賞味期限」を表示する。 製造・加工した日から期間が3か月以内のものは「年月日」，3か月を超えるものは「年月」を表示する。
原材料名	原材料の重量割合の高いものから順に，その一般的な名称を表示する。 2種類以上の原材料からなる複合原材料の場合，その複合原材料名[*5]の後ろに（ ）書きで重量割合の高いものから順に表示する。
原料原産地名	使用した原材料に占める重量の割合が最も高い原材料の原産地を表示する（令和4年4月1日から完全実施。）。国産品は「国産である旨」，輸入品は「原産国名」を表示する。「国産である旨」の代わりに地名[*6]を表示できる。
添加物	添加物に占める重量の割合の高いものから順に，その添加物の物質名[*7]を表示する。 複数の加工食品を原材料とした加工食品は，その構成ごとに添加物を表示できる。
内容量・固形量・内容総量	内容重量はg・kg，内容体積はmL・L，内容数量は個数などで，単位を明記して表示する[*8]。
栄養成分の量・熱量	食品単位当たり[*9]の「熱量，たんぱく質，脂質，炭水化物，食塩相当量[*10]」を，kcal，g・mg・µgで，熱量・たんぱく質・脂質・炭水化物は1の位，食塩相当量は小数第1位まで表示する。
食品関連事業者の氏名・名称と住所	表示内容に責任を有する者の氏名又は名称及び住所を表示する[*11]。
製造所・加工所の所在地と製造者・加工者の氏名・名称	製造所・加工所の所在地と，製造者・加工者の氏名・名称を表示する[*12]。 輸入品は，輸入業者の営業所の所在地と，輸入業者の氏名・名称を表示する。 乳[*13]は，乳処理場の所在地と，乳処理業者の氏名・名称を表示する。

※1 乳及び乳製品の成分規格等に関する省令（昭和26年厚生省令第52号）の第2条。「乳」は，生乳，牛乳，特別牛乳，生山羊乳，殺菌山羊乳，生めん羊乳，生水牛乳，成分調整牛乳，低脂肪牛乳，無脂肪牛乳及び加工乳。「乳製品」は，クリーム，バター，バターオイル，チーズ，濃縮ホエイ，アイスクリーム類，濃縮乳，脱脂濃縮乳，無糖練乳，無糖脱脂練乳，加糖練乳，加糖脱脂練乳，全粉乳，脱脂粉乳，クリームパウダー，ホエイパウダー，たんぱく質濃縮ホエイパウダー，バターミルクパウダー，加糖粉乳，調製粉乳，調製液状乳，発酵乳，乳酸菌飲料（無脂乳固形分を3.0%以上含む）及び乳飲料に限定され，それぞれについて定義されている。

※2 「農産物缶詰及び農産物瓶詰」「トマト加工品」「乾しいたけ」「農産物漬物」など44区分の食品について表示の方法が規定されている（食品表示基準第23次改正）。

※3 「トマト加工品」「乾しいたけ」「マカロニ類」「ハム類」など28区分110食品の名称が規定されてる（食品表示基準第23次改正）。

※4 食品衛生法第13条第1項に基づき「食品，添加物等の規格基準」（昭和34年厚生省告示第370号）が定められている。「食品，添加物等の規格基準」には「清涼飲料水」「生食用食肉」「魚肉ねり製品」「生食用かき」「即席めん類」など23区分の食品の「成分規格」「製造，加工及び調理基準」「保存基準」などが示されている。「食品，添加物等の規格基準」は年に数回改正され，令和3年8月には第348次改

正されている。

※5 複合原材料の原材料が3種類以上の場合，複合原材料に占める重量割合が，3番目以下，かつ，5%未満の複合原材料の原材料名は「その他」と表示できる。製品の原材料に占める重量割合が5%未満の複合原材料は，その複合原材料の原材料名を省略できる。複合原材料の名称からその原材料が明らかな場合，その複合原材料の原材料名を省略できる。

※6 地名は都道府県名か一般に知られている地名を用いる。農産物は生産地の地名。畜産物は主たる飼養地の地名，水産物は水域名・水揚げした港名・水揚げした港や主たる養殖場のある地名を表示する。輸入水産物は原産国名に水域名を併記できる。

※7 物質名には一般的な名称か一括名を用いる。基準別表第6に掲げられた添加物を含む食品には，物質名及び用途を表示する。「人工」「合成」といった用語は削除されている。基準別表第7に記載の14種類（イーストフード，ガムベース，かんすい，酵素，光沢剤，香料，酸味料，チューインガムに用いる軟化剤，甘味料及び酸味料を除く調味料，豆腐用の凝固剤，苦味料，乳化剤，水素イオン濃度調整剤又はpH調整剤，膨脹剤）は，一括名で表示できる。

※8 特定商品の販売に係る計量に関する政令第5条に掲げられている特定商品は，計量法の規定に基いて表示する。特定商品の販売に係る計量に関する政令第5条に規定される別表第1には，23区分の特定食品で表示すべき特定物象量（質量や体積など）が示されている。

※9 100 g，100 mL，一包装，一食分（量の併記が必要）など。

※10 食塩相当量＝ナトリウム量×2.54。

※11 事項名は，責任者が，製造業者の場合は「製造者」，加工業者の場合は「加工者」，輸入業者の場合は「輸入者」，販売業者の場合は「販売者」となる。

※12 製造所・加工所の所在地，製造者・加工者の氏名・名称が，食品関連事業者の所在地，氏名・名称と同一の場合，省略できる。

※13 特別牛乳は特別牛乳搾取処理場と特別牛乳搾取処理業者。

フォルスコリー，ドオウレン，プエラリア・ミリフィカ，ブラックコホシュ）を含む食品では個別表示事項[*1]を表示する。

演習問題

1. 食品の保存に関する記述である。正しいのはどれか。1つ選べ。

   (1) 紫外線照射では，食品の内部まで殺菌される。

   (2) 食品を乾燥すると，結合水が失われるために微生物の増殖が抑制される。

   (3) 冷凍保存は，食品の酸化を長期間抑制する。

   (4) ボツリヌス菌は，真空包装でも増殖する。

   (5) 青果物をポリエチレン製の袋に入れて保存すると，品質の劣化が進行しやすくなる。

2. 食品の保存に関する記述である。正しいのはどれか。1つ選べ。

   (1) 最大氷結晶生成帯をすばやく通過させて冷凍すると，解凍時のドリップ量が増加する。

   (2) 塩蔵では，食品の自由水量が増加し，結合水量が減少する。

[*1] **個別表示事項**
　①指定成分等含有食品である旨　②食品関連事業者の連絡先　③指定成分等について食品衛生上の危害の発生を防止する見地から特別の注意を必要とする成分又は物である旨　④体調に異変を感じた際は速やかに摂取を中止し医師に相談すべき旨及び食品関連事業者に連絡すべき旨

表 9-10　食品添加物の表示

原則として物質名を表示		指定添加物，既存添加物，天然香料，一般飲食物添加物	
用途名併記が必要		甘味料，人工甘味料または合成甘味料	アセスルファムカリウム，キシリトールなど （注）アスパルテームは「L-フェニルアラニン化合物」である旨の併記が必要
		着色料または合成着色料	カロテノイド色素，カラメル色素など
		保存料または合成保存料	安息香酸，ソルビン酸カリウムなど
		増粘剤，安定剤，ゲル化剤または糊料	カラギナン，ペクチンなど
		酸化防止剤	エリソルビン酸，ビタミンC，ビタミンEなど
		発色剤	亜硝酸 Na，硝酸カリウムなど
		漂白剤	亜塩素酸 Na，亜硫酸 Na など
		防カビ剤または防ばい剤	イマザリル，フルジオキソニルなど
一括名表記可能		イーストフード	塩化アンモニウム，塩化マグネシウム，グルコン酸カリウムなど
		ガムベース	エステルガム，酢酸ビニル樹脂，ポリブテンなど
		かんすい	炭酸カリウム（無水），ピロリン酸四ナトリウム，リン酸水素二カリウムなど
		苦味料	カフェイン（抽出物），ホップ抽出物など
		酵素	インベルターゼ，アミラーゼ，ペクチナーゼなど
		光沢剤	オウリキュウリロウ，カルナウバロウなど
		香料または合成香料	アニスアルデヒド，イソ吉草酸イソアミル，バニリン，フェノール類など
		酸味料	クエン酸，乳酸など
		軟化剤	グリセリン，プロピレングリコール，ソルビトール
		調味料	アミノ酸，核酸，有機酸，無機塩など
		豆腐用凝固剤又は凝固剤	塩化マグネシウム，グルコノデルタラクトンなど
		乳化剤	グリセリン脂肪酸エステル，ショ糖脂肪酸エステルなど
		水素イオン濃度調整剤またはpH調整剤	クエン酸，クエン酸三ナトリウムなど
		膨脹剤，膨張剤，ベーキングパウダーまたはふくらし粉	アジピン酸，塩化アンモニウムなど
省略可能 （アレルゲン，フェニルアラニンを除く）	加工助剤	消泡剤	シリコーン樹脂など
		抽出溶剤	ヘキサンなど
		ろ過助剤	二酸化ケイ素など
		殺菌料	過酸化水素，次亜塩素酸など
	栄養強化剤		ビタミン類（33品目），ミネラル類（30品目），アミノ酸類（24品目）
	キャリーオーバー		着色効果が出る，原形のままの混合などを除く
	小包装		表示可能面積がおおむね 30 cm² 以下
	対面販売などでのばら売り		

表9-11 アレルゲン（アレルギー食品）の表示

表示義務 特定原材料（7品目）[※1]	えび，かに，小麦，そば，卵，乳，落花生（ピーナッツ）
表示を推奨 特定原材料に準ずるもの （21品目）[※2]	アーモンド，あわび，いか，いくら，オレンジ，カシューナッツ，キウイフルーツ，牛肉，くるみ，ごま，さけ，さば，大豆，鶏肉，バナナ，豚肉，まつたけ，もも，やまいも，りんご，ゼラチン

※1 食品表示基準に規定される。
※2 消費者庁次長通知に規定される。

(3) 燻煙は，生成するフェノール性化合物やアルデヒド類に殺菌作用がある。

(4) 食肉の缶詰の殺菌には，主に低温殺菌が用いられる。

(5) CA貯蔵は，冷蔵庫内の酸素濃度を15〜20%に上げて貯蔵する方法である。

3．食品の加工法に関する記述である。**誤っている**のはどれか。1つ選べ。

(1) 搗精とは，玄米から果皮，種皮，糊粉層，胚芽を除く操作をいう。

(2) 粉砕とは，固体の原料を細かい粒子にする操作をいう。

(3) 混合とは，2種類以上の成分を均一な状態にすることで，蒸留法もある。

(4) 分離とは，成分を分け取ることを目的とする。

(5) 濃縮とは，液体中の溶質濃度を高める操作をいう。

4．食品の低温貯蔵に関する記述である。正しいのはどれか。1つ選べ。

(1) 冷凍とは，一般に−5℃前後の貯蔵をさす。

(2) チルドとは，一般に−15℃以下の貯蔵をさす。

(3) パーシャルフリージングとは，−3℃〜−5℃の温度帯貯蔵であり，内部は凍結している。

(4) 氷温貯蔵とは，−2℃〜18℃の氷結点に近い温度帯での保存である。

(5) フリーズフローとは，砂糖，塩，たんぱく質，植物性油脂など特殊な組合せと製法で食品の水分活性を低く抑え，−10℃〜−15℃くらいで凍結しない状態である。

5．食品の加工法に関する記述である。正しいのはどれか。1つ選べ。

(1) 大豆油は，大豆種子を圧搾して分離する。

(2) みかん缶詰の白濁防止に，ナリンギナーゼが使用される。

(3) みかん缶詰は，じょうのう膜を塩酸溶液，水酸化ナトリウム溶液で処理して製造する。

(4) 水あめは，ショ糖をシュウ酸で加水分解して作られる。

(5) 化学しょうゆは，脱脂大豆を50%塩酸溶液で加水分解して製造される。

6．食品の容器包装に関する記述である。正しいのはどれか。1つ選べ。

(1) ポリエチレンは，PET に比べて気体遮断性が高い。

(2) 牛乳パックは，容器包装リサイクル法の対象外である。

(3) レトルトパウチ食品は，未調理の食品を高温加熱殺菌した食品である。

(4) みかん缶詰の液汁の白濁には，硫化鉄が関与する。

(5) LL 牛乳は，容器に無菌充填される。

7．食品の流通と保存に関する記述である。正しいのはどれか。1つ選べ。

(1) コールドチェーンとは，生鮮食品を低温でなく常温管理方法をいう。

(2) LL 牛乳は，常温で流通することができる。

(3) 0℃ 以下で保存すると，微生物の増殖は完全に停止する。

(4) 氷温貯蔵では，食品中の水分が一部凍結している。

(5) 温度が10℃ 低下すると，多くの青果物で呼吸速度は元の5〜8倍に増加する。

8．容器包装に関する記述である。正しいのはどれか。1つ選べ。

(1) 紙は，ヒートシールできる。

(2) レトルトパウチ食品は，ラミネート加工されている。

(3) ポリ塩化ビニリデンは，青果物の包装材に適する。

(4) アルミニウムは，プラスチックよりも酸素透過性に優れる。

(5) ブリキ缶は，腐食しない。

9．食品中の水についての記述である。正しいのはどれか。1つ選べ。

(1) 結合水は，微生物の繁殖に利用される。

(2) 自由水は，食品中の水以外の成分と水素結合している。

(3) 水分活性を低くすれば，微生物による腐敗や変質は防止できる。

(4) 水分活性は，塩蔵，糖蔵により上昇する。

(5) 水分活性は，最大で100，最小で0の値である。

10．食品の温度制御についての記述である。**誤っている**のはどれか。1つ選べ。

(1) 低温貯蔵とは，10℃ 以下の温度で保存することである。

(2) 食品を低温で保存することで，青果物の呼吸量を抑制することができる。

(3) 食品を低温で保存することで，微生物の活動を抑制することができる。

(4) 食品を低温で保存することで，酵素反応を抑制することができる。

(5) 一般に，熱帯・亜熱帯の青果物を低温で保存することで，腐敗を抑制することができる。

参考文献

9-1・2

鴨居郁三監修/堀内久弥・高野克己編『食品工業技術概説』恒星社厚生閣，2008

谷口亜樹子編著『食品加工学と実習・実験（第2版）』光生館，2016

日本缶詰協会編『かんづめハンドブック（改訂版）』日本缶詰協会，2013

日本食品添加物協会編『もっと知ってほしい食品添加物のあれこれ（平成28年度版）』日本食品添
　加物協会，2016

日本冷凍食品協会編『冷凍食品Q&A（改訂）』日本冷凍食品協会，2015

演習問題

解答と解説

解　答

章, 頁 ＼ 問	1.	2.	3.	4.	5.	6.	7.	8.	9.	10.
1, p.6	(4)									
2−1, p.16	(3)	(3)	(4)	(5)	(4)	(5)				
2−2, p.26	(2)	(2)	(1)							
2−3, p.33	(1)	(2)	(3)	(2)	(1)					
2−4, p.36	(3)	(1)								
2−5, p.48	(4)	(5)	(4)	(1)	(1)					
2−6, p.62	(5)	(4)	(1)	(3)	(4)					
2−7, p.66	(2)	(5)	(5)							
2−8, p.72	(1)	(4)	(3)							
3−1, p.86	(1)	(2)	(2)	(5)	(3)	(3)	(4)			
3−2, p.96	(1)	(4)	(3)	(4)						
3−3, p.107	(1)	(1)	(4)	(3)	(3)	(5)				
3−4, p.119	(4)	(1)	(2)	(2)						
4, p.126	(3)	(1)	(1)	(4)	(2)					
5, p.144	(4)	(2)	(3)	(3)	(3)	(2)	(4)	(1)	(5)	
6, p.149	(2)	(5)	(3)							
7, p.156	(4)	(5)	(2)	(4)						
8, p.161	(4)	(4)								
9, p.183	(3)	(3)	(3)	(5)	(3)	(5)	(2)	(2)	(3)	(5)

解　説

第1章

1. (1)食塩など生物由来でないものもある。(2)海藻類は水産物に分類される。(3)カロテン含量で分けられる。(4)野菜といもは副菜で同じグループ。(5)食品成分表は18群に分類されている。

第2章1

1. (1)うるち米はアミロペクチン80～70%，アミロース20～30% とアミロペクチンが多い。(2)ビタミン B_1 は糠に多く，五分つき米96，七分つき米94と搗精歩留りが高いほうが多い。(4)アミノ酸価は精白米93，そば粉（全層粉）100　(5)ビーフンの原料はうるち米。　**2.** (1)インディカ米はアミロース30：アミロペクチン70　(2)無洗米は米糠が少ない。(4)パーボイルドライスはビタミン B_1 の損失を防ぐ。(5)道明寺粉の原料はもち米。　**3.** (1)オリゼニンはグルテリンの一種。(2)とうもろこしはリシン，トリプトファンが不足。(3)粘性や粘弾性が高くなる。(5)ツェインはプロラミン。　**4.** (1)ビタミン B_1 含量は玄米に多い。(2)白玉粉はもち米，上新粉はうるち米からつくる。(3)小麦粉はたんぱく質含量で薄力粉などに分類。(4)そばのルチンはケルセチン配糖体（フラボノイド系色素）。　**5.** (1)缶詰スイートコーンは未熟種子を用いる。(2)ビーフンは米粉を麺状に加工。(3)うど

んやそばには中力粉を使用。(5)α化米は糊化した加工米。　**6.** (1)5分つき米のほうが精白歩留りが高い。(2)もち米の粘りはアミロペクチンによる。(3)とうもろこしの第一制限アミノ酸はリシン。(4)そば粉はグルテン形成能をもたない。

第2章2

1. (1)キャッサバの含有害物質はリナマリンという青酸配糖体。(3)こんにゃくいもの主成分はグルコマンナン。(4)さつまいものでんぷんは加熱時にβ-アミラーゼで糖化。(5)じゃがいもはナス科で塊茎を食用。　**2.** (2)じゃがいもは低温で還元糖が増す：冷暗所貯蔵。　**3.** (1)さといもにはシュウ酸カルシウムが含まれ，皮をむくとかゆみを与える。

第2章3

1. (1)特にらっかせいの薄皮に多い。(2)大豆にはトリプシンインヒビターが多量に含まれている。(3)大豆のアミノ酸スコアは100　(4)大豆(全粒，乾)の炭水化物含量29.5%，えんどう(全粒，乾)60.4%　(5)大豆に含まれるフィチン酸はミネラル吸収阻害作用。　**2.** (1)大豆の青臭さはリポキシゲナーゼ作用により生成した過酸化脂質ヘキサナール，ヘキセナール。(2)小豆の炭水化物含量59.6%，大豆29.5%　(3)一般に豆類は生で食べられない。(4)大豆のビタミンEはγ-トコフェロールが多い。(5)大豆もやしのビタミンC 5 mg，きな粉（全粒大豆）1 mg　**3.** (1)大豆(全粒，乾)炭水化物含量29.5%，えんどう(全粒，乾)60.4%　(2)にがりは塩化マグネシウム，すまし粉は硫酸カルシウム。(4)大豆の主なたんぱく質はグロブリン(グリシニン)。(5)大豆レクチンは血液凝固作用，レシチンは乳化剤。　**4.** (1)糸引き納豆は細菌の枯草菌を用いて製造。(3)はるさめは緑豆。(4)大豆にイソフラボンが多い。(5)あんは炭水化物含量の多い豆類が適する。　**5.** (2)ささげは豆類に分類。(3)大豆は穀類に少ないリシンも多い。(4)グリンピースはえんどう。(5)寺納豆は麹菌を用いて製造。

第2章4

1. (1)ごま油の脂肪酸リノール酸46%以上。(2)くりは脂質0.6%，炭水化物37%　(4)えごま油は不飽和脂肪酸含有，α-リノール酸56%　(5)ごま油はリグナン類の抗酸化作用物質セサミノール，セサモールを含む。　**2.** (2)ココナッツは飽和脂肪酸が多く未熟果はココナッツミルクがとれる。(3)ごまのリグナン類は抗酸化作用がある。(4)えごま油はしそ油と同様。(5)くるみは脂質が多くビタミンEが多い。

第2章5

1. (1)たけのこ水煮の析出物はチロシン。(2)だいこんの辛味はイソチオシアネート。(3)ごぼうの褐変はポリフェノールオキシダーゼによる。(5)にんにくの香味成分のアリシンはイオウを含む。
2. (1)オクラは果菜類。(2)カリフラワーは花菜類。(3)たまねぎの匂い成分はジプロピルジスルフィド。(4)日本かぼちゃの炭水化物含量は11%　**3.** (1)野菜の緑色は酸性で退色する。(2)pHで色が変わるのはアントシアニン。(3)野菜にはカルシウムは多いが体内の吸収は牛乳より低い。(5)野菜のビタミンCは加熱に対し不安定。　**4.** (2)イソチオシアネートはだいこんの先端部ほど多い。(3)なすのアントシアニン系色素はポリフェノールであり褐変しやすい。(4)トマトはナス科植物。(5)たけのこのエグ味はホモゲンチジン酸による。　**5.** (2)ほうれんそうのエグ味はシュウ酸による。(3)アリシンはビタミンB₁の吸収を高める。(4)キャベツのS-メチルメチオニン（ビタミンU）が胃腸障害に効果。(5)だいこんの辛味成分の関与酵素はミロシナーゼ。

第2章6

1. (1)りんごやいちごは偽果。(2)りんごやなしよりかんきつ類のほうがビタミンCが多い。(3)完熟果実の糖含量は通常5～20%　(4)果実の成熟にともない水溶性ペクチンに変わる。　**2.** (1)果実の酸味はリンゴ酸，クエン酸，酒石酸。(2)ぶどう果皮の色はアントシアニン(フラボノイド系)色素で熱に強い。(3)CA貯蔵は環境中の二酸化炭素濃度を高める貯蔵法。(5)日本で生産量の多い果実はみ

かん，りんご。 **3.** (2)いちごはビタミンCが多い。(3)レモンの酸味の主成分はクエン酸。(4)ブロメラインはたんぱく質分解酵素。(5)ももの果肉はリンゴ酸を含む。 **4.** (1)果実は脂質が少ない。(2)成熟果実の糖質は低分子糖が多い。(4)クライマクテリック型果実はりんご，バナナ。(5)ジャム類はペクチンが酸性下でゲル化する性質を利用。 **5.** (1)糖酸比は糖%/酸% (2)りんごの褐変はポリフェノールオキシダーゼの作用。(3)脱渋は可溶性タンニンを不溶性タンニンにすること。(5)果実にはビタミン類はビタミンC，無機質ではカリウムが多い。

第2章7

1. (1)しいたけの血中コレステロール低下作用はエリタデニン。(3)傘が開ききる前の肉厚のしいたけを乾燥させたものが冬姑（どんこ），傘が開いて肉薄になったしいたけを乾燥させたものが香信（こうしん）。この中間を香姑（こうこ）とする場合もある。(4)まつたけの香りは1-オクテン-3-オールによる。(5)エリンギはヨーロッパから中央アジアに自生。日本では1990年代になって，広く食べられるようになった。 **2.** (1)子実体の人工栽培に成功していない。(5)きのこ中のエルゴステロールは紫外線照射でビタミンD_2（エルゴカルシフェロール）に変化。 **3.** (1)冬姑と香信は同じ乾燥しいたけ。(2)エリタデニンは血中コレステロール低下作用。(3)まつたけの香り成分はマツタケオール，ケイ皮酸メチル。(4)ぶなしめじにはビタミンDは含まれる。(5)ぬめり成分は糖たんぱく質の一種である。 **4.** (1)きのこ類にはほとんどビタミンCはない。(2)しいたけの香りの主成分はレンチオニン。(3)しいたけは担子菌類，トリュフは子のう菌類。(5)まいたけにはカリウムは多く含まれている。

第2章8

1. (2)灰わかめはクロロフィル酸化分解を抑制。(3)クロロフィルaは紅藻類に含まれる。(4)アルギン酸塩は水溶性。(5)フコイダンはL-フコースがα-1, 2結合の多糖類。 **2.** (1)藻類の脂肪酸組成は不飽和脂肪酸が多い。(2)こんぶの旨味成分は主にグルタミン酸とアスパラギン酸。(3)藻類はビタミンCを含む。(5)藻類はヨウ素が多い。 **3.** (1)あさくさのりはイコサペンタエン酸が多い。(2)日本の食用で多いのは褐藻類。(4)スピルリナは藍藻類。(5)干しひじきは干しのりよりカルシウムや鉄が多い。

第3章1

1. (2)食肉を亜硝酸塩で漬けるとニトロソミオグロビンとなり，加熱するとニトロソミオクロモーゲンとなる。(3)生肉の色はミオグロビン。(4)ミオグロビンは酸素と結合し鮮紅色オキシミオグロビンとなる。(5)食肉を放置するとメトミオグロビンになる。 **2.** (1)肉基質たんぱく質の含量が多いほど肉質はかたい。(3)蓄積脂質の約90%がトリアシルグリセロール。(4)旨味に大きく寄与するのはイノシン酸，グルタミン酸。死後硬直はグリコーゲンから乳酸が生成しpHが低下することでアクチンとミオシンが結合したアクトミオシンによる関与。 **3.** (1)旨味はイノシン酸でイノシン，ヒポキサンチンは味がない。(3)牛枝肉は7〜10日間熟成。(4)肉の熟成中のプロテアーゼはカテプシン，カルパイン。(5)豚は死後硬直まで12時間要す。 **4.** (1)1年未満子羊肉はラム。(2)SPF豚は特定病原体不在の豚。(3)融点は牛脂より豚脂，さらに鶏脂のほうが低い。(4)牛肉より豚肉のほうがミオグロビン含量は少ない。 **5.** (3)食肉中のカリウム含量は多い。 **6.** (1)食肉中の旨味はイノシン酸，グルタミン酸。(2)ハム・ソーセージの赤色はニトロソミオグロビンによる。ニトロソアミンは亜硝酸塩（発色剤）と肉のアミン類が反応し生成する発がん物質。(4)ドライソーセージは保存性がよい。(5)豚バラ肉がベーコンに使用。 **7.** (4)SPF豚は指定された病原菌をもっていない豚を指し，無菌ではない。

第3章2

1. (2)牛乳のたんぱく質は加熱変性する。(3)乳清たんぱく質は主にβ-ラクトグロブリン，α-ラクトグロブリン，免疫グロブリン等。(4)牛乳の含量はカルシウム110 mg，鉄Tr (5)牛乳はビタミン

B₂0.15 mg，ビタミンB₁0.04 mg　**2**．⑴牛乳は揮発性低級脂肪酸を含有。⑵炭水化物は乳糖ラクトース。⑶ラクトフェリンは鉄を含む。⑸牛乳は超高温短時間殺菌。　**3**．⑴炭水化物は99％ラクトース。⑵バターの黄色はカロテノイド。⑷LL牛乳は常温可能。⑸香料添加は乳飲料。
4．⑴カルシウムは牛乳110 mg，人乳27 mg　⑵ラクトフェリンは牛乳0.02～0.2 mg，人乳2～4 mg　⑶カゼインがpH 4.6で沈殿する。⑸牛乳レチノール38 μgはビタミンAをほとんど含まない。

第3章3

1．⑵細胞壁を分解するのはリゾチーム，アビジンは酵素でなくビオチン結合性たんぱく質。⑶レシチンは卵黄に含有。⑷卵白たんぱく質はオボアルブミンが最も多い。⑸オボムコイドは熱安定性が高い。　**2**．⑵ビタミンB₂は卵黄のほうが多い。⑶カルシウムとリンは卵黄のほうが多い。⑷ビタミンCは卵黄卵白にない。⑸コレステロール含量は有精卵，無精卵に関係ない。　**3**．⑴卵黄にIPAは含有しない。⑵ホスビチンは卵黄成分。⑶アビジンは卵白成分。⑸オボムチンは高分子で濃厚卵白に多い。　**4**．⑴卵黄の色はクリプトキサンチン，ゼアキサンチン，ルテイン等。アスタキサンチンはさけ。⑵卵にはアスコルビン酸は含まない。⑷アレルゲンは卵白に多い。⑸水分含量は卵白のほうが多い。　**5**．⑴卵殻の主成分は炭酸カルシウム。⑵卵黄の脂質はトリアシルグリセロールが最も多い。⑷オボアルブミンは卵白成分。⑸卵白起泡性はグロブリンの作用。
6．⑴卵白はオボアルブミンが一番多い。⑵リゾチームは卵白成分。⑶トリプシン阻害物質は胃液中で不安定。⑷卵が古いと卵黄係数は低下する。

第3章4

1．⑴魚介類の食料自給率は低下している。⑵いか・たこ類は軟体動物である。⑶筋形質たんぱく質は不溶性である。⑸魚類のコラーゲン，エラスチンの含量は，畜肉類に比べて少ない。
2．⑴正解。⑵遠洋性（外洋性）回遊魚は深部血合筋が発達している。⑶ミオグロビンによるものである。⑷魚類の脂質含量は，産卵前に多くなり，産卵後は少なくなる。⑸赤身魚のほうが多い。
3．⑴魚類においても，死後硬直は起こる。⑶*K*値とは，ATPの分解生成物総量に占めるイノシンとヒポキサンチンを足したものの割合である。⑷魚の鮮度を判定するための*K*値が低いほうが新鮮である。⑸新鮮な海産魚には，トリメチルアミンが少ない。　**4**．⑴いわしには，n-3系不飽和脂肪酸が多い。⑶えび・かに類を加熱すると赤色になるのは，アスタキサンチンを含有しているからである。⑷タウリンは貝類や，いか・たこ類で多い。⑸あさりやしじみの旨味成分は，コハク酸である。

第4章

1．⑴動物油脂にはオレイン酸が含まれている。⑵飽和脂肪酸，不飽和脂肪酸によって融点は異なる。⑷ヨウ素価が高いほど酸化されやすい。⑸オリーブ油は不乾性油。　**2**．⑴不飽和脂肪酸のほうが酸化されやすい。　**3**．⑵大豆油は半乾性油。⑶n-3系不飽和脂肪酸は植物油，魚油に多い。⑷硬化油は水素添加したもの。⑸ごま油はセサモール，セサミノールを含む。　**4**．⑴あまに油はα-リノレン酸が多い。⑵しそ油はα-リノレン酸約60％　⑶ごま油，米ぬか油には抗酸化物質含有。⑸マーガリンは油中水滴型エマルション。　**5**．⑵油脂は1 gにつき，約9 kcalのエネルギーである。

第5章

1．⑷異性化糖はグルコースを一部フルクトースにしたもの。　**2**．⑴ソルビトールはグルコースを，⑶マルチトールはマルトースを，⑷マンニトールはマンニットともいいマンノースを還元して得る。⑸エリスリトールは高カロリーでない。　**3**．⑴グルコオリゴ糖はカップリングシュガー。⑵フラクトオリゴ糖はネオシュガー。⑷トレハロースはブドウ糖がα，α-1,1グリコシド結合した二糖類。⑸ガラクトオリゴ糖はグルコースとガラクトースがいくつか結合したオリゴ糖。　**4**．⑴

ステビオサイドはステビアの葉テルペン配糖体。(2)グリチルリチンはマメ科の甘草の根に含有。(4)アスパルテームはメチルエステル。(5)スクラロースは砂糖に似た甘味がある。　5. (3)L-グルタミン酸-γ-エチルアミド(テアニン)はアミノ酸系調味料。　6. (1)からしはアブラナ科の種子を乾燥。(3)サフランはアヤメ科花めしべを乾燥。(4)こしょうの辛味成分はピペリン，シャビシン。(5)バジルはシソ科。　7. (1)ココアの苦味成分はテオブロミン。(2)コーヒーの苦味成分はカフェイン。(3)緑茶の旨味成分はテアニン，アミノ酸。(5)炭酸飲料にアルコール吸収を促す作用はない。　8. (2)テアニンは茶の旨味成分。(3)カフェインは焙煎で半減しない。(4)みりんはアルコール濃度約14%(5)果汁入り飲料は果汁割合10% 以上(JAS)。　9. (1)緑茶は不発酵茶。(2)番茶は古葉利用。(3)ウーロン茶は半発酵茶。(4)紅茶色素は酵素的反応で生成。

第6章

1. (1)冷凍食品の賞味期限は1年。(2)衝撃強度の大きいものが適している。(4)再冷凍は品質保持されない。(5)冷凍は短時間で行う。　2. (1)解凍状態で長時間放置すれば腐敗する。(2)冷凍食品は季節や天候に左右されない。(3)価格は安定している。(4)不可食部は除かれているので，廃棄量を減らす。　3. (1)包装材料は気体透過性がない。(3)透明タイプのものもある。(4)アルミ箔は光劣化が少ない。(5)長期保存がきく。

第7章

1. (1)ビールは単行複発酵酒。(2)ワインの酸化防止には亜硫酸塩を使用。(3)清酒のアルコール濃度15% 程度。(5)焼酎の乙類は本格焼酎。　2. (1)ワインは単発酵酒。(2)赤ワインには果皮を使用。(3)ラガービールは下面発酵。(4)精米歩合が低いほど良質酒。　3. (1)しょうゆの原料は大豆，小麦，食塩。(3)酢酸菌による発酵でつくられる。(4)プロセスチーズは加熱溶解成形。(5)みりんは混成酒。4. (1)ワインは酵母等，(2)しょうゆは麹菌・酵母・乳酸菌等，(3)ヨーグルトは乳酸菌，(4)ビールは酵母，(5)浜納豆は麹菌を利用。

第8章

1. (4)遺伝子組換え農作物はトマトではなく「わた」である。　2. (4)SDN-1によるゲノム編集は，DNA検査により判別できない。

第9章

1. (1)表面のみの殺菌。(2)自由水が減る。(3)冷凍保存では乾燥しやすく，食品と酸素が直接接触しやすいため酸化が促進される。(5)青果物の保存にはポリエチレン包装したMA貯蔵が効果的。2. (1)解凍時のドリップ量は減少。(2)塩蔵では結合水が増加。(4)高温殺菌が用いられる。(5)CA貯蔵は二酸化炭素濃度を上げる。　3. (3)蒸留法は分離。　4. (1)冷凍は-18℃ 貯蔵　(2)チルドは5℃以下貯蔵。(3)パーシャルフリージングは内部凍結していない。(4)氷温貯蔵は-2℃~2℃　5. (1)大豆油はヘキサン抽出法。(2)ヘスペリジナーゼを使用。(4)でんぷんをシュウ酸で加水分解してつくる。(5)化学しょうゆは20% 塩酸使用。　6. (1)PETは気体遮断性が高い。(2)牛乳パックはリサイクル法の対象。(3)調理済食品を高温加熱殺菌した食品。(4)ヘスペリジンが関与。　7. (1)コールドチェーンは低温管理方法。(3)微生物の増殖は完全に停止しない。(4)水分は凍結していない。(5)呼吸速度は1/2~1/3に低下する。　8. (1)紙はヒートシールできない。(3)ポリエチレンが青果物の包装に適する。(4)プラスチックは酸素透過しやすい。(5)ブリキ缶は腐食する。　9. (1)自由水が微生物に利用される。(2)結合水が食品中の水以外の成分と水素結合している。(4)水分活性は，塩蔵，糖蔵により低下する。(5)水分活性は最大で1である。　10. (5)熱帯，亜熱帯の青果物は低温で保存すると低温障害が発生し腐敗が生じやすい。

索　引

よくわかる食品学各論・食品加工学　　　定価はカバーに表示

2024 年 10 月 1 日　初版第 1 刷

編著者　谷　口　亜　樹　子

発行者　朝　倉　誠　造

発行所　株式会社　朝　倉　書　店

東京都新宿区新小川町6-29
郵 便 番 号　162-8707
電　話　03（3260）0141
Ｆ Ａ Ｘ　03（3260）0180
https://www.asakura.co.jp

〈検印省略〉

© 2024 〈無断複写・転載を禁ず〉　　デジタルパブリッシングサービス

ISBN 978–4–254–61112–0　C 3077　　Printed in Japan

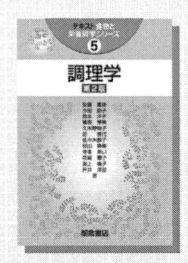

コンパクト 食品学 —総論・各論—

青木 正・齋藤 文也 (編著)

B5 判／ 244 ページ　ISBN：978-4-254-61057-4 C3077　定価 3,960 円（本体 3,600 円＋税）

管理栄養士国試ガイドラインおよび食品標準成分表の内容に準拠。食品学の総論と各論の重点をこれ一冊で解説。〔内容〕人間と食品／食品の分類／食品の成分／食品の物性／食品の官能検査／食品の機能性／食品材料と特性／食品表示基準／他

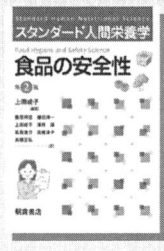

テキスト食物と栄養科学シリーズ5 調理学 第2版

渕上 倫子 (編著)

B5 判／ 180 ページ　ISBN：978-4-254-61650-7 C3377　定価 3,080 円（本体 2,800 円＋税）

基礎を押さえてわかりやすいロングセラー教科書の最新改訂版。〔内容〕食事計画論／食物の嗜好性とその評価／加熱・非加熱調理操作と調理器具／食品の調理特性／成分抽出素材の調理特性／嗜好飲料／これからの調理，食生活の行方／他

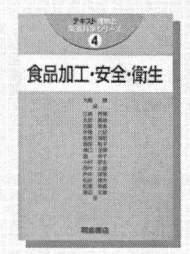

スタンダード人間栄養学 食品の安全性 (第2版)

上田 成子 (編) ／桑原 祥浩・鎌田 洋一・澤井 淳・高鳥 浩介・高橋 淳子・高橋 正弘 (著)

B5 判／ 168 ページ　ISBN：978-4-254-61063-5 C3077　定価 2,640 円（本体 2,400 円＋税）

食品の安全性に関する最新の情報を記載し，図表を多用して解説。管理栄養士国家試験ガイドライン準拠〔内容〕食品衛生と法規／食中毒／食品による感染症・寄生虫症／食品の変質／食品中の汚染物質／食品添加物／食品衛生管理／資料

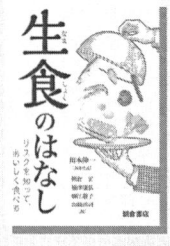

テキスト食物と栄養科学シリーズ4 食品加工・安全・衛生

大鶴 勝 (編)

B5 判／ 176 ページ　ISBN：978-4-254-61644-6 C3377　定価 3,080 円（本体 2,800 円＋税）

〔内容〕食品の規格／食料生産と栄養／食品流通・保存と栄養／食品衛生行政と法規／食中毒／食品による感染症・寄生虫症／食品中の汚染物質／食品の変質／食品添加物／食品の器具と容器包装／食品衛生管理／新しい食品の安全性問題／他

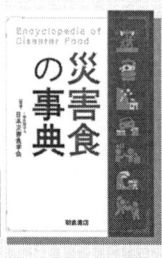

生食のはなし —リスクを知って、おいしく食べる—

川本 伸一 (編集代表) ／朝倉 宏・稲津 康弘・畑江 敬子・山﨑 浩司 (編)

A5 判／ 160 ページ　ISBN：978-4-254-43130-8 C3060　定価 2,970 円（本体 2,700 円＋税）

肉や魚などを加熱せずに食べる「生食」の文化や注意点をわかりやすく解説。調理現場や家庭で活用しやすいよう食材別に章立てし，実際の食中毒事例をまじえつつ危険性や対策を紹介。〔内容〕食文化の中の生食／肉類／魚介類／野菜・果実

災害食の事典

一般社団法人 日本災害食学会 (監修)

A5 判／ 312 ページ　ISBN：978-4-254-61066-6 C3577　定価 7,150 円（本体 6,500 円＋税）

災害に備えた食品の備蓄や利用，栄養等に関する知見を幅広い観点から解説。供給・支援体制の整備，事例に基づく効果的な品目選定，高齢者など要配慮者への対応など，国・自治体・個人の各主体が平時に確認しておきたいテーマを網羅。